T0212516

Case Management: praktisch und effizient

Christine von Reibnitz

(Hrsg.)

Case Management: praktisch und effizient

2. Auflage

Mit 22 Abbildungen

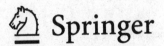 Springer

Herausgeber
Christine von Reibnitz
Berlin
Deutschland

ISBN 978-3-662-47154-8   ISBN 978-3-662-47155-5 (eBook)
DOI 10.1007/978-3-662-47155-5

Die Deutsche Nationalbibliothek verzeichnet diese Publikation in der Deutschen Nationalbibliografie; detaillierte bibliografische Daten sind im Internet über ▶ http://dnb.d-nb.de abrufbar.

Umschlaggestaltung: deblik Berlin
Fotonachweis Umschlag: © Rido / Fotolia
Satz: Crest Premedia Solutions (P) Ltd., Pune, India

Gedruckt auf säurefreiem und chlorfrei gebleichtem Papier

Springer-Verlag ist Teil der Fachverlagsgruppe Springer Science+Business Media
www.springer.com

Vorwort

Die Forderungen »ambulant vor stationär« und »Rehabilitation vor Pflege« zählen weiterhin zu den Grundsätzen des deutschen Gesundheitssystems. Bereits mit der Gesundheitsreform 2008 und nun auch mit den Vorgaben des GKV-Versorgungsstärkungsgesetz 2015 hat nunmehr auch die Aufforderung zur Sicherstellung einer Anschlussversorgung für den Versicherten Einzug in das Sozialgesetzbuch (§ 11 Abs. 5, SGB V) erhalten. Konkret heißt es hier:

»...Insbesondere im Zusammenhang mit einer Entlassung aus dem Krankenhaus ist daher ein Versorgungsmanagement einzurichten, das zur Lösung von Schnittstellenproblemen beim Übergang von Versicherten in die verschiedenen Versorgungsbereiche beitragen soll.«

Case Management möchte mittels fallorientierter Pflegeorganisation und -management eine Kontinuität in der Patientenversorgung schaffen und gewährleisten. Case Management zielt dabei auf eine indikationsbezogene Optimierung der Patientenversorgung, insbesondere bei kostenintensiven und schweren Krankheitsfällen, die einen erhöhten Versorgungsbedarf aufweisen. Dies kann sowohl die Akut- als auch die Langzeitversorgung von Patienten betreffen. Die Optimierung bezieht sich auf eine bedarfs- und patientengerechte Integration von Leistungen der unterschiedlichen am Versorgungsprozess beteiligten Berufsgruppen und auf die Förderung der Selbstkompetenz von Patienten und Angehörigen. Case Manager übernehmen die Koordination der pflegerischen ggf. auch medizinischen Leistungen im Gesamtversorgungsprozess über die Versorgungsgrenzen hinweg. Dadurch soll eine qualitätsorientierte, hochwertige und kosteneffiziente Patientenversorgung erreicht werden.

Die sektorübergreifende Versorgungsplanung im Case Management basiert auf einem angemessenen Zusammenwirken ärztlicher, pflegerischer und therapeutischer Arbeit. Das traditionelle Verständnis und Selbstwertgefühl der Pflege ist mehrheitlich darauf gerichtet, das physische und psychische Wohlbefinden von Patienten zu erhöhen, sodass diese in nachgeordnete Versorgungsbereiche bzw. nach Hause entlassen werden können. Dabei kommt es oft zu einer eher ernüchternden Erfolgsbilanz, weil auch das traditionelle Pflegeverständnis auf die ordnungsgemäße Erfüllung von Teilaufgaben konzentriert ist und sich darauf verlässt, dass die jeweiligen Arbeitsabläufe bzw. Prozesse, wie sie in ihrer Gesamtheit am Patienten vorgenommen werden, ordnungsgemäß durchgeführt werden.

Die Notwendigkeit von Case Management resultiert aus der zunehmenden Komplexität der Versorgung chronisch Kranker in verschiedenen Lebenslagen und die Komplexität der Versorgungsstrukturen im deutschen Gesundheitswesen. Insbesondere sollte die Fallsteuerung in der Versorgung von chronisch kranken Menschen über die Sektoren hinaus erfolgen und nicht wie derzeit überwiegend im ambulanten und stationären Bereich getrennt und oftmals unkoordiniert. Die Aufgabe des Case Managements liegt also darin, dass der einzelne Fall durch spezifisches und methodisches Vorgehen durch das Gesundheitssystem geleitet wird, wobei die für ihn relevanten Leistungsbereiche erschlossen und der Prozess der Leistungserbringung gesteuert werden. Es geht also um eine kontinuierliche Begleitung über eine längere Zeitspanne und über die Grenzen der verschiedenen Versorgungsbereiche hinweg.

Die Implementierung von Case Management in der deutschen Gesundheitsversorgung verläuft noch immer schleppend, obgleich der Gesetzgeber durch die Einführung des Versorgungsmanagements im Sozialgesetzbuch V deutliche Signale gesetzt hat. Krankenhäuser entwickeln aber aufgrund der DRG-Finanzierung und des daraus resultierenden finanziellen Anreizes zur Verweildaueroptimierung vermehrt Interesse an Case-Management-Konzepten. Im Zuge des DRG-Systems reicht die herkömmliche Patientenüberleitung nicht mehr aus, stattdessen müssen die Schnittstellen für Aufnahme und Entlassung aus der Klinik integriert werden. Innerhalb des gesamten Krankenhausbetriebes zählt das »Aufnahme- und Entlassungsmanagement« zu jenen Bereichen, die ein Maximum an Schnittstellen zu externen Partnern aufweisen. Dabei erfordert gerade die Zusammenarbeit mit Patienten, deren Angehörigen bzw. Kontaktpersonen, niedergelassenen Ärzten, ambulanten Betreuungseinrichtungen, Ambulanzen, Rettungsdiensten etc. ein hohes Maß an Kooperation. Aufgrund der starken Verflechtung zwischen diesen unterschiedlichen Professionen, die gemeinsam mit den Patienten zum Gesamterfolg der Betreuung beitragen, können qualitätsfördernde Maßnahmen in diesem Bereich nicht auf einzelne Leistungsanbieter beschränkt sein, sondern müssen auf die Verbesserung der Zusammenarbeit im gesamten Betreuungsprozess abzielen.

In den Krankenhäusern finden sich überwiegend arbeitsteilige Organisationen mit ausgeprägtem Spezialisierungsgrad, der zu hoher Komplexität des Versorgungsprozesses führt. Die Folgen sind u. a. die Abnahme der Behandlungskontinuität und Effizienz der Leistungserbringung. Der Mehraufwand für Supportprozesse bindet Ressourcen im Versorgungsprozess, die dringend für wertschöpfende Kernprozesse benötigt werden. Diese Situation verschärft sich durch wachsenden Kostendruck sowie durch die zukünftig veränderte Altersstruktur der Bevölkerung. Als Lösungsansatz wird zunehmend Case Management diskutiert.

Das vorliegende Buch vermittelt den Lesern die Grundlagen zur Einführung und Umsetzung von Case Management in pflegerischen Einrichtungen und Krankenhäusern anhand von Praxistipps, Fallbeispielen und Methodenbeschreibungen. Die Autoren verbinden die Darstellung von Grundwissen über Case-Management-Konzepte mit der praktischen Anwendung in Einrichtungen des Gesundheitswesens. Sie zeigen auf, wie bei der Einführung vorgegangen werden kann, worauf zu achten ist und welche wichtigen Hinweise sich hierzu geben lassen.

Die Zielsetzung des Buches ist, Anforderungen an eine fallorientierte Pflege im Sinne von Case Management aufzuzeigen und die Implementierung von Case Management zu skizzieren. Es besteht jedoch nicht der Anspruch, einen allgemeingültigen und repräsentativen Überblick über Case-Management-Konzepte zu geben.

Basierend auf den theoretischen Grundlagen (Sektion 1) werden in Sektion 2 Sozialisation und Entwicklung der Pflege hin zu einer fallorientierten Pflege sowie deren Voraussetzungen und Grundlagen vorgestellt. Weitere Schwerpunkte sind die einzelnen Phasen des Case Managements und deren inhaltlichen Anforderungen. Dieses Kapitel wird um Hinweise, Anregungen bei der Implementierung von Case Management und Erfahrungen ergänzt. Sektion 3 widmet sich der Beschreibung von Praxisprojekten und zeigt auf, wie aus Fehlern zu lernen ist.

Christine von Reibnitz
Berlin, im Frühjahr 2015

- **Zur Schreibweise**

Ausschließlich zum Zwecke der besseren Lesbarkeit wurde im vorliegenden Buch auf die unterschiedliche geschlechtsspezifische Schreibweise verzichtet. Die gewählte männliche Form ist in diesem Sinne geschlechtsneutral zu verstehen.

Inhaltsverzeichnis

Mitarbeiterverzeichnis

Dr. Jochen Baierlein
Straubingerstr. 9
80687 München
DE
Jochen.baierlein@oberender-online.de

Prof. Dr. Patrick Da-Cruz
Oberer Weideweg 14
89231 Neu-Ulm
DE
patrick.da-cruz@hs-neu-ulm.de

Carsten Hampel-Kalthoff
Altfriedstr. 5
44369 Dortmund
DE
Hampel-Kalthoff@orgamed-dortmund.de

Anke Heßler
Königsberger Str. 2
21423 Winsen/Luhe
DE

Cordula Lober
Rothusener Weg 65
50374 Erftstadt
DE

Marita Neumann
Preiswerckstr. 30
28219 Bremen
DE
jdmaneu@gmx.de

MME Gerda Nussbaumer
Nelkenstr. 18
8212 Neuhausen
CH
nussbaumer@eduhealth.eu

Dr. Christiane Schilling
Denglerstr. 82
53173 Bonn
DE

Frank Schümmelfeder
Ulmenau 5
22087 Hamburg
DE
f.schuemmelfeder@t-online.de

Dr. Philipp Schwegel
Wüstenstein 53
91346 Wiesenttal
DE
philipp.schwegel@web.de

Katja Sonntag
Stursberg I 43b
42899 Remscheid
DE
katja.sonntag.rs@web.de

Gela Spöthe
Eißendorfer Grenzweg 10b
21077 Hamburg
DE
gespoe@aol.com

Dr. Christine von Reibnitz
Rauenthaler Str. 2
14197 Berlin
DE
cvonreibnitz@t-online.de

Iris Zota-Gebel
Köslinstr. 3
53123 Bonn
DE

Sektion I: Grundlagen, Ansätze, Methoden

Berufsspezifische Sozialisation der Pflege

Marita Neumann, Gela Spöthe

C. von Reibnitz (Hrsg.), *Case Management: praktisch und effizient*,
DOI 10.1007/978-3-662-47155-5_1, © Springer-Verlag Berlin Heidelberg 2015

In diesem Kapitel geht es um die Entwicklung der beruflichen Pflege. Es beschreibt den Prozess der Einordnung des Pflegeberufes in die Gesellschaft und den Wandel des Berufes durch die Veränderung der Gesellschaft in den vergangenen zwei Jahrhunderten. Der Text soll Aufschluss geben über die Profession »Pflege« und deren Selbstverständnis im Kontext der sich ständig verändernden gesundheitspolitischen Rahmenbedingungen. Um dies zu erreichen, wird ein Bogen gespannt von der Pflege als »Liebesdienst« im 19. Jahrhundert hin zu einer professionellen Pflege der Gegenwart.

Als Grundlage der Überlegungen werden zunächst einige berufssoziologische Begriffe geklärt, denn es gibt eine Vielzahl von Ausdrücken, die im Zusammenhang mit der Entwicklung eines Berufes gebraucht werden. Danach werden verschiedene Definitionen von Pflege vorgestellt, die die Entwicklung des Berufes begleitet haben. Beginnend mit einem geschichtlichen Abriss soll im Wesentlichen herausgearbeitet werden, welchen gesellschaftlichen Einflüssen die Pflege unterworfen war und welche Weichenstellungen sich für den Beruf daraus ergeben haben. Anschließend werden Persönlichkeiten vorgestellt, deren Verdienst es war, dass die Pflege zu einem Beruf wurde.

Das Wirken der Personen auf die Pflegetätigkeit hat zu einem Verständnis der Pflege geführt, das im Folgenden näher zu betrachten gilt. Zum Selbstverständnis der Pflege gehört es, dass sie sich als eine Profession betrachtet. Ob dies in Gänze zutrifft oder ob es noch Schritte zu unternehmen gilt, um den Ansprüchen einer Profession gerecht zu werden, wird darauf folgend zu diskutieren sein. Wenn man die Entwicklungsgeschichte der Pflege nachzuzeichnen versucht, ist es unumgänglich zu schauen, welche Rahmenbedingungen die Pflege in der Vergangenheit vorfand und welche in der Gegenwart vorzufinden sind. Der Rahmen, der die Pflege in der Binnenstruktur umgibt, umfasst unter anderem die Ausbildung der Pflegenden und die berufliche Organisation. Äußerlich Einfluss nehmen die gesundheitspolitischen Entscheidungen, die einem steten Wandel unterzogen sind, sowie die Aufbau- und Ablauforganisation der Einrichtungen, insbesondere der Krankenhäuser, in denen berufliche Pflege geleistet wird. Gerade die gesundheitspolitischen Entscheidungen der vergangenen Dekade fördern Überlegungen hinsichtlich der zukünftigen Handlungsfelder von Pflegenden. Diese sollen abschließend in diesem Kapitel als Ausblick vorgestellt werden.

Wissensinhalte

In diesem Kapitel erfährt der Leser,

- wie sich aus einem »Liebesdienst« der Pflege eine Profession entwickelt hat, die sich den wandelnden Anforderungen der gegenwärtigen Gesellschaft stellt,
- welches Selbstverständnis die Pflege in der Gegenwart hat,
- wie die Berufsgruppe, die am stärksten im Gesundheitswesen vertreten ist und an dessen Basis arbeitet, sich ausdifferenziert und sich den gesundheitspolitischen Rahmenbedingungen stellt
- und welche Handlungsfelder sich professionell Pflegenden in der Zukunft bieten.

1.1   Begriffsbestimmung

Es gibt verschiedene Begriffe, die im Zusammenhang mit der Verberuflichung der Pflege einhergehen. Man spricht von Beruf, von Profession, von Professionalisierung und Professionalität. In der Soziologie unterscheidet man grundsätzlich Berufstheorien und Professionstheorien. Berufstheorien befassen sich mit den jeweils erforderlichen Qualifikationen und den sozialen Rahmenbedingungen in der Berufspraxis, während Professionstheorien die gesetzmäßigen Strukturen der je spezifischen Handlungen »unmittelbar personenbezogener Dienstleistungen« des Berufes betrachten (Dewe 2006). Die unten aufgeführte Übersicht bietet eine gemeinsame Verständigungsbasis, indem sie die gebräuchlichen Begriffe erklärt.

> **Begriffsbestimmung**
> **Beruf**
> Jeder Beruf ist gekennzeichnet durch sein Arbeitskraftmuster. Dieses beschreibt dabei die besonderen Fähigkeiten, die von einem Berufsinhaber erwartet werden können. Daraus

ergeben sich für den Berufsinhaber definierte Arbeitsbereiche bzw. Tätigkeiten, die ihm ausschließlich vorbehalten sind (Bollinger 2008).

Profession

Das Tätigkeitsprofil einer Profession unterscheidet sich von einem Beruf dadurch, dass dem Berufsinhaber ein Expertenstatus eingeräumt wird. Dieser Expertenstatus ist meist mit einer hohen sozialen (gesellschaftlichen) Anerkennung versehen. Der jeweiligen Profession liegt ein Mandat (Dienstauftrag) zugrunde, das sie zur »Erledigung eines spezifischen gesellschaftlichen Arbeitsauftrages« ermächtigt. Die Grundvoraussetzung zur Erlangung eines Status der Profession ist meistens eine akademische Ausbildung (Voges 2002).

Professionalisierung

Ein Beruf professionalisiert sich »von unten«, indem er sich ein so spezifisches Tätigkeitsfeld erschließt, dass es von der Gesellschaft durch staatliche Verordnung als Vorbehaltsaufgabe anerkannt wird. Den Prozess, den ein Beruf durchläuft, um sich als Expertenberuf mit dem Status einer Profession zu etablieren, bezeichnet man als Professionalisierung (Voges 2002). Wenn aber im Beruf besondere Befähigungen durch Qualifizierungen erworben werden, dann spricht man ebenfalls von einer Professionalisierung (Pundt 2006), hier aber im Rahmen des je spezifischen Berufes selbst.

Professionalität

Professionalität ist die Möglichkeit des Berufsinhabers/Experten, in seiner Alltagspraxis nicht nur zu wissen, was er tut, sondern auch zu wissen, wie und warum er es tut. Das bedeutet, er kann nicht nur seine Handlung erklären, sondern er hat auch das Wissen zu erklären, wie er zu dieser Handlung gekommen ist (Dewe 2006). Das Wissen um den Prozess, der zu der jeweiligen Handlung führt und ihn handlungsautonom macht, unterscheidet den Berufsinhaber/Experten von einem Laien. Diese Kompetenz unterstreicht seine Professionalität (Dunkel 2008).

> Zusammenfassend lässt sich daraus das Folgende sagen: Beruf ist alles, was eine ausschließliche, nur diesem Beruf eigene Tätigkeit beinhaltet. Zur Profession wird der Beruf durch das Expertenwissen und das Mandat, das die Gesellschaft diesem Beruf zuweist, und die Professionalisierung ist der Prozess, der den Beruf zur Profession werden lässt. Die Professionalität ist das, was den Berufsinhaber von einem Laien unterscheidet.

Wie sich die hier vorgestellten Begriffe in Bezug auf die Pflege anwenden lassen, wird im Verlauf entwickelt werden. Zunächst soll aber ein Blick darauf geworfen werden, wie sich Pflege selbst als Begriff erklärt.

1.2 Definitionen von Pflege

Eine Definition ist die genaue Beschreibung eines Begriffs. Die berufliche, professionelle Pflege wurde schon vielfältig beschrieben. Einige der bedeutendsten Erklärungen sollen hier vorgestellt werden.

1965 beschrieb Virginia Henderson (► Abschn. 1.3) die Aufgaben einer Pflegeperson wie folgt:

> Den Einzelnen – ob gesund oder krank – bei der Durchführung jeder Handlung zu unterstützen, die zur Gesundheit oder zur Wiederherstellung (oder zu einem friedlichen Tod) beiträgt, die er selbst ausführen würde, wenn er über die erforderliche Kraft, den Willen und das Wissen verfügte. Ebenso gehört es zu ihren Aufgaben, dem Kranken zu helfen, seine Unabhängigkeit so rasch wie möglich wieder zu erlangen. (Drerup 1993)

In vielen deutschen Einrichtungen wird nach der Pflegetheorie von Monika Krohwinkel gepflegt. Ihr Pflegeverständnis ist das Folgende: »Erhalten, Fördern bzw. Wiedererlangen von Unabhängigkeit und Wohlbefinden der pflegebedürftigen Person in ihren Aktivitäten des Lebens und in ihrem Umgang mit existentiellen Erfahrungen des Lebens.«

1

Der amerikanische Verband für Pflege (American Nurses Association) beschreibt 1980 in seiner Schrift »Nursing: A Social Policy Statement« »Pflege ist die Diagnose und Behandlung menschlicher Reaktionen auf aktuelle oder potenzielle Gesundheitsprobleme.« Diese beachtenswert knappe und gleichwohl umfassende Beschreibung dessen, was professionell Pflegende tun, wird durch den Weltverbund der Pflegenden (International Council of Nursing=ICN) in einer Definition von Pflege festgelegt, die wie folgt lautet:

» Pflege umfasst die eigenverantwortliche Versorgung und Betreuung, allein oder in Kooperation mit anderen Berufsangehörigen, von Menschen aller Altersgruppen, von Familien oder Lebensgemeinschaften sowie von Gruppen und sozialen Gemeinschaften, ob krank oder gesund, in allen Lebenssituationen (Settings). Pflege schließt die Förderung der Gesundheit, Verhütung von Krankheiten und die Versorgung und Betreuung kranker, behinderter und sterbender Menschen ein. Weitere Schlüsselaufgaben der Pflege sind Wahrnehmung der Interessen und Bedürfnisse (Advocacy), Förderung einer sicheren Umgebung, Forschung, Mitwirkung in der Gestaltung der Gesundheitspolitik sowie im Management des Gesundheitswesens und in der Bildung. (ICN 2000, in einer Übersetzung vom Deutschen Berufsverband für Pflegeberufe)

Diese aktuellste Definition beschreibt nicht nur inhaltlich den Beruf Pflege, sondern geht auch auf weitere Zuständigkeiten ein, wie z. B. die Wissenschaft und die Berufspolitik. Besondere Erwähnung findet die Anwaltschaftlichkeit (»advocacy«), also das Eintreten für den zu pflegenden Menschen gegenüber allen Beteiligten im Gesundheitswesen. Die Erfüllung dieser Aufgaben erfordert von den beruflich Pflegenden Kompetenzen im Bereich der Kommunikation und der Kooperation mit anderen Berufsgruppen.

International Council of Nursing

Der International Council of Nursing verbindet 122 nationale Pflegeverbände unter seinem Dach. Für Deutschland ist der Deutsche Berufsverband für Pflegeberufe (DBfK) als Vertreter entsandt. Der ICN ist die internationale Stimme der Pflege und definiert für seine Arbeit folgende Ziele:

- Qualitativ hohe Pflege für alle
- Weltweit vernünftige Gesundheitspolitik

Seit 2004 gibt es in Deutschland eine Rahmenordnung zur Berufsordnung für professionell Pflegende. Erlassen wurde sie vom Deutschen Pflegerat. In ihr werden erstmalig in Deutschland allgemeine Grundsätze und Verhaltensregeln in der Ausübung des Pflegeberufes festgelegt. In der Präambel dieser Berufsordnung wird Pflege wie folgt definiert:

» Pflege heißt den Menschen in seiner aktuellen Situation und Befindlichkeit wahrzunehmen, vorhandene Ressourcen zu fördern und unterstützen, die Familie und das soziale, kulturelle und traditionelle Umfeld des Menschen berücksichtigen und in die Pflege einbeziehen sowie gegebenenfalls den Menschen auf seinem Weg zum Tod begleiten.

Pflege beansprucht nicht nur die ganzheitliche Wahrnehmung des zu versorgenden Menschen, sondern umfasst auch die berufspolitischen Interessen der Pflegenden und verfolgt einen wissenschaftlichen Anspruch.

Die vorgestellten Definitionen zeigen ein Bild vom Beruf der Pflege auf, das weit entfernt von einem »Liebesdienst« ist. Welche historischen Wege gegangen werden mussten, um Pflege zu einem Beruf werden zu lassen, soll im nächsten Abschnitt näher betrachtet werden.

1.3 Der Beruf »Pflege« im Zeitenwandel

Schaut man die Bedeutung des Wortes »pflegen« in einem etymologischen Wörterbuch nach, dann ist der Begriff stets assoziiert mit »Sich sorgen, sich kümmern, verantwortlich sein«. Die Pflege wird dort beschrieben als eine Inobhutnahme (etymologisches Wörterbuch 2005). Diese jahrhundertealte

Bedeutung bezeichnet auch das, was seit dem frühen Mittelalter Ordensleute beiderlei Geschlechts für ihre Mitmenschen taten. Selbstverständlich wurde auch innerhalb der Familien gepflegt. In der vorindustriellen Zeit lebten große Familienverbünde zusammen, die sich umeinander »sorgten«, also pflegten. Im familiären Kontext wurde gewohnt, gearbeitet, erzogen und es wurden eben auch Kranke gepflegt.

Im Zeitalter der Industrialisierung kam es zu einer Auflösung der traditionellen Strukturen von Familie. Die Landflucht der Menschen in die Stadt hatte eine Auflösung dieser Strukturen zur Folge. Zahlreiche Probleme entstanden durch die Verkleinerung des Wohnraums. Mehr-Generationen-Familien wichen aus Platzmangel den Zwei-Generationen-Familien. Die Versorgung kranker Familienmitglieder wurde zu einem Problem und die Errichtung von Versorgungsanstalten war die notwendige Konsequenz daraus. Die mangelnden diagnostischen und therapeutischen Möglichkeiten der damaligen Zeit ließen diese Häuser in erster Linie als pflegerische Versorgungsanstalten entstehen, deren Leitung meist in den Händen einer Oberin lag. Ärzte erschienen nur auf Anforderung seitens der Pflege. Das Personal der damaligen Zeit rekrutierte sich aus der Dienstbotenkaste und verdiente sich mit der »Lohnwärterinnentätigkeit« einen kargen Lebensunterhalt. Männer waren in diesem Beruf deutlich häufiger anzutreffen als Frauen. Diese Versorgungsanstalten wurden im Verlauf zu Heilanstalten, die sich nach heilbaren und unheilbaren Krankheiten trennten. Arme, Alte und »Irre« wurden aus den Versorgungsanstalten hinaus in eigene Anstalten verlegt (Bischoff 2000). Ein Wandel trat erst im letzten Drittel des 19. Jahrhunderts ein, die Pflege differenzierte sich in eine berufliche und in eine unberufliche Pflege.

1.3.1   Unberufliche Pflege

Die unberufliche Pflege, das heißt, eine Pflege, die nicht die Merkmale eines Berufes besitzt, wird heute noch und wurde schon immer in vielen Zusammenhängen geleistet. Jede Mutter, die ihr fieberndes Kind betreut, jedermann, der seinem Partner einen Tee bereitet, weil dieser erkältet ist, pflegt. Es ist die Pflege, die der ehemalige Sozialminister Norbert Blüm in den 1990er Jahren als die Pflege einer »liebevollen Hand und eines gütigen Herzens« bezeichnet hat. Es ist eine unberufliche Pflege. Aber auch nicht jede Pflege, die in Form von Erwerbsarbeit durchgeführt wird und wurde, ist eine berufliche Pflege. Im ausgehenden 18. Jahrhundert hatte das Personal, das im pflegerischen Bereich tätig war, kein spezifisches Arbeitsvermögen für seine Tätigkeit. Die Fertigkeiten gründeten auf ein überliefertes Wissen (Voges 2002). Die Haupteigenschaften dieser Pflegenden waren Kraft, Ausdauer, Dienstwilligkeit und Anspruchslosigkeit (Uhlmann 1996). Hier befindet man sich an einer Ausgangslage, die den sehr schleichenden Übergang der unberuflichen zur beruflichen Pflege kennzeichnet.

1.3.2   Berufliche Pflege

Gründe für die Entstehung eines neuen Berufes liegen stets in ökonomischen Interessen und keineswegs in fachlichen oder berufspolitischen Interessen, schreibt Dielmann (2008). Dieser Aussage folgend soll nun der Weg der Entstehung des Pflegeberufes aufgezeigt werden. Hier werden im Besonderen zwei Aspekte hervorgehoben. Zum einen gibt es eine historische Betrachtung und zum anderen wird ein Akzent gesetzt auf einige Persönlichkeiten, die mit der Verberuflichung der Pflege eng verbunden sind.

Historische Entwicklung bis zum Ende der Weimarer Republik

Im Verlauf des 19. Jahrhunderts entwickelte sich die Medizin zu einer Wissenschaft, deren Ärzte andere Anforderungen an das Personal in den Krankenanstalten hatten als zuvor. Qualifizierte Pflegekräfte fanden sich in den Mutterhaussystemen, beispielsweise in Caritas-Schwesternschaften oder bei den Kaiserswerther Diakonissen. Solche Schwesternschaften waren geprägt von dem Wertesystem des Frauenbildes im ausgehenden 19. Jahrhundert. Die berufliche Krankenpflege etablierte sich im 19. Jahrhundert als »christliche Liebestätigkeit und Arbeitsfeld für bürgerliche Frauen«. Pflege hatte bis dahin noch nicht den Status eines

Berufes, Pflege war vielmehr ein Dienst aus christlicher Nächstenliebe. Eine angemessene Bezahlung wurde nicht in Betracht gezogen (Voges 2002). Die Sittlichkeitsideale der bürgerlichen Schicht in der damaligen Zeit galten als »notwendige berufliche Voraussetzung« und grenzten die Pflege von den bisherigen Lohnwärterinnen ab (Steppe 2000). Die Arbeitsbedingungen in den Krankenhäusern waren denkbar schlecht. Die tägliche Arbeitszeit lag nicht selten zwischen 11 und 15 Stunden. Urlaub und Freizeit waren Fremdwörter (Bischoff 2000). Es herrschte ein permanentes Missverhältnis zwischen dem Bedarf an Pflegenden und der Besetzung auf den Stationen. Überarbeitung bis hin zur totalen Erschöpfung sorgten dafür, dass viele Pflegende frühzeitig arbeitsunfähig wurden. Pflegende wurden »verschlissen«, weil im Arbeitsfeld der Krankenpflege die Gesellschaft noch gesetzliche Anarchie walten ließ und jeder ‚Bedarfsträger‘ mit den Pflegenden nach Gutdünken umspringen konnte« (Wolff 1994, S. 187).

So standen am Ende des 19. Jahrhunderts die berufliche Pflege unter dem Kommando der Ärzte und die karitative Pflege unter dem kirchlichen Einfluss (Wolff 1994). Die Krankenhäuser lagen nicht mehr in der ökonomisch-administrativen Kompetenz der Pflegenden, sondern unterlagen der ärztlich-hygienischen Kompetenz (Uhlmann 1996). Das bürgerlich traditionelle Sittlichkeitsbild der Frau der damaligen Gesellschaft verzögerte letztlich eine tatsächliche Verberuflichung der Pflege. Denn als unverrückbare Grundpfeiler der »guten weltlichen Pflege« galten: Gehorsam, Selbstlosigkeit, Aufopferung und Demut (Steppe 2000). Dies sind nun Prädikate, die eine Einforderung von gerechtem Lohn für die erbrachte Tätigkeit nachhaltig verhinderten. »Wenn Selbstaufgabe zum beruflichen Element wird, ist es nämlich nahezu unmöglich, Arbeitnehmer orientierte Forderungen zu stellen« (Steppe 2000, S. 80). Mittlerweile hatte sich eine einjährige, von Medizinern durchgeführte Ausbildung etabliert. Die Krankenpflege galt als »Komplementärberuf« zum Arztberuf, wobei komplementär als sich ergänzend zu verstehen ist.

> **Zusammenfassend muss festgestellt werden, dass es bis zum Ende der Weimarer Republik zwar zu einem Schritt in Richtung der** Verberuflichung von Pflege gekommen ist, aber dieser letztlich nicht abschließend vollzogen wurde, dazu fehlte es noch an einer deutlichen Abgrenzung des Arbeitsgebietes. Auch lag eine Verberuflichung nicht im Sinne der mutterhausorganisierten Schwesternschaften (Prüfer 1997). Dem Widerstand der organisierten Schwesternverbände ist es auch zu schulden, dass es bis in die 1920er Jahre dauerte, ehe die Krankenpflege alle beruflichen Rechte für sich deklarieren konnte (Steppe 2000).

Historische Entwicklung seit Gründung der Bundesrepublik Deutschland

Wie in fast allen Bereichen des öffentlichen und privaten Lebens, standen die Nachkriegsjahre unter dem Zeichen des Mangels. So war die stationäre Pflege nicht nur finanziell schlecht ausgestattet, ihr fehlte es auch an Personal. Um den Personalengpässen zu begegnen, wurde zu Beginn der 1950er Jahre unausgebildetes Hilfspersonal eingestellt. In Deutschland war es der Pflege immer noch nicht endgültig gelungen, sich zu säkularisieren, das heißt sich von Einflüssen der Kirche auf die Berufspolitik zu lösen (Simon 2002). Das Bild der dienenden Schwester blieb erhalten, die Mehrheit der zumeist weiblichen Pflegekräfte war mutterhausgebunden. Gearbeitet wurde nach dem Prinzip der Funktionspflege und die wenige Freizeit verbrachten die Schwestern gemeinsam im Krankenhaus (Metzger, Zielke-Nadkarni 1998). Ein erster Schritt der Emanzipation von der Medizin gelingt der Pflege erst in den sechziger Jahren. Sie erkennt, dass die Pflege des kranken Menschen eine solche Komplexität umfasst, dass das medizinische Modell nicht ausreichend erscheint (Steppe 2000).

In den ersten Jahrzehnten nach der Gründung der Bundesrepublik Deutschland war die ambulante Pflege ein von der Öffentlichkeit nicht wahrgenommener Bereich der Krankenversorgung. Sie wurde oftmals im Rahmen der »kirchlichen Liebestätigkeit« von Gemeindeschwestern übernommen und aus Kirchensteuergeldern und Spenden finanziert. Versicherte der gesetzlichen Krankenversicherung hatten keinen Anspruch auf eine Finanzierung der häuslichen Pflege. Erst das Bundessozialhilfegesetz von 1961 verhalf durch die darin verankerten »Hilfen zur Pflege« zu einer Modernisierung der ambulanten Pflege (Simon 2002). Eine grundlegende Änderung der Situation der häuslichen Pflege entwickelte sich aus der Etablierung von Sozialstationen.

» Die Bündelung von kranken- und sozialpflegerischen Diensten unter der Trägerschaft der Wohlfahrtsverbände führt zu einer Säkularisierung und Modernisierung häuslicher Pflege. Aus einer karitativ-seelsorgerischen Tätigkeit wird eine funktionale Dienstleistung. (Friesacher 2008, S. 167)

❯ Der deutschen Krankenpflege gelingt es nur zögerlich, sich von dem Bild der dienenden Schwester zu befreien und sich als eigenständiger Beruf im Gesundheitswesen zu etablieren.

1.3.3 Persönlichkeiten der Pflege

Wie in allen Bereichen, in denen Gesellschaften Veränderungen erfahren, sind sie auch in der Pflege von großen Persönlichkeiten begleitet. Diese Persönlichkeiten setzten sich mit ihrem Tun wirksam für die Krankenpflege ein und verhalfen dazu, dass aus dem Liebesdienst Pflege ein Beruf wurde.

Theodor Fliedner (1800–1864), ein evangelischer Theologe aus Kaiserswerth bei Düsseldorf, baute eine Krankenpflege nach dem Prinzip der freiwilligen Nächstenliebe und nach dem Vorbild der Barmherzigen Schwestern des Heiligen Vincent von Paul auf. Die Absolventinnen seiner Pflegeschule, die 1836 gegründet wurde, wurden Diakonissen genannt und lebten genossenschaftlich in Mutterhausgemeinschaften. Er sah in seinen Krankenpflegerinnen Dienerinnen der Kranken um Jesu Willen. Dieser christliche Aspekt in Verbund mit den Idealen der bürgerlichen, gebildeten Frau ergab ein neues Bild der Krankenschwester (Seidler, Leven 2003).

Als Begründerin der modernen Krankenpflege erachtet man **Florence Nightingale**. Bekannt geworden als die »Dame mit der Lampe« im Krimkrieg, gründete sie im London des ausgehenden 19. Jahrhunderts die Florence Nightingale School of Nursing am St. Thomas Hospital und legte damit einen Meilenstein der Berufssoziologie. In ihrer Tätigkeit dort entwickelte sie ein Ausbildungssystem, das krankenhausunabhängig war. Neben dieser Unabhängigkeit war der wohl bedeutendste Unterschied zur damaligen deutschen Pflege, dass die Krankenpflege als anerkannter, erlernter Frauenberuf galt. Die Ausbildung blieb ohne kirchlichen Einfluss, bereits in diesem frühen Stadium (im Vergleich zu Deutschland) hatte eine Säkularisierung stattgefunden (Metzger, Zielke-Nadkarni 1998).

In der Bemühung, die Krankenpflege in Deutschland aus der Vorherrschaft der Mutterhäuser zu befreien und die »freie« Krankenpflege verbandlich zu organisieren, tat sich **Agnes Karll** hervor. Öffentlich lehnte sie das Mutterhaussystem ab und bemühte sich, Krankenpflege zu einem »richtigen Beruf« zu machen. Ihr Anliegen war es, die Arbeitsbedingungen der in der Pflege Tätigen zu verbessern und eine Versorgung der »freien« Schwestern im Krankheitsfall und im Alter zu erreichen. Sie vertrat die deutsche Pflege unter anderem im International Council of Nursing, dem weltweiten Verband der Pflegenden. Agnes Karll galt als eine der führenden Frauen der Emanzipationsbewegung in Deutschland (Metzger, Zielke-Nadkarni 1998). Sie gründete 1903 den ersten Berufsverband für »freie Schwestern«: die Berufsorganisation der Krankenpflegerinnen Deutschlands (B.O.K.D.) (Bischoff 2000).

Virginia Henderson (1897–1996) absolvierte ihre pflegerische Grundausbildung an der »Army school of Nursing« bis 1921, anschließend erwarb sie in den 30er Jahren einen Master of Arts in Pflegepädagogik. Sie wirkte in ihrem beruflichen Werdegang unter anderem an der Columbia University und der Yale University. Ihr Verdienst ist eine Pflegedefinition, die den Patienten in seiner Ganzheitlichkeit betrachtet (Drerup 1993).

1.3.4 Folgen der historischen Entwicklung

Der Einfluss der Mutterhausverbände auf die Verberuflichung der Krankenpflege war so groß, dass »der Krankenpflegeberuf nicht nur im eigenen

Land anderen Berufen gegenüber benachteiligt war, sondern auch international und in wissenschaftlicher Hinsicht den Anschluss verlor, obwohl die deutsche Krankenpflege anfänglich führend war« (Bischoff 2000). Ein Dilemma, das sich bis in die heutige Zeit nachweisen lässt.

Voges (2002, S. 23) führt in seinem Buch über die »Pflege alter Menschen als Beruf« aus:

» Bei beruflicher Pflege wird oftmals immer noch auf ein humanistisch-idealistisches Verständnis von Beruf im Sinne von ‚Berufensein' abgehoben, die Berufsentscheidung wird als Berufung zu karitativer Dienstleistungsarbeit und der Pflegeberuf zum Eignungsberuf für charismatische Persönlichkeiten hochstilisiert. Dabei wird häufig unterstellt, dass Berufsinhaber besonders tugendhaft und selbstlos seien und der Berufseinstieg aus moralisch-ethischen Prinzipien erfolgte.

Die Sichtweise der Gesellschaft auf den Beruf der Pflege hat sich seit den 1920er Jahren nicht wesentlich verändert. Doch nicht nur in der Gesellschaft, auch innerhalb der Berufsgruppe hat sich über einen langen Zeitraum das oben beschriebene Bild gehalten und wurde von mancher Berufsorganisation noch befördert. Die seelsorgerlich-karitative Gemeindepflege in den vergangenen 40 Jahren hat das Bild der Pflege in der Öffentlichkeit geprägt. Nochmals auf die Aussage von Dielmann zur Einleitung dieses Absatzes zurückgreifend, lässt sich Folgendes feststellen:

> Pflege als Beruf entstand in erster Linie aus einem Bedarf der Ärzte heraus. Sie benötigten in den Krankenhäusern Personal, das komplementär zu ihnen war und die Tätigkeiten übernahm, derer der Kranke auf dem Weg seiner Heilung bedurfte und die über die Tätigkeit des Arztes hinausgingen.

1.4   Selbstverständnis der Pflege

Ein Selbstverständnis ist die Begründung für das Handeln einer Person oder einer Gruppe auf der Basis ihres eigenen Wertesystems. Das Verständnis, aus dem heraus die berufliche Pflege handelt,

hat sich in den vergangenen 200 Jahren gewandelt. Voges (2002, S. 13) erklärt den Wandel innerhalb eines Berufes als »das Ergebnis der Interessensdurchsetzung von Berufsinhabern in einer bestimmten gesellschaftlich-historischen Situation«. War es um die Jahrhundertwende der Fortschritt in der Medizin und der Technik, der die Pflegenden zu Arzt-Assistenten machte, forderte die Gesundheitspolitik seit den 1970er und 80er Jahren eine Verlagerung der Patientenbehandlung von der stationären in die ambulante Behandlung. Die Chronifizierung und die höhere Lebenserwartung der Menschen forderten eine Binnendifferenzierung der Pflege beispielsweise in Richtung Palliativ- oder Demenzbetreuung. Immer höher technisierte Intensivstationen fordern eine besondere Ausbildung von Pflegenden in diesem aber auch in anderen Bereichen.

Der Wandel der Ausbildung in der Pflege in Richtung einer generalistischen Ausbildung, die Pflegende universell einsetzbar macht und zugleich eine Basis bietet für anschließende Spezialisierung, ist ein Aspekt der Änderung des Selbstverständnisses. Ein weiterer bezieht sich auf Binnenqualifizierungen wie zum Case Manager, Pflegemanager und so weiter. Pflegende werden ausgebildet zu Wund- und Schmerzmanagern. Das Bild der Pflege wandelt sich dahingehend, sich dem Patienten nicht nur kurativ, sondern auch präventiv und rehabilitativ zuzuwenden. Pflege nimmt innerhalb des Gesundheitswesens ein verändertes Aufgabengebiet an, das auch Beratung und Schulung umfasst. Sollte man das Selbstverständnis der Pflege in seinem jeweiligen historischen Kontext sehen, stünde zu Beginn der beruflichen Pflege ein Selbstverständnis des Dienens: der christliche und humanistische Auftrag ist Grundlage dieses Verständnisses und zeigt sich durch den »Dienst am Nächsten«. Aber nicht nur ein religiöses, sondern auch ein generell gesellschaftliches Bild der Frau lässt eine Pflegerin zu einer Dienerin werden, eine Anspruchshaltung, die man den männlichen Krankenwärtern niemals zugedacht hätte.

Die medizinisch-technische Entwicklung macht aus Pflegenden Assistenzpersonal des Arztes, der wiederum das Tun am Patienten bestimmt. Die Pflegenden sind die Ausführenden. Es ist das vorherrschende Bild des pflegerischen Verständnisses bis in die 1960er und geistert nebenbei noch heute in den Köpfen so mancher Mediziner herum. Durch die beginnende Emanzipation der Pflege von den Medizinern rückt der Patient in seiner Ganzheitlichkeit wieder in den Vordergrund. Dies geschieht ungefähr ab den 1960er Jahren. Da berufliche Pflege jedoch überwiegend im stationären Kontext des Krankenhauses stattfindet, bezieht sich das Verständnis von Pflege traditionell hauptsächlich auf den kurativen (heilenden) Aspekt.

Durch die Ausweitung der Handlungsfelder der Pflege in der Gegenwart ergibt sich ein Pflegeverständnis, das man so formulieren könnte:

> ❯ Selbstverständnis der präventiven, rehabilitativen, kurativen und palliativen Patientenzentrierung auf der Mikro-, Meso- und Makroebene der Gesellschaft und das Management des Berufes sowie Forschung und Lehre in der Pflege.

Dieses Selbstverständnis prägt den Pflegeberuf der Gegenwart und der Zukunft. Es beinhaltet die Aspekte von Pflege, wie sie in der Definition des ICN beschrieben werden. Es sind veränderte Zuständigkeits- und Verantwortungsbereiche gegenüber früheren Phasen des Berufs. So beschreibt die Weltgesundheitsorganisation (WHO) die Realisierung gesundheitsfördernder Maßnahmen als ein zentrales Feld des Pflegewesens (Kuhlmey 2003).

Der Beruf hat nicht nur ein Verständnis in Bezug auf die ihr anvertrauten Menschen, bevor er krank wird, während seiner Erkrankung und nach dieser. Pflege sieht sich auch im gesundheitspolitischen Zusammenhang mit Aufgaben betraut. Innerhalb des Berufes hat sich ein anderes Verständnis entwickelt. Indem sich die Pflege akademisiert und ihre eigene Forschung und Lehre betreibt, wendet sich das Selbstverständnis ihrer Binnenstruktur zu. Innerhalb der Pflege finden große Ausdifferenzierungen statt. Auch Pflege findet heute schon in verschiedenen Handlungsfeldern statt. Berufliche Pflege wird im stationären, im teilstationären und im ambulanten Bereich praktiziert und differenziert sich bislang in die Bereiche der Krankenpflege, der Kinderkrankenpflege und der Altenpflege. Innerhalb dieser Bereiche gibt es Zusatzqualifikationen in Fachpflegebereichen, wie die onkologische Fachschwester, Fachschwester im Bereich Anästhesie und Intensivpflege, Fachschwester im operativen Bereich, Fachschwester für Gerontopsychiatrie, Palliative Care und andere.

Pflegende nehmen Führungspositionen ein als Stationsleitungen, Pflegedienstleitungen und Bereichsleitungen. Um diese Qualifikationen zu erlangen, werden Fachweiterbildungen z. T. an Hochschulen absolviert. In Weiterbildungsmaßnahmen lassen sich die Pflegenden im Bereich des Wund- und Schmerzmanagements, der Palliativversorgung und der speziellen Brustpflege nach Mammakarzinom ausbilden. Diese Weiterbildungen zielen insgesamt darauf ab, dem Patienten eine optimale Versorgung zukommen zu lassen. Als ein weiteres Instrument der Unterstützung der Prozessabläufe gilt das Case Management.

Das übergeordnete Ziel von Case Management besteht darin, eine verbesserte Versorgungsqualität bei bestmöglichem Einsatz der zur Verfügung stehenden Ressourcen zu erreichen. Case Management setzt auf zwei Ebenen an: der Systemebene und der Patientenebene. Im Krankenhaus bedeutet das, dass auf der Systemebene Case Managerinnen zuständig sind für das Controlling des DRG-gerechten Ressourceneinsatzes. Auf der Patientenebene geht es um die individuenbezogene Steuerung des Behandlungs- und Pflegeprozesses (Stemmer, Böhme 2008). Friesacher beschreibt in seiner Arbeit über Theorie und Praxis pflegerischen Handelns, dass für ein »umfassendes und kritisches Pflegeverständnis« auch Kompetenzen im pflegerischen Handeln erforderlich sind, wie z. B. Kommunikation und Reflexion. Diese Grundlagen für den Beruf zu schaffen, hält Friesacher nur für erreichbar über die Professionalisierung des Berufes, dessen notwendige Voraussetzung seiner Meinung nach eine Verwissenschaftlichung erfordert (Friesacher 2008). Inwieweit Pflege für sich reklamieren kann, den Weg der Professionalisierung gegangen zu sein, soll nachfolgend dargelegt werden.

1.5   Professionalisierung von Pflege

Um eine Betrachtung der Professionalisierung der Pflege in Deutschland einzuleiten, lohnt es sich noch einmal an den Beginn der beruflichen Pflege zurückzugehen. Im letzten Drittel des 19.

Jahrhunderts war Pflege noch weit davon entfernt, überhaupt beruflich zu sein, weil ihr die wesentlichen Merkmale einer Berufsstruktur fehlten. Denn die Pflegenden erhielten weder einen Arbeitslohn noch konnten sie über ihre Arbeitskraft frei verfügen und ihre Berufsqualifikation wurde von weiblichen Tugenden bestimmt. Hilde Steppe (2000) nennt fünf Punkte, die ihrer Meinung nach das Grundgerüst der beruflichen Pflege des beginnenden 20. Jahrhunderts abbilden:

1. Die inhaltliche Diffusität, also die Unendlichkeit und Grenzenlosigkeit pflegerischer Arbeit
2. Die berufspolitische Zersplitterung, also die nicht entwickelte Fähigkeit zur Solidarisierung
3. Die strikte Unterordnung unter die Medizin, also die hierarchische Arbeitsteilung und fehlende Eigenständigkeit
4. Die geschlechtsspezifische Konstruktion der fachlichen Anforderungen, also die totale Vermischung von persönlichen, angeblich weiblichen Eigenschaften mit fachlichen Notwendigkeiten
5. Die berufsfeindlichen Elemente, also die Unmöglichkeit, berufliche Forderungen zu formulieren.

Die Folgen dieser Umstände waren weitreichend. Die ehemals führende deutsche Krankenpflege, die Florence Nightingale veranlasste, einen Ausbildungskurs in Kaiserswerth zu absolvieren, geriet in ein berufliches Abseits und verlor den internationalen Anschluss.

In anderen Ländern Europas oder in den USA waren diese Probleme nicht bekannt. In diesen Ländern war es der Pflege schon sehr frühzeitig gelungen, sich von der Medizin zu lösen und die eigenen Kompetenzen herauszustellen. In den USA wurde beispielsweise schon 1907 der erste Lehrstuhl für Pflegewissenschaften eingerichtet, zu einem Zeitpunkt also, als in Deutschland die Pflege noch als ein Liebesdienst erachtet wurde, der nicht entlohnt werden musste.

Anhand anerkannter Kriterien soll nun diskutiert werden, ob man bei dem Beruf Pflege von einer Profession sprechen kann.

Ein Aspekt einer Profession ist die Systematisierung der beruflichen Aus- und Weiterbildung.

Die Ausbildungen zur Gesundheits- und KrankenpflegerIn bzw. Gesundheits-und KinderkrankenpflegerIn bzw. AltenpflegerIn sind bundeseinheitlich geregelt in zwei Gesetzen, dem Krankenpflegegesetz und dem Altenpflegegesetz. Die Defizite der pflegerischen Ausbildung sind laut Robert-Bosch-Stiftung (2002) innerhalb des Systems zu finden. So entstehen oder entstanden sie durch die Einbindung in die Krankenhausstrukturen, die formal-rechtlichen Vorgaben des Gesetzgebers, die Finanzierungsmodalitäten der Ausbildung, die tarifrechtlichen Regelungen für die Lernenden und den Mangel an wissenschaftlichen Erkenntnissen in der Pflege.

Die Vielzahl an Bezeichnungen und Qualifikationen, die in Weiterbildungsmaßnahmen erlangt werden können, macht es selbst für Experten nicht leicht, einen Überblick zu behalten (Dielmann 2008). Des Weiteren kritisiert Dielmann, dass es sich bei der Vielzahl der unterschiedlichen Qualifikationsmöglichkeiten um eine »Berufsbastelei« handelt, die »jenseits jeder berufsrechtlichen Normierung erfolgte«. Dielmann (2008) schließt daraus, dass die »vertikale und horizontale Durchlässigkeit innerhalb des Berufsbildungssystems nicht gewährleistet sei«. Die erforderliche Normierung kann zukünftig auf der Basis von Pflegekammern entwickelt werden. Damit werden sowohl die Vergleichbarkeit von Weiterbildungsabschlüssen als auch die Anrechenbarkeit von Vorleistungen auf aufbauende Bildungsstufen systematisch verbessert.

Ein weiterer Aspekt ist die Akademisierung des Berufs. An dieser Stelle ist zu bedenken, wie in einem Beruf und hier speziell in der Pflege Wissen erzeugt wird. Pflegerisches Wissen ist an vielen Stellen noch überbrachtes Wissen, handwerkliches Wissen, doch in einer Profession erwartet man ein Fachwissen, das wissenschaftlichen Kriterien genügt. An den Hochschulen wird ein Wissen vermittelt, das sich zu einer zentralen Wissensbasis der Profession zusammenfindet, ein Wissen, das getrennt von einer praktischen Berufsausbildung erlernt wird. Der Geltungsanspruch dieses Wissens ist dann kontextunabhängig und kann durch objektive Verfahren dargestellt werden (Voges 2002).

In Deutschland kann man seit etwas über 25 Jahren von einer Akademisierung der Pflege sprechen, ein verhältnismäßig kurzer Zeitraum, betrachtet man die seit langem etablierten pflegewissenschaftlichen Lehrstühle in Europa und den USA. In der ehemaligen DDR waren Pflegestudiengänge allerdings bereits früher etabliert als in den westlichen Bundesländern. Pflegestudiengänge gibt es heute zahlreich in der deutschen Hochschullandschaft. Man bewegt sich in einem Feld von Grundlagenforschung, von Theoriebildung, von angewandter Pflegeforschung, von Management und Pädagogik in der Pflege und setzt sich mit pflegeethischen Problemstellungen auseinander. Schließlich ist es die professionstypische Kompetenz, die genau den exklusiven Wissensbereich der Pflege von anderen Professionen abgrenzt. In diesem Bereich sind noch Defizite festzustellen, da Pflege es bis dato noch nicht vollbracht hat, ihre Vorbehaltsaufgaben zu definieren. Hierzu ist ein Kompetenzprofil der professionell Pflegenden von Nöten. Darin sollen nach Klie (2003) eben solche Vorbehaltsaufgaben und Maßnahmen zum Theorie-Praxis-Transfer festgelegt werden.

Wie in ▶ Abschn. 1.1 bereits beschrieben, besteht ein Weg der Professionalisierung auch in der innerberuflichen Qualifizierung. Der Bedarf an Qualifikationen entsteht durch die erweiterten Tätigkeitsfelder der Pflege. Diese wiederum entstehen durch Prozesse im gesundheitspolitischen Bereich. Sie finden ihre Begründung in den gesamtgesellschaftlichen Rahmenbedingungen und in den Entwicklungen der Medizin und Technik. Die Anforderungen, die heute an Pflege gestellt werden, umfassen moderne Konzepte der Gesundheitsversorgung, wie z. B. die Integrierte Versorgung und die Ansprüche der Versicherten auf ein Versorgungsmanagement. Hier erlangen das Case Management und das Care Management eine besondere Bedeutung. Im Rahmen dieser Konzeptionen sind es die Aufgaben der Beratung und der Schulung, die von den beruflich Pflegenden eine spezifische Professionalität voraussetzen (ebd.).

Der Deutsche Pflegerat stellt in diesem Zusammenhang fest:

» Der ‚Gesundheitsberuf Pflege‘ befindet sich im Professionalisierungsprozess zur ‚Profession Pflege‘. Die Entwicklung einer qualifizierten, wissenschaftlich fundierten Basis für die Ausbildung und die anschließende Berufsausübung stehen im Zentrum der Bildungsdiskussion und der Veränderungsprozesse der Berufsausübung innerhalb der Gesundheitseinrichtungen. Professionen sind u. a. durch ihre Autonomie und eine Berufsethik gekennzeichnet. (Vorwort zur Berufsordnung des Deutschen Pflegerats e.V.)

Ein weiterer entscheidender Faktor der Professionalisierung ist in der berufliche Selbstorganisation zu sehen, auf die unter ▶ Abschn. 1.6 noch näher eingegangen wird.

1.6 Rahmenbedingungen der professionellen Pflege

Rahmenbedingungen sind für die berufliche Pflege von großer Bedeutung. Denn ein Wechsel dieser Bedingungen muss stets auch zu einer Anpassung des Berufes führen. Deshalb sollen hier verschiedene Punkte diskutiert werden, die diesen Rahmen der modernen Pflege beeinflussen. Wiederum soll dies in einem historischen Kontext erfolgen und den Wandel der Pflege als einen Bereich des Gesundheitswesens beschreiben.

1.6.1 Ausbildung

1900 bestand die Ausbildung des Pflegepersonals in einer einjährigen ärztlich geleiteten Schulung, die hauptsächlich an ärztlich-hygienischen Anforderungen ausgerichtet und noch nicht staatlich geregelt war (Uhlmann 1996).

Das erste Krankenpflegegesetz, das eine einjährige Ausbildung vorsah, wurde 1907 in Preußen verabschiedet (Metzger u. Zielke Nadkarni 1998).

1921 gab es eine erweiterte, aber auf Drängen der Mutterhäuser hin unverbindliche Regelung zur Ausbildung, die nun einen zweijährigen Lehrgang umfasste. In dieser Regelung war es ein Novum, dass Krankenpflegepersonen selbst in Teilgebieten Unterricht erteilen durften (ebd.). Diese Regelung war zwar staatlich, allerdings nicht reichseinheitlich (Bischoff 2000).

Seit 1963 erst umfasst die Ausbildung zur Krankenschwester drei Ausbildungsjahre. Ab 1969 werden in Nordrhein-Westfalen die ersten Altenpflegerinnen in zweijähriger Dauer ausgebildet. Die Altenpflegeausbildungen entwickeln sich landesrechtlich weiter bis zum ersten bundeseinheitlichen Altenpflegegesetz (2003).

2003 erfolgt die Neugestaltung der Berufsgesetze: anstelle von »Grundpflege und Behandlungspflege« stehen nun »Allgemeine und Spezielle Pflege« im Prüfungskatalog. Damit emanzipiert sich die Pflege zumindest teilweise von der Medizin und definiert auch eigenständige pflegerische Tätigkeiten als fachlich anspruchsvolle Aufgaben.

Die Ausbildung ist dual organisiert. Der praktische Teil überwiegt und findet im Betrieb statt (Dielmann 2008). Die Gesamtverantwortung für die Ausbildung liegt bei der Pflegeschule.

Die Inhalte der Ausbildung sind derzeit noch sehr stark auf die stationären Einrichtungen (Krankenhaus oder Seniorenheime) ausgerichtet. Die Handlungsfelder der Pflege verlagern sich jedoch zunehmend aus den Einrichtungen heraus in die ambulante und teilstationäre Versorgung. Neue Wohnformen für alte Menschen entstehen, die ein familienähnliches Lebensumfeld und eine dezentrale Versorgungsstruktur ermöglichen sollen. Erhebliche Veränderungen haben stattgefunden, weitere stehen bevor. Aufgaben der Steuerung, der Vernetzung mit andern Leistungserbringern und Institutionen usw. kommen auf die größte Berufsgruppe im Gesundheitswesen zu. Ein weiter expandierender Arbeitsmarkt innerhalb des Gesundheitswesens ist zu erwarten.

Für die zukünftigen Handlungsfelder scheint die bisherige Aufteilung der Pflegeausbildung nach Lebensphasen (Kranken-, Kinderkranken-, Altenpflege) nicht mehr sinnvoll. Die altersspezifische Differenzierung der Pflegeberufe, die allein aus gesundheitsökonomischen Gründen entstand, ist pflegefachlich nicht begründbar und in Europa außerhalb des deutschsprachigen Raumes nicht zu finden. Mit der Vorbereitung und Umsetzung eines einheitlichen Pflegeberufsgesetzes verbindet sich die Hoffnung auf ein Zusammenwachsen der pflegerischen Berufe. Gleichzeitig bleibt die europäische Anerkennung der deutschen Pflegeberufsausbildung erhalten.

Die Robert-Bosch-Stiftung bemerkt in ihrer Schrift »Pflege neu denken« (2001):

» Ein wesentlich bedeutsameres Differenzierungsmerkmal sind die Art und das Ausmaß der Pflegebedürftigkeit und die damit in Beziehung zu setzende fachliche Kompetenz der Pflegenden. Je höher und je komplexer die pflegerischen Anforderungen im Einzelfall sind, desto differenzierter müssen die pflegerischen Kenntnisse sowie das begründbare pflegetechnische Handeln sein. Dabei ist die Transparenz der pflegerischen Leistungen anzustreben. Kooperation und Kommunikation mit anderen an der Versorgung der hilfsbedürftigen Personen Beteiligten werden ebenso zu einem immer wichtigeren Faktor im Behandlungs- und Betreuungsgeschehen wie auch spezifische Qualitätsanforderungen im Rahmen der Pflege.

Der bislang im Gesundheitswesen bestehende Pflegebedürftigkeitsbegriff wird seit langem kritisiert, weil er nur einen Ausschnitt von Pflegebedürftigkeit abbildet und sich an den Verrichtungen statt an den Bedürfnissen pflegebedürftiger Menschen orientiert. Derzeit wird ein neuer Pflegebedürftigkeitsbegriff eingeführt, der sich auf die Einschätzung von Pflegebedarf und Ressourcenzuweisung im Versorgungssystem auswirken wird (Wingenfeld 2008, GKV 2015).

1.6.2 Berufliche Organisation

Berufliche Organisation ist auch immer Berufsgeschichte und damit Teil des Sozialisationsprozesses. Indem standespolitische Interessen durchgesetzt werden können, bleiben die Berufsinhaber interessiert, sich weiter dem Verband anzuschließen (Voges 2002). Bereits 1899 gründete sich in London die weltweit führende internationale Berufsorganisation der Pflege, der International Council of Nursing. In Deutschland herrschte zu diesem Zeitpunkt noch das Mutterhaussystem. Pflegende gehörten in der Regel entweder einem christlichen oder freigemeinnützigen Schwesternverband an. Schwestern ohne Verbandszugehörigkeit wurden als »wilde« Schwestern bezeichnet. Diesen

Schwestern war es nur möglich, in der Privatpflege tätig zu sein, da die Krankenhäuser meist nur »mutterhausgebundene« Schwestern per Gestellungsvertrag einstellten. »In das Selbstverständnis des Krankenpflegepersonals ging eine ideologische Überhöhung ihrer Tätigkeit und ihres Berufes ein, die eine wirksame Interessenswahrnehmung nachhaltig hemmte« (Uhlmann 1996).

Erst Agnes Karll gelang es, mit der von ihr gegründeten »Berufsorganisation der Krankenpflegerinnen« auch die Interessen der freien, nicht mutterhausgebundenen Schwestern zu organisieren. Diese Organisation war eine Konkurrenz zu den religiös oder ideell orientierten Schwesternschaften, die sogleich befürchteten, dass sich die Ausrichtung der Pflege von einem »Liebesdienst« hin zu einer »Lohnarbeit« verändern könnte. Dies lehnten die Mutterhäuser strikt ab. Der gesellschaftliche Umbruch und das sich damit wandelnde Bild der Frau in der Gesellschaft brachten es mit sich, dass die Zugangsbarrieren für Frauen in einen Beruf sich änderten und die Mutterhäuser damit an Bedeutung verloren (Voges 2002). Gleichwohl hatten sie noch lange Einfluss auf standespolitische Entscheidungen. So lehnten noch 1918 Schwestern die 48-Stunden-Woche ab, ebenso wie das Streikrecht oder den Acht-Stunden-Tag im Jahr 1919. 1920 gab es einen exklusiven Tarifvertrag für Krankenschwestern, die sich bewusst in die niedrigere Frauenlohngruppe eingruppieren ließen als ihre männlichen Kollegen, die Krankenwärter. Erst 1954 wurde die ungleiche Bezahlung von Männern und Frauen in der Pflege abgeschafft (Bischoff 2000). Die Schrift »Pflege neu denken« der Robert-Bosch-Stiftung (2001) kritisiert ein nicht ausreichend entwickeltes berufspolitisches Bewusstsein der in Deutschland Pflegenden. Im Vorwort der Rahmenberufsordnung des Deutschen Pflegerates heißt es:

> » In Zeiten gravierender Veränderungen im Berufs- und Handlungsfeld brauchen Pflegende eine Orientierung für ihr berufliches Handeln. Sie brauchen auch handlungsfähige Berufsorganisationen, die den Beruf gegenüber anderen Berufen und der Gesellschaft legitimieren, weiterentwickeln und seine Werte und Normen kontrollieren.

Eine in Deutschland zukunftsweisende Entwicklung liegt in der beruflichen Selbstorganisation in Form von Pflegekammern. Die Bildung von Pflegekammern auf Länderebene schreitet in Deutschland langsam aber zielstrebig voran. Dafür muss zunächst das mehrheitliche Votum der Berufsangehörigen eines Bundeslandes vorliegen. Anschließend wird das Heilberufekammergesetz des jeweiligen Landes im Landtag geändert und eine Pflegekammer in diesem Bundesland institutionalisiert. Sie übernimmt damit Aufgaben, die vorher das Land hatte. Dazu gehören z. B. die Registrierung der Berufsangehörigen, Erstellung einer Berufsordnung, Regelung der Zulassungen und der Prüfungen, Definition berufsethischer Grundlagen, Fort- und Weiterbildungsordnung, Beratung und Beteiligung in Gesetzgebungsverfahren sowie die Kooperation mit allen anderen an der Versorgung beteiligten Berufsgruppen im Bundesland, auf nationaler und internationaler Ebene (▶ http://www.pflegekammer.de). In mehreren Bundesländern sind bereits Befragungen der Berufsgruppen erfolgt (Berlin, Schleswig-Holstein, Niedersachsen, Bayern, Hamburg). Außer in Hamburg fanden sich Mehrheiten für die Gründung von Pflegekammern in diesen Bundesländern. Auf der Basis des rheinland-pfälzischen Heilberufekammergesetzes entsteht seit Anfang 2015 dort die erste Landespflegekammer. In diesem Prozess ist noch sehr viel Überzeugungsarbeit zu leisten, auch innerhalb der eigenen Berufsgruppe.

1.6.3 Organisation Krankenhaus

Durch den Wandel der Gesellschaft und den Fortschritt in der Medizin, aber auch der Pflege haben sich Änderungen in der Organisation und der Aufgabenstellung des Krankenhauses ergeben, die wirtschaftlich geänderte Lage erfordert eine Anpassung der Prozesse im Krankenhaus. Ein Krankenhaus erbringt Leistungen der Krankenversorgung, diese sind personalgeprägt. Im Unternehmen Krankenhaus überwiegen nicht-monetäre Erfolgsmerkmale, nämlich die Verbesserung von Gesundheit, die Minimierung gesundheitlicher Risiken und die Linderung individuellen Leids. Die

Zielbestimmung des Managementprozesses eines Krankenhauses erfolgt auf der Ebene der Sachziele durch Heilung und Linderung mittels qualitativ und quantitativ optimaler Versorgung. Das Formalziel ermittelt sich über betriebswirtschaftliche Erfolgsmaße. Die Krankenhausleitung erhält ihre operationalen Informationen über moderne Krankenhausinformationssysteme (Klein-Lange u. Schwartz 2003).

Träger der stationären Einrichtungen sind Kommunen, freigemeinnützige Träger und private Träger. Krankenhäuser differenzieren sich nach Einrichtungen der Regelversorgung, die über nur wenige klinische Abteilungen verfügen, Schwerpunktkrankenhäuser mit einem Auftrag zur Zentralversorgung, Großkliniken der Maximalversorgung mit einer Vielzahl von Fachabteilungen und Universitätskliniken, die neben der Krankenversorgung auch noch ein Mandat zur Forschung und Lehre haben. Die Krankenhausbehandlung wird geleistet in vollstationärer, teilstationärer, vor- und nachstationärer sowie in ambulanter Form.

Durch die Verdrängung des Wartepersonals zugunsten von Krankenpflegerinnen fand ein Wandel vom Armenhospital zum Krankenhaus für die Versorgung akut und schwer Erkrankter statt (Uhlmann 1996). Früher war der Einfluss der meist ehrenamtlichen Vorstände bis ins Detail der Arbeitsabläufe spürbar, das änderte sich mit der Zunahme des ärztlichen Einflusses. Die Ärzte erhielten vom Staat die Definitionsmacht über Gesundheit und Krankheit. Die Zuwendungs- und Basispflege wandelte sich durch diesen Einfluss hin zu einer Orientierung an komplexen technischen Aufgaben (Schwartz 2003).

Das medizinal-organbezogene Führungsmodell gilt als Ursprung des Chefarztsystems, es bildete sich unter einer rasch fortschreitenden Technologie und dem Erfolg des medizinischen Fortschritts. Die soziale Krankenversicherung förderte die Anstellung von Ärzten in Krankenhäusern, die zuvor nur konsiliarisch dort tätig waren. Dies führte zu einer Ausweitung der Rolle von ärztlichen Direktoren. Die Rolle der Pflegedienstleitung war in Deutschland traditionell schwach. Erst in den 1960er Jahren wurden die Verwaltungsaufgaben eines Krankenhauses nicht mehr von der ärztlichen oder pflegerischen Leitung eines Hauses

übernommen, sondern von Verwaltungsfachleuten. Das triale Führungssystem hat sich erst in der Mitte des 20. Jahrhunderts ausgebildet.

Heute gibt es in der Leitungsebene drei Bereiche: die Pflege, die Medizin und die Verwaltung mit ihren je spezifischen Aufgaben. Als vorherrschendes Finanzierungsprinzip gilt bis in die Gegenwart die duale Finanzierung. Dabei werden die Betriebskosten von den Krankenkassen finanziert und die Investitionskosten durch die jeweiligen Länder. Im Gesetz zur wirtschaftlichen Sicherung der Krankenhäuser und zur Regelung der Krankenhauspflegesätze, Krankenhausfinanzierungsgesetz (KHG) wurden 1972 die Modalitäten festgesetzt. Die von den Krankenkassen zu finanzierenden Kosten wurden über die Pflegesätze abgebildet und die Krankenhäuser waren durch das Selbstkostendeckungsprinzip angehalten, sparsam zu wirtschaften. Die duale Finanzierung hat in der Vergangenheit dazu geführt, dass es schon seit Anfang der 1980er Jahre zu einem deutlichen Investitionsdefizit gekommen ist (Simon 2008). Seit dem Inkrafttreten des Krankenhausfinanzierungsgesetzes sind bis zur Gegenwart zahlreiche Modifikationen des Gesetzes vorgenommen worden. Einige der wichtigsten Gesetzesänderungen waren:

- 1977 Krankenversicherungskostendämpfungsgesetz
- 1989 Gesundheitsreformgesetz
- 1991 Gesetz zur wirtschaftlichen Sicherung der Krankenhäuser
- 1993 Gesundheitsstrukturgesetz
- 2000 Krankenhausfinanzierungsgesetz
- 2002 Einführung des Fallpauschalensystems
- 2007 GKV Wettbewerbsstärkungsgesetz.

Besonders die Änderung des Entgeltsystems im Jahr 2002 durch das Fallpauschalengesetz sorgt für einen steigenden finanziellen Druck auf die Krankenhäuser und macht einen Wandel der Organisation unumgänglich. Die Einführung der DRGs (Diagnosis Related Groups) zwingt die Krankenhäuser zur Produktivitätsverbesserung durch Ablaufoptimierung. Es wird zu einer größeren Anpassung an betriebswirtschaftliche Strukturen kommen müssen, insbesondere in den Behandlungsabläufen und der Nutzung von Personalressourcen. Im Zentrum aller Maßnahmen muss die

Orientierung am Patienten sein. Es gilt, die Leistungsprozesse ohne einen Qualitätsverlust in der Leistungserbringung zu optimieren. Zur Verbesserung der Prozessabläufe bedarf es eines zentralen Versorgungsmanagements, das die Leistung aller Berufsgruppen im Blick hat. »Übersetzt in Managementkonzepte bedeutet dies, die Leistungsbereitstellung im Krankenhaus unter den Aspekten Qualitätsmanagement, Risikomanagement und Case Management neu zu fokussieren« (Stemmer u. Böhme 2008).

1.6.4 Gesundheitspolitik

Gesundheitspolitik geschieht auf allen Ebenen der Gesellschaft. Auf der Mikroebene durch das Zusammentreffen von Akteuren und Betroffenen, auf der Mesoebene in den institutionellen Strukturen, auf der Makroebene in Fragen von Gesundheit von nationalem und internationalem Interesse (Rosenbrock 2000): Grundsätzlich betrachtet, befasst sich Gesundheitspolitik mit der Formulierung von Zielen, der Wahl der geeigneten Instrumente und Maßnahmen zur Erreichung der Ziele und der Anwendung der Instrumente und Maßnahmen. Schlussendlich wird die Anwendung der Maßnahmen und Instrumente bewertet und deren Wirksamkeit überprüft, also eine Evaluation durchgeführt (Schwartz et al. 2003). Ziele der Gesundheitspolitik liegen in der »Verbesserung der Lebenserwartung, der Senkung der Morbidität und der Behinderungslast, die Verbesserung der gesundheitsabhängigen Lebensqualität und der Verringerung der gesundheitsspezifischen sozialen Ungleichheit« (ebd.). Gesundheitspolitik befasst sich außerdem mit den Aufgaben und der Ausgestaltung der am Gesundheitswesen beteiligten Institutionen sowie der im Gesundheitswesen beschäftigten Berufsgruppen (Rosenbrock 2000).

Das deutsche Gesundheitswesen zeichnet sich vor allem durch seine starke Segmentierung aus. Diese ist historisch gewachsen und zeigt sich in den Prinzipien von: Föderalismus durch Bund, Länder und Kommunen, Pluralismus der Trägerschaft der Gesundheitseinrichtungen durch öffentliche, freigemeinnützige und private Träger und letztlich in der Sektoralisierung der Funktion nach in den ambulanten und stationären Sektor, den öffentlichen Gesundheitsdienst und Laienpotenziale (ebd.). Gesundheitspolitik versucht also dort zu wirken, »wo durch die Gestaltung von Verhältnissen, Verhaltensbedingungen oder Verhaltensanreizen populationsbezogene Wahrscheinlichkeiten von Erkrankung, Progredienz, Chronifizierung, krankheitsbedingter Einschränkung der Lebensqualität und Tod – positiv oder negativ – beeinflusst werden« (Rosenbrock 2000). In welcher Form aber Gesundheitspolitik ausgestaltet wird, ist stets abhängig von den vorhandenen Strukturen in der Gesellschaft, von deren Werten und Vorstellungen. Bedingt dadurch haben sich auch historisch schon fachliche oder gesellschaftliche Innovationen auf die Gesundheitspolitik ausgewirkt, die teilweise noch heute in der Struktur und in ihren Richtlinien nachvollziehbar sind (Diederichs 2008). Betrachtet man die Gesundheitspolitik der Bundesrepublik Deutschland retrospektiv, dann lässt sie sich in vier Phasen einteilen:

1. Phase der Restauration (1951–1956): wesentliche Weichenstellungen für die Weiterentwicklung der gesetzlichen Krankenversicherungen (sozialpartnerschaftliches Selbstverwaltungsmodell, Monopol der Kassenärzteschaft)
2. Phase der gescheiterten Strukturreformen (1957–1965): Versuch der Umstrukturierung, der Neuordnung der Leistungen und der Zuzahlung der Patienten
3. Phase des Vorantreibens der Versorgungsstrukturen: (1965–1975): z. B. Lohnfortzahlung im Krankheitsfall, Einführung präventiver Maßnahmen, Umstellung der Krankenhausfinanzierung. Diese Maßnahmen führten zu einer beispiellosen Ausgabenexplosion.
4. Phase der Kostendämpfung (ab 1976): Ziel war, die Ausgabenexpansion zu begrenzen.

(Einteilung nach Schwartz et al. 2003)

Das bisherige Versorgungssystem hat einen starken Fokus auf die Akutversorgung im Krankenhaus, ein Schwerpunkt, der im Hinblick auf die Verschiebung der Handlungsfelder der Gesundheitspolitik nicht mehr ausreichend erscheint (Friesacher 2008). Gesundheitspolitik besteht eben nicht nur aus einer Krankenversorgungspolitik, sondern umfasst auch andere Gebiete. So werden bislang die Bereiche der Prävention und der Gesundheitsförderung, die ja auch Aufgaben der professionellen Pflege umfassen (▶ ICN-Kodex), zu wenig beachtet.

In der Langzeitversorgung pflegebedürftiger Menschen gab es in den letzten Jahren einige Verbesserungen in der Betreuung und Begleitung demenzerkrankter Menschen. Außerdem werden Familien stärker darin unterstützt, ihre Angehörigen zuhause selbst zu pflegen. Seit 2015 haben pflegende Angehörige das Recht auf zehn bezahlte Arbeitstage, um die Pflege in Akutsituationen zu regeln. Sie können ihre Erwerbsarbeit für bis zu zwei Jahre reduzieren oder ruhen lassen, um sich der Pflege zu widmen.

Die fortschreitende europäische Niederlassungsfreiheit und die EU-Entsenderichtlinie führen zur Legalisierung von Haushaltshilfen, die im Haushalt oder bei einem Dienstleister fest angestellt und dauerhaft in einem Haushalt zur pflegerischen Unterstützung eingesetzt sind. Medizinische Leistungen dürfen jedoch in unserem System nicht durch solche Haushaltskräfte erbracht werden. Supervision, Prävention, Beratung und Anleitung durch professionelle Pflegende bleiben weiterhin im Rahmen des Case Management geboten.

In die Zukunft betrachtet ist die Forderung an Gesundheitspolitik, dass Konzepte geschaffen werden, die »das gesamte Spektrum politisch gestaltbarer Aspekte des gesellschaftlichen Umgangs mit Gesundheit und Krankheit, also das gesellschaftliche und bevölkerungsbezogene Management von Gesundheitsrisiken vor und nach ihrem Eintritt umfasst« (Rosenbrock 2000). Die Leitfrage, die laut Rosenbrock der Gesundheitspolitik gestellt werden muss, lautet: »Was ist gut und was ist schlecht für die Gesundheit der Bevölkerung?«

> ❯ Prävention als ein Handlungsfeld der Pflege kann noch nicht ausreichend wahrgenommen werden. Die Organisationsstruktur des deutschen Gesundheitswesens ist zurzeit noch nicht hinreichend ausgerichtet auf die Versorgung chronisch-degenerativ erkrankter und langfristig pflegebedürftiger Menschen (Kuhlmey 2003). Patienten werden zu mitentscheidenden Kunden und die klassischen Gesundheitsberufe wandeln sich zu Dienstleistungsberufen (Diederichs 2008).

1.7   Ausblick

Die gesundheitsrelevanten Rahmenbedingungen in Deutschland gestalten sich derart, dass man von Entwicklungen ausgehen kann, die aufgrund der demographischen Veränderungen, der Zunahme von chronischen Krankheitsverläufen, der Erhöhung der durchschnittlichen Lebenserwartung und der Zunahme der demenziell Erkrankten zu einer Umstrukturierung im Gesundheitswesen führen muss (Institut für angewandte Pflegeforschung 2004). Diese Umstrukturierung wird zu einer Neudefinition klassischer Pflegeberufe und einer Etablierung neuer Pflege- und Gesundheitsberufe führen (ebd.). Dies bedeutet gleichzeitig, dass in der Aus- und Weiterbildung der bislang klassischen Bereiche neue Kompetenzen vermittelt werden müssen. Dazu gehört im sozialen Bereich die Förderung der Kompetenz in Kommunikation und Kontakt- und Teamfähigkeit. Im Rahmen der Förderung der psychologischen Kompetenz stehen die Fähigkeiten zur Mitarbeiterführung und -motivation im Vordergrund (ebd.). Eine weitere Folge der Neuerungen ist eine Veränderung des pflegerischen Selbstverständnisses. So wird die Eröffnung neuer Handlungsfelder für die Pflege zu einer Differenzierung innerhalb der Gruppe von Pflegenden kommen. Beispielsweise durch eine Differenzierung von Praktikerinnen und Theoretikerinnen. Des Weiteren wird es durch die Übernahme neuer Aufgaben zu einer erweiterten Pflegepraxis kommen (Stemmer u. Böhme 2008).

Eine weitere Entwicklung wird in Richtung neuer Versorgungslandschaften entstehen, die eine Veränderung der Zusammenarbeit der Gesundheitsberufe erfordert.

Es werden neue Handlungsfelder in verschiedenen gesellschaftlichen Ebenen gebildet. Im Bereich der Individualversorgung werden Aufgaben der Gesundheitsberatung und Information entstehen. Im Bereich von Gruppen werden präventive Aufgaben, aber auch Beratung und Schulung gefragt sein. Gruppen umfassen hier z. B. verschiedene Altersgruppen (Kinder, Jugendliche, Erwachsene, Alte) oder auch verschiedene Krankheitsgruppen (Diabetiker, Herzkranke, Allergiker etc.) oder Gruppen von Menschen mit Beeinträchtigung (geistig oder körperlich Behinderte).

Gruppen lassen sich beliebig ergänzen. Die nächste Ebene wäre die der Gemeinden; hier werden neben präventiven und beratenden Aufgaben noch die organisatorischen und administrativen Handlungsfelder dazukommen. Letztlich auf der Ebene der Bevölkerung ist die Mitwirkung in der Gesundheitspolitik ein Handlungsfeld der Pflege, das noch zu intensivieren ist. Binnenberuflich steht die Bildung von Pflegekammern auf Länderebene im Schwerpunkt. Dazu ergeben sich im Bereich der Forschung und der Lehre neue Aufgaben, beziehungsweise sind die Bemühungen der deutschen pflegewissenschaftlichen Landschaft voranzutreiben. Diese neuen Handlungsfelder erfordern, wie bereits oben erwähnt, neue oder zu vertiefende Kompetenzen im Bereich der Beratung und Information, der Gesundheitsförderung und Prävention, der Rehabilitation und des Managements. Im Management sind es im Wesentlichen die Aufgaben der Koordination, der Vernetzung und der Kooperation (Institut für angewandte Pflegeforschung 2004).

> Pflegende der Zukunft haben ein stark differenziertes Qualifikations-, Aufgaben und Zuständigkeitsprofil (Stemmer u. Böhme 2008).

Literatur

Bischoff- Wanner C (2000) Pflege im historischen Vergleich. In: Rennen-Allhoff B, Schaeffer D (Hrsg), Handbuch Pflegewissenschaft. Juventa, Weinheim. 17–33

Bollinger H (2008) Profession-Dienst-Beruf – Der Wandel der Gesundheitsberufe aus berufssoziologischer Perspektive. In: Bollinger H, Gerlach A, Pfadenhauer M (Hrsg), Gesundheitsberufe im Wandel, soziologische Beobachtungen und Interpretationen. Mabuse, Frankfurt a. M. 13–30

Deutscher Pflegerat: ► http://www.deutscher-pflegerat.de (Zugriff vom 30.03.2015)

Dewe B (2006) Professionsverständnisse-eine berufssoziologische Betrachtung. In: Pundt J (Hrsg), Professionalisierung im Gesundheitswesen-Positionen-Potenziale-Perspektiven. Huber, Bern. 23–35

Diederichs C et al. (2008) Zur historischen Entwicklung der deutschen Gesundheitsversorgung und ihrer Reformansätze. Bundesgesundheitsblatt, Gesundheitsforschung, Gesundheitsschutz 51:547–551

Drerup E (1993) Modelle der Krankenpflege. Lambertus, Freiburg i. Breisgau

Dunkel W (2008) Erfahrungswissen in der Pflege – Basis einer Professionalisierung jenseits von Verwissenschaftlichung? In: Bollinger H, Gerlach A, Pfadenhauer M (Hrsg), Gesundheitsberufe im Wandel – soziologische Beobachtungen und Interpretationen. Mabuse, Frankfurt a. M. 161–176

Etymologisches Wörterbuch (2005) Etymologisches Wörterbuch des Deutschen, 8. Aufl. dtv, München

Friesacher H (2008) Theorie und Praxis pflegerischen Handelns, Begründung und Entwurf einer kritischen Theorie der Pflegewissenschaft. V & R, Osnabrück

GKV (2015) Kritik am bisherigen Pflegebedürftigkeitsbegriff und Modell zur Umsetzung eines neuen Begutachtungsinstruments unter: ► http://www.gkv-spitzenverband.de/Pflegeversicherung/Pflegebeduerftigkeitsbegriff/s-pflegebeuerftigkeitsbegirff.jsp (Zugriff vom 30.03.2015)

Institut für angewandte Pflegeforschung (iap), Universität Bremen (2004) Innovative Potenziale und neue Handlungsfelder für zukünftige Dienstleistung in der Pflege. Pflege 17:105–112

Klein-Lange M, Schwartz F-W (2003) Stationäre Krankenversorgung. In: Schwartz FW, Badura B et al., Das Public Health Buch, Gesundheit und Gesundheitswesen, 2. Aufl. Urban & Fischer, München, Jena. 284–293

Klie T (2003) Professionalisierung in der Pflege und Gerontologie. In: Klie T, Brandenburg H (Hrsg), Gerontologie und Pflege. Vincentz, Hannover. 114–131

Klie T, Stascheit U (2007) Gesetze für Pflegeberufe, 10. Auf. Nomos, Baden-Baden

Kuhlmey A (2003) Pflegerische Versorgung. In: Schwartz FW, Badura B et al., Das Public Health Buch, Gesundheit und Gesundheitswesen, 2. Aufl. Urban & Fischer, München, Jena. 297–303

Metzger M, Zielke-Nadkarni A (1998) Von der Heilerin zur Pflegekraft. Thieme, Stuttgart, New York

Pflegekammern: ► http://www.pflegekammer.de (Zugriff vom 30.03.2015)

Pflegekammer Rheinland-Pfalz: ► http://www.pflegekammer-gruendungskonferenz-rlp.de (Zugriff vom 30.03.2015)

Prüfer A (1997) Vom Liebesdienst zur Profession? Krankenpflege als weiblicher Beruf 1918–1933. Brigitte Kunz, Hagen

Pundt J (2006) Professionalisierung im Gesundheitswesen – Einführung in das Thema. In: Pundt J (Hrsg), Professionalisierung im Gesundheitswesen-Positionen-Potenziale-Perspektiven. Huber, Bern. 7–22

Robert-Bosch-Stiftung (Hrsg) (2001) Sonderdruck Pflege neu denken. Schattauer, New York und Stuttgart

Rosenbrock R (2000) Gesundheitspolitische Rahmenbedingungen. In: Rennen-Allhof B, Schaeffer D (Hrsg) Handbuch Pflegewissenschaft. Juventus, Weinheim, München. 187–215

Schwartz F-W, Kickbusch I, Wismar M (2003) Ziele und Strategien der Gesundheitspolitik. In: Schwartz F-W,

1

Badura B et al., das Public Health Buch, Gesundheit
  und Gesundheitswesen, 2. Auflage, Urban & Fischer,
  München, Jena. 229–242
Schwartz F-W, Klein-Lange M (2003) Berufsfelder in der
  Krankenversorgung. In: Schwartz F-W, Badura B et al.,
  Das Public Health Buch, Gesundheit und Gesundheits-
  wesen, 2. Aufl. Urban & Fischer, München, Jena. 271–275
Seidler E, Leven K-H (2003) Geschichte der Medizin und der
  Krankenpflege, 7. Aufl. Kohlhammer, Stuttgart
Simon M (2002) Ökonomische Rahmenbedingungen
  der Pflege. In: Rennen-Allhof B, Schaeffer D (Hrsg)
  Handbuch Pflegewissenschaft. Juventus, Weinheim,
  München
Simon M (2008) Das Gesundheitssystem in Deutschland,
  eine Einführung in Struktur und Funktionsweise, 2. Aufl.
  Huber, Bern
Stemmer R, Böhme H (2008) Aufgabenverteilung im Kran-
  kenhaus der Zukunft, Einige Aussagen eines Gutach-
  tens für das Sozialministerium Rheinland-Pfalz, Pflege &
  Gesellschaft 13:197–215
Steppe H (2000) Das Selbstverständnis der Krankenpflege in
  ihrer historischen Entwicklung. Pflege 13:77–83
Uhlmann G (1996) Leben und Arbeiten im Krankenhaus.
  Die Entwicklung der Arbeitsverhältnisse des Pflegepersonals im späten 19. und frühen 20. Jahrhundert.
  In: Labisch A, Spree R (Hrsg), »einem jedem Kranken in
  einem Hospitale sein eigenes Bett« Zur Sozialgeschich-
  te des allgemeinen Krankenhauses in Deutschland im
  19. Jahrhundert, Campus, Frankfurt a. M. 399–419
Voges W (2002) Pflege alter Menschen als Beruf Soziologie
  eines Tätigkeitsfeldes. Westdeutscher, Wiesbaden
Wingenfeld K, Büscher A, Gansweid B (2008) Das neue
  Begutachtungsinstrument zur Feststellung der Pflegebedürftigkeit. Abschlussbericht zur Entwicklung eines
  neuen Begutachtungsinstruments. Studie im Rahmen
  des Modellprogramms nach § 8 Abs. 3 SGB XI. Im Auftrag der Spitzenverbände der Pflegekassen. Bielefeld,
  Münster (IPW/MDK WL)
Wolff H-P, Wolff J (1994) Geschichte der Krankenpflege.
  Recom, Basel

Von der theoriebasierten Pflege zum Case Management

Gela Spöthe

C. von Reibnitz (Hrsg.), *Case Management: praktisch und effizient*,
DOI 10.1007/978-3-662-47155-5_2, © Springer-Verlag Berlin Heidelberg 2015

Inmitten der aktuellen Diskussion um Aufgaben der Pflege, Delegierbarkeit ärztlicher Aufgaben an Pflegende und Neuformulierung pflegerischer Verantwortung ist die theoriebasierte Pflege wieder hoch im Kurs. Pflegende beziehen theoretische Überlegungen zunehmend in Entscheidungen zu pflegerischem Handeln ein, bestimmen pflegetheoretische Grundlagen für die Pflege in ihrer Einrichtung und leiten daraus die Gestaltung von Strukturen, Ausstattung und Abläufen in ihrer Einrichtung ab. Sie kennen pflegetheoretische Grundlagen im Case Management und finden für einen bestimmten Fall, den sie betreuen, eine passende und anwendbare theoretische Grundlage. In diesem Artikel wird die fallbezogene Anwendung von Pflegemodellen dargestellt am Beispiel der Modelle von Krohwinkel, Roy und des Trajektmodells. Im letzten Abschnitt wird die Anwendung pflegetheoretischer Grundlagen unter den Herausforderungen des Case Managements und der Interdisziplinarität diskutiert.

Wissensinhalte
Nach Lektüre dieses Kapitels wissen Sie,
- was eine Pflegetheorie bzw. ein Pflegemodell ausmacht und umfasst,
- welche Typen von Pflegetheorien bzw. -modellen es gibt und anhand welcher Kriterien einzelne Modelle den Typen zugeordnet werden,
- welche Elemente einer Theorie bzw. eines Modells Sie zur Strukturierung Ihrer Pflege anwenden können,
- wie sich die Anwendung verschiedener Modelle auf einen Fall miteinander kombinieren lässt,
- warum sich das Trajektmodell nach Corbin und Strauss besonders zur Anwendung im Case Management eignet.

2.1 Von der Theorie zur Praxis: Die Bedeutung von Pflegetheorien

Manche Pflegende fragen sich vielleicht: Pflege ist ein praktischer Beruf – wozu die ganze Theorie? Ich sehe doch von selbst, was mein Patient braucht! Wie sehr Pflegetheorien und -modelle unseren Pflegealltag beeinflussen, ist uns vielfach nicht bewusst. Der Unterschied zwischen Laienpflege und theoriebasierter Pflege wird anhand des nachstehenden Fallbeispiels deutlich.

Stefan P., 19 Jahre alt, ist mit zwei jüngeren Geschwistern auf einem Bauernhof aufgewachsen, den seine Eltern auch weiterhin bewirtschaften. Stefan verließ die Schule nach der elften Klasse und begann eine Dachdeckerausbildung. Er befindet sich zurzeit im zweiten Lehrjahr.

Eines Tages rutscht er auf den regennassen Ziegeln aus und stürzt vom Dach. Als er wieder zu sich kommt, tut ihm alles weh. Er kann jedoch beide Beine nicht mehr spüren und auch nicht bewegen. Der Notarzt kommt und Stefan wird mit dem Rettungswagen in die nächste Berufsgenossenschaftliche Unfallklinik gebracht. Er wird auf der Abteilung für Wirbelsäulenverletzungen aufgenommen und zunächst auf der Intensivstation überwacht und behandelt, bis sich die vitalen Funktionen stabilisiert haben. Anhand verschiedener Untersuchungen wird eine komplette Durchtrennung des Rückenmarks in Höhe des 10./11. Brustwirbelkörpers (Th 10/11) diagnostiziert.

Nach seiner Verlegung auf die allgemeine Querschnittsabteilung empfängt ihn dort Pflegefachkraft Beate F. und stellt sich als seine Bezugspflegerin vor.

Eine Pflegeperson, die mit der Verantwortung für die Gestaltung der Pflege in diesem Fall betraut ist, stellt sich wahrscheinlich eine Reihe von Fragen: Was denke ich über und erwarte ich von dem Menschen, den ich pflegen soll? Soll dieser Mensch Pflege erhalten? – wenn ja, warum? Was ist überhaupt Pflege? Was ist wichtig? Womit soll ich anfangen? Wie gehe ich vor? Welche Zukunft erwartet Stefan P.? Wie soll ich ihn unterstützen, sein Leben zu gestalten?

Während der pflegerische Laie seine Antworten intuitiv entwickelt, kann Beate F. auf ihre Kenntnisse aus Pflegetheorien und -modellen zurückgreifen. Pflegemodelle liefern ihr die Antworten auf die gestellten Fragen. Sie hat ihre Werthaltungen, ihr Menschenbild und ihr Pflegeverständnis in der Auseinandersetzung mit Pflegemodellen entwickelt. Sie wählt gezielt geeignete Modelle aus, die ihr für diesen Fall passend erscheinen. Auf der Basis der gewählten Modelle strukturiert, fokussiert und organisiert sie die direkt anfallende Pflege. Sie kooperiert mit anderen Berufsgruppen und organisiert die Fortführung von notwendiger Pflege auch über die Grenzen ihrer eigenen Abteilung hinaus, damit es nicht zu Versorgungsbrüchen kommt.

Nach Marriner-Tomey ist eine Pflegetheorie eine Gruppe von Konzepten, Definitionen und Aussagen, die einen systematischen Überblick über Pflegephänomene geben, indem sie spezifische Beziehungen zwischen den beschriebenen Konzepten herstellen. Ein Pflegemodell ist hingegen eine Idee oder Vorstellung von Pflege, die schematisch und abstrahiert dargestellt wird (Marriner-Tomey 1992, S. 23).

Pflegetheorien und -modelle enthalten zunächst eine Reihe von Definitionen. So geben sie Definitionen zu den Metaparadigmen der Pflege (Fawcett 1984, Walker u. Avant 1998):

- *Mensch:* Menschenbild des Pflegemodells
- *Gesundheit/Krankheit:* Was ist Gesundheit? Was bedeutet Krankheit für den Menschen?
- *Pflege:* Pflegeverständnis, Ansatz und Aufgaben der Pflege
- *Umwelt:* Welche Beziehung besteht zwischen dem Menschen und seiner Umgebung?

In jedem Pflegemodell werden Kernbegriffe definiert, die zur Beschreibung von handelnden Personen, Aufgaben, Zielen und Prozessen dienen. Die Kernbegriffe und ihre Beziehung zueinander bilden die Struktur des Pflegemodells. Außerdem wird in jedem Pflegemodell der Pflegeprozess in einer definierten Reihenfolge beschrieben. Pflegemodelle erheben in der Regel nicht den Anspruch, allumfassend, für alle Gelegenheiten immer und ausschließlich als theoretische Grundlage geeignet zu sein. Sie heben vielmehr jeweils bestimmte Ansätze hervor. Daher eignen sich manche Pflegemodelle besonders für bestimmte Anwendungen.

A. Meleis (1999) hat Pflegemodelle in verschiedene Denkschulen eingeteilt. Sie unterscheidet:

- Bedürfnismodelle: im Zentrum stehen hier menschliche Bedürfnisse oder Lebensaktivitäten, z. B. bei V. Henderson, N. Roper/W. Logan/A. Tierney, D. Orem
- Interaktionsmodelle: der Fokus liegt hier auf der Analyse und Gestaltung der pflegerischen Beziehung, z. B. bei H. Peplau, I. King, J. Travelbee, E. Wiedenbach
- Ergebnisorientierte (Systemorientierte) Modelle: die Perspektive richtet sich auf die Regulationsmechanismen des Menschen und seine Wechselwirkungen mit seiner Umwelt, z. B. bei D. Johnson, M. Levine, M. Rogers, C. Roy

Die Bedürfnismodelle sind besonders auf Fähigkeiten und Ressourcen in Bezug auf die Erfüllung von Lebensaktivitäten ausgerichtet. In ihrer Anwendung haben sie sich sowohl im Bereich der Akutversorgung als auch im Langzeitpflegebereich bewährt. Viele Einrichtungen haben ihre Pflege auf der theoretischen Basis eines Bedürfnismodells organisiert. Grundbedürfnisse und Lebensaktivitäten dienen als Strukturhilfsmittel für die Pflegeanamnese und die Pflegeplanung. Sie sind in die Gestaltung der gängigen Dokumentationsmaterialien auf dem deutschen Markt eingeflossen. Die Arbeit auf der Basis von Bedürfnismodellen ist den ausgebildeten Pflegekräften gut vertraut.

Interaktionsmodelle haben sich besonders in solchen Bereichen durchgesetzt, in denen die Beziehungsgestaltung zwischen Pflegenden und Patienten eine große Rolle spielt. Sie haben daher einen wichtigen Stellenwert als Basis der Psychiatrischen Pflege. Diese Modelle sind dort besonders hilfreich mit ihrem Fokus der Gesprächsführung und Interaktion.

Ergebnismodelle basieren auf der Systemtheorie und sehen den Menschen als ein Wesen im ständigen Wechselwirkungsprozess mit seinem Umfeld an. Der Mensch passt sich z. B. den sich neu stellenden Herausforderungen an. Diese Modelle erweisen sich als besonders nützlich in Phasen starker Herausforderungen, Krisen und neuer Entwicklungen, die ein Mensch zu bewältigen hat. Sie können sowohl kurzfristige als auch langfristige Perspektiven haben. Pflege begleitet Menschen in Krisensituationen und Anpassungsprozessen. Als Beispiele dienen die Anwendung im Bereich der Geburtshilfe/Wochenbettpflege und Stillförderung oder die Anwendung bei Menschen mit chronischen Erkrankungen und schwerwiegenden oder langfristigen Krankheitsverläufen.

> **Pflegemodelle dienen zur Bestimmung von Werthaltungen, Aufgaben, Inhalten und Zielen der Pflege. Sie bieten eine Struktur für**

2

die Gestaltung der Pflege an und beschreiben den Pflegeprozess. Pflegemodelle setzen verschiedene Schwerpunkte und eignen sich dadurch besonders für bestimmte Anwendungsgebiete.

2.2 Modell der fördernden Prozesspflege nach Krohwinkel und seine fallbezogene Anwendung

Beate F. entscheidet sich z. B. für die Anwendung des Modells der fördernden Prozesspflege nach Monika Krohwinkel, weil sie dieses Modell gut kennt und weil ihr Haus geeignete Dokumentationsunterlagen zu diesem Modell vorhält. Das Modell erscheint ihr außerdem geeignet, weil die Lebensaktivitäten »Soziale Beziehungen des Lebens sichern und gestalten können« und »Mit existenziellen Erfahrungen des Lebens umgehen können« eine herausgehobene Rolle in der Anamnese und in der Gestaltung der Pflege spielen. Im akuten Fall setzt sich Stefan P. mit der existenziell bedrohenden Erfahrung der Querschnittslähmung auseinander, die sowohl ihn selbst als auch sein soziales Umfeld wesentlich beeinflusst.

Im Sinne Krohwinkels kann der *Mensch* beschrieben werden als ein bio-psycho-soziales Wesen, das existenzielle Erfahrungen zu bewältigen hat. *Krankheit* ist für den Menschen häufig eine die Existenz bedrohende Erfahrung, die er bewältigen muss. Die Aufgabe der *Pflege* ist es, Menschen in den Auseinandersetzungsprozessen mit durch Krankheit, Krisen oder Behinderungen ausgelösten existenziellen Erfahrungen zu begleiten. Dabei sorgt professionelle Pflege nicht nur für die Erfüllung der Lebensaktivitäten, sondern bezieht auch das soziale Umfeld mit ein und leistet Beistand durch Aufbau einer vertrauensvollen Pflegebeziehung. Die *Umwelt* ist im Sinne Krohwinkels hauptsächlich sein soziales Umfeld, das den Menschen unterstützen oder ihn in der Entwicklung bremsen/behindern kann.

Das Krohwinkel-Modell enthält Charakteristika sowohl der Bedürfnismodelle (ABEDL-Strukturierungsmodell) als auch der Beziehungsmodelle (weil die Gestaltung der Pflegebeziehung einen wichtigen Stellenwert einnimmt).

Das Pflegemodell der fördernden Prozesspflege bezeichnet die Bedürfnisse als »Aktivitäten, Beziehungen und Erfahrungen des Lebens« und bildet daraus das *ABEDL-Strukturierungsmodell* mit 13 Lebensaktivitäten. Die Lebensaktivitäten im Modell nach Krohwinkel (2007) heißen:

1. Kommunizieren können
2. Sich bewegen können
3. Vitale Funktionen des Lebens aufrecht erhalten können
4. Sich pflegen können
5. Essen und trinken können
6. Ausscheiden können
7. Sich kleiden können
8. Ruhen und schlafen können
9. Sich beschäftigen können
10. Sich als Mann/Frau fühlen können
11. Für sichere Umgebung sorgen können
12. Soziale Bereiche des Lebens sichern können
13. Mit existenziellen Erfahrungen umgehen können

Unter diesen ABEDLs sind die letzten beiden besonders hervorgehoben und stellen einen Schwerpunkt des Ansatzes nach Krohwinkel dar (Krohwinkel 2007, S. 242). Im Pflegemodell der fördernden Prozesspflege wird außerdem ein vierschrittiger Pflegeprozess beschrieben. Dieser umfasst die Schritte:

1. Pflegebedarfserhebung
2. Pflegeplanung
3. Pflegedurchführung und
4. Pflegeevaluation

Der Prozess steht im Kontext der direkten Pflege. Das nahe soziale Umfeld (z. B. pflegende Angehörige) wird in den Prozess einbezogen. Nach Krohwinkel umfasst der erste Schritt des Pflegeprozesses »Pflegebedarfserhebung« das Sammeln und Dokumentieren der benötigten Informationen, die Pflegeanamnese nach ABEDLs und die Auswahl der vorrangig zu bearbeitenden Pflegeprobleme. Die Pflegeplanung besteht nun aus der schriftlichen Beschreibung von Problemen, Ressourcen, Zielen und geplanten Maßnahmen. Anschließend erfolgt die Durchführung der Maßnahmen. Die Evaluation besteht aus dem Vergleich des aktuellen Zustands mit den angestrebten Zielen. Aufgrund der Eva-

◘ **Tab. 2.1** Exemplarische Pflegeplanung nach dem ABEDL-Strukturmodell (eigene Darstellung)

Probleme/Ressourcen	Ziele	Maßnahmen
ABEDL »Sich bewegen« P1: bei Stefan P. besteht eine Dekubitusgefahr aufgrund der Lähmung und des Wahrnehmungsverlustes in der unteren Körperhälfte, erkennbar anhand der NORTON-Skala (21 P.) R1: Stefan ist wach, klar orientiert und ansprechbar, kognitiv leistungsfähig	Z1.1: Stefan verfügt über Hilfsmittel zur Reduzierung des Auflagedrucks Z1.2: Stefan liegt/sitzt mit einer der Gewebetoleranz angemessenen Druckverweilzeit Z1.3: Die Haut ist intakt und widerstandsfähig. Stefan beherrscht Methoden der selbstständigen Hautkontrolle	M1.1: Würfelmatratze fürs Bett, bei Rötungen einzelne Würfel herausnehmen und das druckgeschädigte Areal hohl lagern Gelkissen als Rollstuhlauflage M1.2 Lagerungs- und Bewegungsplan für Positionswechsel Bei jedem Positionswechsel Kontrolle der Haut auf druckbedingte Hautrötungen Kooperation mit KG und Ergotherapie → Abstimmung zu Mobilisationsübungen M1.3 Hautbeobachtung und Hautpflege mit W/O-Emulsion Anleitung zur selbstständigen Hautbeobachtung mit Handspiegel
ABEDL »Ausscheiden« P2: Stefan hat aufgrund der Querschnittslähmung die Kontrolle über die Blasenfunktion verloren, er kann zurzeit nur mit fremder Hilfe Urin lassen R2: Stefan ist kooperativ und wünscht sich mehr Selbstständigkeit	Z2: Stefan beherrscht die Methode des intermittierenden Selbstkatheterismus	M2: zunächst wird Urin 4-mal täglich (6-stündlich) über Einmalkatheterisierung abgelassen Vorgang erklären, Stefan anleiten zum Selbstkatheterismus, Infobroschüre geben
ABEDL »mit existenziellen Erfahrungen des Lebens umgehen« P3: Stefan ist häufig deprimiert und apathisch, weil er sich mit der neuen Bedingung der Querschnittslähmung nicht abfinden kann, er reagiert manchmal zynisch und sarkastisch	Z3: Stefan akzeptiert seine Lage, stabilisiert seine kooperative Einstellung, gewinnt eine Perspektive für seine Zukunft	M3: Gespräch anbieten, die Familie einbeziehen Beistand anbieten bei der Auseinandersetzung mit seiner existenziellen Erfahrung Kontakt zu weiteren Gesprächspartnern vermitteln (Selbsthilfegruppen, Rehaberater)

luation werden Ziele beibehalten, modifiziert oder neue Ziele entwickelt und der Prozess beginnt von vorne. Der Pflegeprozess wird als ein fördernder Beziehungs-, Problemlösungs- und Entwicklungsprozess charakterisiert (Krohwinkel 2007, S. 237).

Beate F. nutzt zunächst das ABEDL-Strukturierungsmodell im Rahmen ihrer Pflegeanamnese, um Informationen zu Stefan P.s Fähigkeiten und Problemen im Bereich der Lebensaktivitäten zu erheben. Sie achtet darauf, eine vertrauensvolle Beziehung zu ihm aufzubauen, damit sie ihn gut begleiten kann in seiner Phase der existenziell bedrohlichen Erfahrung. Beate F. wählt gemeinsam mit Stefan P. für ihre Pflegeplanung Ziele aus, die in der nächsten Zeit vorrangig erreicht werden sol-

len. Sie plant Maßnahmen, die geeignet sind, diese Ziele zu erreichen. Anschließend organisiert sie die Abläufe, besorgt das benötigte Material und setzt ihre geplanten Maßnahmen praktisch um. Im täglichen Pflegebericht beschreibt sie die Wirkungen der durchgeführten Maßnahmen. In ◘ Tab. 2.1 wird ein exemplarischer Auszug aus ihrem Pflegeplan anhand von drei Pflegeproblemen vorgestellt.

Die Lebensaktivitäten »Kommunizieren können«, »Sich bewegen können« und »Vitale Funktionen des Lebens erhalten können« sind nach Krohwinkel besonders wertvoll als Ausgangsaspekte für die Informationssammlung. Sind diese Lebensaktivitäten eingeschränkt, so zeigen sich auch weitere Probleme in anderen Lebensaktivitäten (z. B. »Essen und trinken können«, »Sich pflegen können«, »Sich kleiden können«, »Ausscheiden können«, »Sich beschäftigen können«).

Beate F. kann die Wirkung ihrer Maßnahmen gut überprüfen durch Beobachtung und Befragen und indem sie sich von Stefan demonstrieren lässt, wie gut er z. B. die Hautbeobachtung per Handspiegel oder den Selbstkatheterismus beherrscht. Sie kann seine Stimmungen und seine Einstellung aus Gesprächen erfahren und Kontakt zu anderen Berufsgruppen halten, um die Erfahrungen auszutauschen.

2.3   Adaptationsmodell nach Roy und seine fallbezogene Anwendung

Beate F. könnte alternativ auch das Adaptationsmodell nach Roy für die Pflege von Stefan P. auswählen. Die Querschnittslähmung bedeutet einen tiefen Einschnitt und einen Anpassungsbedarf in fast allen Lebensbereichen für Stefan P. Das Modell von Callista Roy stellt die benötigten Anpassungsvorgänge in den Mittelpunkt. Dieses Modell basiert auf den wissenschaftlichen Grundlagen der Systemtheorie und der Verhaltensforschung. Es wird den system- oder ergebnisorientierten Modellen zugeordnet.

Beate F. hält dieses Modell z. B. für den vorliegenden Fall für geeignet, weil es die konkrete Bearbeitung der Krisensituation mit hohem Anpassungs- und Veränderungsbedarf fokussiert. Es betrachtet den Menschen in seiner Veränderungssituation ganzheitlich und nimmt auch seine seelische, psychosoziale Situation und sein Umfeld mit in den Blick.

Im Sinne des Adaptationsmodells wird der *Mensch* als ein bio-psycho-soziales Wesen verstanden, dass sich in ständiger Wechselbeziehung mit der sich verändernden Umwelt befindet und sich permanent neuen Gegebenheiten anpasst. *Gesundheit und Krankheit* bilden ein Kontinuum. Der Mensch schwankt zwischen Phasen der Gesundheit und der Krankheit. Krankheit erscheint als fehlende oder unangemessene Regulation/Reaktion auf bestehende Reize (Stimuli). *Pflege* beobachtet und begleitet Menschen in ihrer Interaktion und in

den Anpassungsprozessen an die sich verändernde Umwelt. Die *Umwelt* besteht aus dem sozialen Umfeld, den Lebensbedingungen, physikalischen, ökonomischen und anderen Faktoren. Die Umwelt verändert sich ständig und stellt den Menschen immer wieder vor größere und neue Herausforderungen (vgl. Drerup 1990, S. 56).

Auf den Menschen wirken verschiedene Reize (*Stimuli*) ein, mit denen er sich auseinandersetzt. Dabei definiert Roy *fokale Stimuli* als direkte Einflüsse und Veränderungen, die sich an der Person zeigen. Der Mensch reagiert sofort auf fokale Stimuli, um die Homöostase wiederherzustellen (z. B. Eindringen von Keimen, akute Infektion, Fieberreaktion). *Kontextuelle Stimuli* definiert Roy als begleitende Einflüsse aus dem Umfeld, die auf die Art und Weise der Auseinandersetzung des Menschen mit seinen fokalen Stimuli einwirken (z. B. Licht, Temperatur, Lärm).

Residuale Stimuli sind vorhandene Konstitution, Voraussetzungen und Vorerfahrungen des Menschen. Sie werden nicht durch fokale Stimuli ausgelöst, können jedoch das Verhalten des Menschen im Laufe der Reaktion und Anpassung beeinflussen (z. B. Widerstandsfähigkeit gegenüber akuten Infektionen).

Die einwirkenden Reize (Stimuli) bilden die Vorbedingungen einer Situation (Input), auf die der Mensch als System reagiert (Steuerungsprozesse). Der Mensch versucht, die Herausforderungen zu bewältigen.

Der Mensch strebt nach der Vorstellung von Roy nach einem Gleichgewichtszustand (Homöostase) und stellt sich auf vier verschiedene Weisen (Modi) auf die ihn erreichenden Reize ein.

Im *physiologischen Modus* besteht das Bedürfnis nach einem Gleichgewicht bezüglich der Sauerstoffzufuhr und Kreislauffunktion, dem Flüssigkeits- und Elektrolythaushalt, der Ernährung und der Ausscheidung, einem Ausgleich zwischen Ruhe und Aktivität sowie einer Regulierung der Körperfunktionen (z. B. der Temperatur). Im Bereich der physiologischen Funktionen werden hier auch die Bedürfnisse nach Wachstum und Entwicklung, Fortpflanzung, Fortbewegung sowie der Gebrauch der Sinne angesiedelt.

Der *Selbstkonzeptmodus* beschreibt nach Roy die Vorstellung des Menschen von sich selbst als

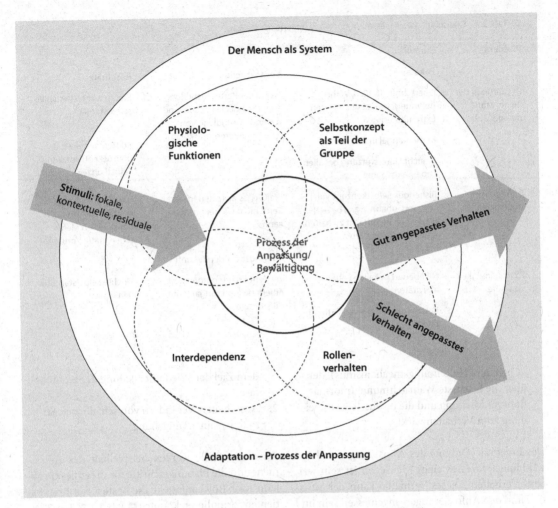

Der Mensch als System

Physiolo-
gische
Funktionen

Selbstkonzept
als Teil der
Gruppe

Stimuli: fokale,
kontextuelle, residuale

Gut angepasstes Verhalten

Prozess der
Anpassung/
Bewältigung

Schlecht angepasstes
Verhalten

Interdependenz

Rollen-
verhalten

Adaptation – Prozess der Anpassung

◘ Abb. 2.1 Der Mensch als System im Adaptionsmodell nach Callista Roy (eigene Darstellung)

Teil der Gesellschaft. Das Selbstbild entwickelt sich größtenteils aus der Wahrnehmung und Rückmeldung anderer zur eigenen Person.

Der *Modus der sozialen Rolle* befasst sich mit verschiedenen Rollen, die ein Mensch in seinem sozialen Umfeld einnimmt. So kann er z. B. Vater, Mutter, Bruder, Schwester, Pflegende, Lehrerin, Kollege, Sportskamerad, Auszubildender oder Verwaltungschef sein. Von Menschen wird erwartet, dass sie sich ihrem Status und ihrer Rolle entsprechend verhalten, um ihren sozialen Status aufrecht zu erhalten.

Interdependenz bezeichnet nach Roy die temporären Rollen, die ein Mensch einnimmt und die

ihn in bestimmte Beziehungen zu anderen Menschen bringen. Der *Interdependenzmodus* betrachtet die konkrete gegenseitige Abhängigkeit, in der ein Mensch sich in Beziehung zu anderen Personen befindet, z. B. der Grad der Abhängigkeit von Unterstützung durch die Ehefrau des Pflegebedürftigen, der zu Hause in der Familie gepflegt wird. Die Anpassung besteht hier in dem Bemühen um mehr Selbstständigkeit und weniger Abhängigkeit.

Der Mensch reagiert auf Stimuli mit den folgenden zwei *Adaptationsmechanismen* (◘ Abb. 2.1):

1. *»Regulator«* (Regulationsmechanismus), der die physiologischen Funktionen zu stabilisieren versucht (über das autonome Nervensystem und das Hormonsystem)

2

□ **Tab. 2.2** Exemplarisches Assessment nach Roy (eigene Darstellung)

Problem	Stimuli		
	Fokale	**Kontextuelle**	**Residuale**
P1 Lähmung der Beine, Kräftemangel	Querschnitt Th 10/11, Wahrnehmungsverlust der unteren Extremitäten	Hat in der Berufsausbildung zum Dachdecker schon eine gesunde Grundlage von Arm- und Rumpfmuskulatur erworben	Stefan war bisher völlig selbstständig
	Kräftemangel in den Armen		Kräftemangel wirkt bedrückend auf sein Selbstkonzept
	Braucht Unterstützung bei allen Lebensaktivitäten		
P2 Minderwertigkeitsgefühle	Bisheriges Selbstkonzept von »gesund, unabhängig, beweglich« ist nicht aufrecht zu halten, dadurch entsteht Frust	Weiß, dass er seinen früheren Beruf nicht wieder ausüben kann	Hatte früher wenig Kontakt zu körperlich behinderten Menschen, hatte Vorurteile
		Hat Angst vor der Zukunft	
P3 Abhängigkeit von Hilfe	Hilfebedarf bei allen Lebensaktivitäten	Versteht Erläuterungen und Anleitung zum Umgang mit Hilfsmitteln	Möchte selbstständiger sein
	Ressourcen der oberen Extremitäten		

2. »*Cognator*« (Erkennungsmechanismus), der über die bewusste Wahrnehmung, Informationsverarbeitung und die bewusste Entscheidung zum Verhalten wirkt

Das Ergebnis (Output) des Anpassungs- und Bewältigungsprozesses eines Menschen ist sein weiteres Verhalten. Dieses Verhalten kann der Situation und den Anforderungen angemessen sein und Gleichgewicht und Zufriedenheit bewirken (adaptives Verhalten). Es kann jedoch auch schlecht angepasst sein. Der Mensch kann sich anders verhalten oder der Körper anders reagieren als es gut für ihn ist (maladaptives Verhalten).

Das *pflegerische Assessment* nach Roy findet auf zwei Assessmentebenen statt:

1. Feststellen von »ineffektivem« oder »schlecht angepasstem« Verhalten des Betreffenden
2. Feststellen von Stimuli und Einflussfaktoren, die auf diesen Menschen einwirken

Pflegemaßnahmen mit dem Ziel einer Verbesserung für den Betreffenden verfolgen mehrere mögliche Wege (vgl. Akinsanya et al. 1997, S. 20ff.):

1. Unterstützung des Menschen bei der Anpassung und Regulation seines Verhaltens mit

dem Ziel der Wiederherstellung der Homöostase

2. Ausschalten/Verändern von schädlichen Stimuli in seiner Umgebung

An dieser Stelle werden beispielhaft das Assessment und die Planungsschritte für drei Pflegeprobleme nach Roy vorgestellt, die Beate F. für ihren Patienten formulieren könnte (□ Tab. 2.2, □ Tab. 2.3).

Beate F. überprüft die Ergebnisse ihrer Pflege durch Zuhören, Beobachten und Befragen. Ein bisher noch ineffektives oder schlecht angepasstes Verhalten geht wieder als Stimulus in das neue Assessment ein und macht eine Überarbeitung des Pflegeplans erforderlich. Dies bezieht sich sowohl auf die Entwicklung der physiologischen Funktionen (Regulationsmechanismus »Regulator«) als auch auf die psychosozialen Aspekte, die Stefan nur durch bewusste Bearbeitung und Entscheidung bewältigen kann (Erkennungsmechanismus »Cognator«). Beate F. geht hier verständigungsorientiert vor. Über die Interpretation von »angepasstem« oder »unangepasstem« Verhalten sollte zwischen den beiden eine Einigung erzielt werden, da sich die Interpretationen zunächst unterscheiden können.

Tab. 2.3 Exemplarische Pflegeplanung nach Roy (eigene Darstellung)

Selbstkonzept P2 Stefan äußert sich teilweise destruktiv und sarkastisch über seinen Zustand und seine Aussichten an Lebensqualität, er fühlt sich als minderwertig	Z2 Stefan gewinnt an Mut und Selbstvertrauen, kann sich auf seine Situation einlassen und sich eine positive Zukunft vorstellen	M2 Selbstvertrauen stärken durch Loben, Aufzeigen kleiner Fortschritte Mut verstärken, die Herausforderungen der neuen Situation anzunehmen Aktiv zuhörendes Gespräch bei allen Pflegemaßnahmen
Interdependenz P3 Stefan fühlt sich ausgeliefert und abhängig, zeigt teilweise passives und wenig engagiertes Verhalten	Z3 Stefan festigt sein Vertrauen auf und sein Streben nach zunehmender Selbstständigkeit	M3 Stefan in Entscheidungen einbeziehen, kleine Fortschritte an Selbstständigkeit hervorheben und loben Ressourcen bei allen Bewegungen mit einbeziehen Kontakt zu Selbsthilfegruppen herstellen, damit Stefan positive Vorbilder kennen lernt

Tipp

Das Adaptationsmodell nach Roy ist anwendbar auf einen Fall im Arbeitsalltag, in dem ein Mensch sich an akute und dauerhafte Veränderungen im Zusammenhang mit seiner Erkrankung anpassen muss. Durch welche Stimuli wird sein Anpassungsverhalten beeinflusst? Wie bzw. wie erfolgreich passt die betroffene Person sich den veränderten Bedingungen an?

2.4 Trajektmodell nach Corbin und Strauss und seine fallbezogene Anwendung

Als Ergänzung zu einem der beiden vorigen Pflegemodelle kommt für Beate F. auch die Anwendung des Trajektmodells in Betracht. Dieses Modell nimmt besonders die langfristige Perspektive in den Blick. Das Trajektmodell nach Corbin und Strauss wird ebenfalls der Gruppe von systemorientierten Modellen zugerechnet. Es betrachtet den Fall über die Grenzen einzelner Institutionen und Versorgungssektoren hinweg. Daher ermöglicht es insbesondere die Abstimmung und Koordination von Berufsgruppen und Versorgungsabschnitten bezogen auf den konkreten Fall über einen langen Zeitraum.

Beate F. weiß, dass Stefan P. sein weiteres Leben lang auf den Rollstuhl angewiesen sein wird. Er wird medizinische Versorgung, Pflege, Anleitung, Beratung, Versorgung mit geeigneten Hilfsmitteln, körperliche, soziale und berufliche Rehabilitation, Berufsberatung, Umschulung, Umbau seines Lebensumfeldes und viele weitere Versorgungsaktivitäten benötigen. In der Klinik möchte er langfristig eine Ansprechpartnerin bzw. Beraterin haben, auch wenn er nur für kurze Zeiten stationär behandelt werden muss. Beate F. hat vor einiger Zeit eine Case-Management-Ausbildung absolviert. Sie stellt sich Stefan P. als seine Case Managerin vor und bietet sich an, auch nach dem Klinikaufenthalt als Kontaktperson ansprechbar zu bleiben, wann immer Stefan Fragen zu seinem Fall hat. Sie hält das Trajektmodell für anwendbar, weil es zur langfristigen Koordination und Abstimmung beitragen kann. Das Modell kann gut mit einem kurzfristig planenden Modell wie z. B. dem Modell der fördernden Prozesspflege oder mit dem Adaptationsmodell kombiniert werden.

Das Trajektmodell ist entstanden aus der Begleitung chronisch kranker Menschen über einen langen Zeitraum. Zu den Metaparadigmen nimmt das Modell Stellung wie folgt:

Der *Mensch (die Person)* mit einer langfristigen/chronischen Erkrankung trägt den größten Teil der Verantwortung für seine Prävention und die Behandlungsmaßnahmen sowie für die Gestaltung der Alltagsaktivitäten selbst (bzw. gemeinsam mit seiner Familie). Er trifft seine Entscheidungen (die unter anderem durch den Verlauf der Krankheit notwendig werden) im Einklang mit seiner

◻ Tab. 2.4   Die Stadien einer chronischen Erkrankung nach Corbin und Strauss (Woog 1998, S. 13)

Stadium	Definition
Vor der Pflege- und Krankheitsverlaufskurve	Vor Beginn der Krankheit, Präventivphase, keine Anzeichen oder Symptome einer Krankheit vorhanden
Einsetzen der Pflege- und Krankheitsverlaufskurve	Auftreten von Anzeichen und Symptomen einer Krankheit, beinhaltet die Diagnose
Krise	Lebensbedrohliche Situation
Akut	Akuter Krankheitszustand oder Komplikationen, die einen Krankenhausaufenthalt notwendig machen
Stabil	Krankheitsverlauf und -symptome werden mit Hilfe von Heilprogrammen unter Kontrolle gehalten
Instabil	Krankheitsverlauf und -symptome können nicht länger mit Hilfe von Heilprogrammen unter Kontrolle gehalten werden, ein Krankenhausaufenthalt ist jedoch nicht notwendig
Verfall	Fortschreitende Verschlechterung der körperlichen und geistigen Verfassung gekennzeichnet durch zunehmende Behinderung und verstärktes Auftreten von Krankheitssymptomen
Sterben	Stunden, Tage, Wochen unmittelbar vor dem Tod

persönlichen Biografie. *Gesundheit* im Zusammenhang einer chronischen Erkrankung bedeutet nicht unbedingt Heilung, sondern auch eine Möglichkeit für kranke Menschen, Folgeschäden vorzubeugen und sich mit der Krankheit im Alltag zu arrangieren. Es geht darum, die Lebensqualität aufrecht zu erhalten.

Die vorrangige Aufgabe der *Pflege* besteht darin, chronisch kranken Menschen bei der Gestaltung ihres Alltags und ihres Lebensumfeldes so zu helfen, dass eine größtmögliche Lebensqualität erreicht werden bzw. erhalten bleiben kann. Pflege versteht sich als temporäre Unterstützung und bezieht daher die Biografie des Menschen sowie seine zukünftige Entwicklung in ihre Überlegungen mit ein. Pflegemaßnahmen neben der direkten Pflege umfassen auch Anleitung, Schulung, Beratung, Überleitung sowie die Organisation von Hilfsmitteln und die Bereitstellung einer umfassenden und technisch komplexen Pflege.

Die *Umgebung* des kranken Menschen ist zunächst sein direktes soziales und räumlich-dingliches Umfeld. Die primäre Umgebung ist zu Hause bzw. in der Familie. Im längeren Verlauf kann die Umgebung wechseln und z. B. vorübergehend einen stationären Aufenthalt erfordern. Auf einen Wechsel der Umgebung müssen Patienten und An-

gehörige gut vorbereitet werden, damit der Übergang reibungslos funktioniert (z. B. Versorgung mit technischen Hilfsmitteln und Anleitung zum Gebrauch, Kontaktvermittlung und Abstimmung mit weiterversorgenden Einrichtungen und Berufsgruppen) (Woog 1998, S. 17ff.).

Im Trajektmodell werden einige zentrale Kernbegriffe verwendet. Das Modell stellt den Bezugsrahmen der *Krankheits- und Pflegeverlaufskurve* (»trajectory framework«) vor. Es beschreibt anhand dieses Bezugsrahmens, dass chronische Krankheiten wechselhaft verlaufen. Acht typische Phasen sind dabei festzustellen, die in verschiedener Abfolge stattfinden können. Nicht alle Phasen treffen bei jedem Menschen mit einer chronischen Erkrankung zu, es kann Verbesserungen und akute oder schleichende Verschlechterungen des Zustands sowie Phasen der Stabilität geben. Die acht typischen Stadien einer chronischen Erkrankung nach Corbin und Strauss sind in ◻ Tab. 2.4 zusammengefasst.

Die Krankheitsverlaufskurve kann nur retrospektiv beschrieben werden und bildet den Verlauf der Gesundheit/Selbstständigkeit bzw. Einbrüche und Rückschläge ab (◻ Abb. 2.2). Der Verlauf wird durch viele Faktoren beeinflusst, z. B. durch persönliche Faktoren, Einflüsse der Umgebung, Ak-

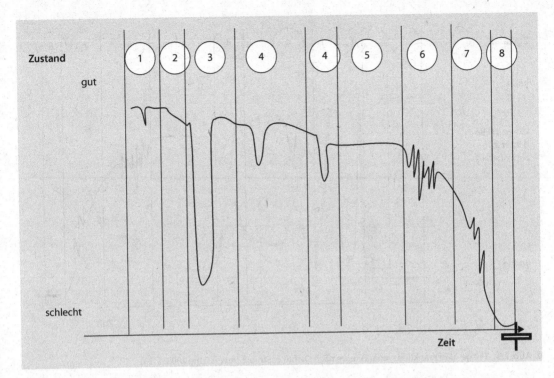

● **Abb. 2.2** Phasen der Krankheitsverlaufskurve nach Corbin u. Strauss (Aus Spöthe 2008, S. 29)

tionen und Handlungen der bisherigen Therapie und Erlebnisse mit der bisherigen Behandlung und Pflege (und deren persönliche Bewertung durch den betroffenen Menschen).

In Zusammenhang mit der Krankheitsverlaufskurve wird auch die Pflegeverlaufskurve langfristig dargestellt. Während der akuten Krankheitsphasen besteht z. B. eine größere Abhängigkeit von Hilfe und Pflegebedarf. Je schlechter der Zustand, desto höher ist meistens der Hilfebedarf (● Abb. 2.3).

Das Anliegen der an der Versorgung beteiligten Berufsgruppen besteht nun darin, den Verlauf der Erkrankung und der drohenden Hilfsabhängigkeit günstig zu beeinflussen, so dass die größtmögliche Selbstständigkeit und Stabilität über einen möglichst langen Zeitraum erreicht werden kann. Die Interventionen sollen daher gezielt und mit langfristiger Perspektive erfolgen.

Der Pflegeprozess im Trajektmodell umfasst fünf Schritte (Woog, 1998, S. 20ff.):

1. Assessment (Patient und Umfeld), Ziele festlegen
2. Beeinflussende Bedingungen einschätzenk
3. Interventionsschwerpunkt definieren
4. Pflegeinterventionen durchführen
5. Evaluation der Effektivität von Pflegeinterventionen

Beate F. bespricht mit Stefan P. den langfristigen Anpassungsbedarf. Sie setzt Ziele und definiert Interventionen, die die langfristige Versorgung, seine Überleitung und persönliche/berufliche Entwicklung von Stefan P. betreffen. Ihr Assessment und der Pflegeplan könnten z. B. die in ● Tab. 2.5 genannten Punkte beinhalten.

■ **Assessment**

Stefan P. befindet sich in einer Dachdeckerlehre. Er spielt gerne Fußball in einem Sportverein. Die Eltern haben einen Bauernhof. Bisher wohnt Stefan dort im Dachgeschoss. Der Bauernhof ist 10 km von der Stadt entfernt. Stefan hat einen Führerschein und benutzt ein Auto der Eltern. Zwei jüngere Geschwister gehen noch zur Schule. Kostenfragen

2

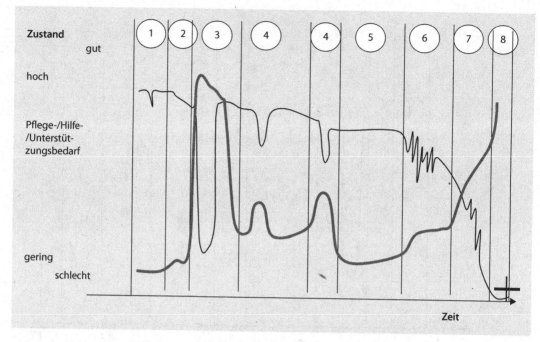

■ **Abb. 2.3**   Pflege- und Krankheitsverlaufskurve nach Corbin u. Strauss (Aus Spöthe 2008, S. 30)

sind über die Berufsgenossenschaftliche Unfallversicherung zu klären (Berufsunfall). Beeinflussende Faktoren: seine zurzeit gedrückte Stimmung und Zukunftsangst, sein grundsätzliches Streben nach größtmöglicher Selbstständigkeit.

> **Tipp**
>
> Wenden Sie das Trajektmodell auf einen Fall mit komplexem und langfristigem Versorgungsbedarf aus Ihrem Arbeitsgebiet an. Welche Bedarfe an interdisziplinärer und intersektoraler Kooperation sind dabei erkennbar?

2.5 Paradigmenwechsel in der Pflege: Pflegetheorien unter neuen Herausforderungen

Die raschen Strukturveränderungen in unserem Gesundheitswesen sind gekennzeichnet durch zunehmende Komplexität, Multimorbidität, Verkürzung der Verweildauerzeiten in der stationären Versorgung und die zunehmende Ressourcenverknappung. Eine der größten Herausforderungen besteht in der Gestaltung der Versorgungsübergänge zwischen verschiedenen Versorgungssektoren. Hier kommt es bisher häufig zu Versorgungsbrüchen, die nur mit größeren Anstrengungen des Schnittstellenmanagements reduziert werden können.

Auf der Seite der Kostenträger (Krankenkassen) werden hohe Qualitätsansprüche an die Versorgung gestellt. Gleichzeitig werden Spezialprogramme zur abgestimmten Versorgung bei typischen und häufigen Krankheiten aufgelegt (Disease-Management-Programme, z. B. für Diabetespatienten oder Patienten mit Herz-Kreislauf-Erkrankungen). Disease-Management-Programme nehmen Einfluss auf die Krankenhausbehandlung und die Kooperation der Klinik mit den vor- und nachversorgenden Einrichtungen (Managed Care, Care Management).

Pflege bewegt sich in diesem Spannungsfeld gemeinsam mit anderen Berufsgruppen. Die wachsenden Anforderungen an das Versorgungssystem

◘ **Tab. 2.5** Exemplarische Pflegeplanung anhand des Trajektmodells von Corbin und Strauss (eigene Darstellung)

Probleme/Einflussfaktoren	Ziele	Interventionen
P1: Stefans Wohnumfeld ist noch nicht für das Leben im Rollstuhl angepasst. Er kann nicht mehr im Dachgeschoss wohnen EF: Die Eltern haben ein bisher wenig genutztes Nebengebäude auf dem Hof	Z1: Stefan kann sich in seinem Wohnumfeld selbstständig und unabhängig mit dem Rollstuhl bewegen und alle Bedarfsgegenstände erreichen	I1: In der Klinik: Rollstuhltraining → Stefan anleiten zum Fahren, Steuern, Bremsen, Sitzbalance halten Entlassungsvorbereitung: Gespräch mit Stefan und seinen Eltern → Umbau des Nebengebäudes rollstuhlgerecht Bis zur Fertigstellung der Umbaumaßnahmen Stufen mit Rampen überbrücken, Gebrauchsgegenstände in rollstuhlgerechter Greifhöhe anbringen Telefonanlage für das Nebengebäude einrichten lassen → Info über Beratungsstelle »Barrierefrei leben« → Kostenklärung über BGUV → Sozialdienst einschalten zur Finanzierungsberatung
P2: Stefan kann nicht mehr Fußball spielen und braucht jedoch körperliches Training EF: Die Stadt (mit Sportvereinen) ist 10 km entfernt, Stefan kann weder mit seinem bisherigen Auto noch mit dem Linienbus dorthin fahren	Z2: Stefan findet eine Sportart, die ihm Kraft, Ausdauer und Ausgleich vermittelt und sozialen Anschluss/Kontakte ermöglicht	I2: Gespräch mit Stefan und seinen Eltern über die Bedeutung von Kraft und Bewegung zur langfristigen Gesunderhaltung → Stefan soll in seinem Sportverein nach Angeboten für Rollstuhlfahrer (z. B. Rolli-Handball) fragen → Infos über geeignete Sportangebote in der Stadt recherchieren (→ machen Stefan und seine Familie selbst) → Kontakt zu Rehaberater herstellen → Langfristig ein rollstuhlgerechtes Auto anschaffen, bis dahin vorübergehend Behindertentransportdienste organisieren (→ Kontakt/Adresse geben, die Familie organisiert die Fahrten selbst) → Kostenklärung mit BGUV-Berater
P3: Stefan kann als Rollstuhlfahrer nicht mehr in seinem Beruf als Dachdecker arbeiten EF: Er ist momentan deprimiert und fühlt sich nutzlos Er hat einen Schulabschluss der Sekundarstufe 1 (Mittlere Reife) Er ist handwerklich geschickt	Z3: Stefan findet einen neuen Beruf, mit dem er seinen Lebensunterhalt verdienen kann und in dem er seine Fähigkeiten einsetzen kann	I3: Gespräche mit Stefan über seine Zukunft → Vorhandene Fähigkeiten und Stärken aufzeigen, Entwicklung und Anwendung der Fähigkeiten fördern, Selbstwertgefühl stärken → Kontakt zum Berufsberater der BGUV herstellen (Beispiele von geeigneten Berufen nennen) → Kontakt zum Sozialdienst herstellen (Vermittlung einer Umschulungsmaßnahme)

sind nicht mehr mit den klassischen Organisationsstrukturen des Krankenhauses (z. B. dreigliedrigen Hierarchiesäulen) zu bewältigen. Zunehmend entwickeln sich interdisziplinäre und prozessorientierte Organisationsformen. Leitlinien und Clinical Pathways beschreiben zunächst typische Prozesse zur Behandlung von häufigen Erkrankungen einer Klinik oder Abteilung. An der Entwicklung solcher Leitlinien wirken verschiedene Berufsgruppen mit: Medizin, Pflege, Sozialdienst, evtl. Ethikkommission und Fachexperten.

Die Verantwortung der Klinik umfasst indessen nicht allein die interne Aufbau- und Ablauforganisation, sondern auch das Schnittstellenmanagement. An einigen Orten beteiligen sich Krankenhäuser und vor- und nachversorgende Einrichtungen an Netzwerken der integrierten Versorgung. Dabei werden Leitlinien und Abstimmungen zum Versorgungsablauf für bestimmte Patientengruppen (häufige Krankheiten oder typische chirurgische Eingriffe, z. B. Hüftendoprothesen) vereinbart.

Das Krankenhaus muss mit seinem Entlassungsmanagement für eine möglichst reibungslose Weiterversorgung der entlassenen Patienten sorgen. Der Patient muss also nicht nur medizinisch entlassungsfähig sein, sondern das nächste Umfeld muss so informiert und vorbereitet sein, dass auch die pflegerische Weiterversorgung nahtlos anschließend funktionieren kann. Komplexe Versorgungsfälle bedürfen dabei einer individuellen, gezielten und fallspezifischen Bearbeitung im Sinne des Case Managements (Spöthe 2008, S. 9ff.).

Vor diesem Hintergrund ist auch die Anwendung von Pflegetheorien zu betrachten. Viele Pflegemodelle konzentrieren sich primär auf die direkte Pflege. Sie sind damit hilfreich und nützlich in der Anwendung zur Gestaltung der täglichen Pflege. In Einrichtungen der Langzeitpflege (stationäre oder ambulante Pflege) bieten Bedürfnismodelle eine gute Struktur, um individuelle Pflege zu planen und zu organisieren. Die umfassende Planung anhand der Lebensaktivitäten lohnt sich besonders für eine langfristige Versorgung bei geringen Veränderungen im Zustand von Patienten.

Die in einer Einrichtung konzeptionell vertretene Pflegetheorie spiegelt sich in der Regel in der Gestaltung der Pflegedokumentation wider. So kann man z. B. die ABEDLs des Modells von Krohwinkel als Struktur der Informationssammlung und folgend als Struktur der Pflegeplanung in vielen Pflegedokumentationen erkennen.

Neue Impulse setzt hierzu das Projekt zur Effizienzsteigerung und Entbürokratisierung der Pflegedokumentation (BMG, Berlin/Witten 2014). Die Autoren vertreten ein vereinfachtes Strukturmodell, das sich vom Bezug auf eine bestimmte zugrunde liegende Pflegetheorie verabschiedet. Die Erfahrungen mit dieser Handhabung der Pflegedokumentation werden derzeit gesammelt und später ausgewertet. Dabei wird interessant zu beobachten sein, ob und wie theoriebasierte Ansätze sich innerhalb der neuen Struktur oder zusätzlich zu dieser abbilden werden. Im Klinikbereich bestehen unter raschen Zustandsveränderungen des Patienten und einer kurzen Verweildauer andere Anforderungen an die geplante Pflege. Funktionale Einschränkungen und Ressourcen, z. B. in Lebensaktivitäten, werden bei der Aufnahme auf standardisierten Assessmentbögen erfasst. Die Un-

terstützung bei Einschränkungen in den Lebensaktivitäten wird zunehmend in Kurzverfahren geplant und unterliegt raschen Veränderungen (z. B. Planung durch Auswahl geeigneter Leitlinien und Pflegestandards, Ankreuzen von Maßnahmen auf dem standardisierten Leistungsbogen). Bei komplexen Versorgungsfällen gewinnen demgegenüber das Entlassungsmanagement und die Patientenberatung an Bedeutung. Die Pflege entwickelt sich dabei zur zentralen Steuerungsaufgabe für die multiprofessionelle Patientenversorgung, besonders in Fällen mit erkennbar hohem Versorgungsaufwand (vgl. Bostelaar et al. 2008).

Für diese Zwecke greifen die klassischen Bedürfnismodelle der Pflege häufig zu kurz. Vielmehr sind Modelle gefragt, die die Perspektiven der Interdisziplinarität und der intersektoralen Versorgung im Blick haben. Das pflegerische Assessment muss ganzheitliche Informationen aufnehmen und Ansätze für Kooperationsbedarf mit anderen Berufsgruppen erkennen. Das Assessment muss neben Problemen und Ressourcen bei den Lebensaktivitäten medizinisch/therapeutische Bedingungen, soziale Bedingungen, Wohnumfeld, Betreuungsverhältnisse und u. U. Finanzierungsmöglichkeiten (z. B. Krankenkasse, Pflegekasse/Pflegestufe, Unfallkasse) umfassen.

Unter den genannten Herausforderungen bieten sich besonders systemorientierte Pflegemodelle für die Anwendung im Klinikbereich und insbesondere im Case Management an. Sie ermöglichen sowohl die genaue Erfassung, Bewertung und Planung konkreter und kurzfristiger Ziele im Einzelfall als auch die frühzeitige Organisation von Versorgungsübergängen und die langfristige Versorgungsperspektive. Das Trajektmodell bringt mit seinem Bezugsrahmen der Pflege- und Krankheitsverlaufskurve hierzu einen wertvollen Ansatz ein. Von verschiedenen Autoren ist deshalb das Trajektmodell von Corbin und Strauss als sehr geeignetes Modell für das Case Management bezeichnet worden (DNQP 2004, S. 32; Höhmann 2002, S. 174).

> **Bei erkennbar komplexem Versorgungsbedarf und langfristigen Krankheitsverläufen besteht die wichtigste Anforderung neben der aktuellen Therapie und Pflege in der fallbezogenen Gestaltung der Überleitung**

mit reibungslos anschließender Weiterversorgung des Patienten (im Sinne eines Case
Managements). Dazu eignet sich die Anwendung eines systemorientierten, interdisziplinär und intersektoral aufgebauten Pflegemodells wie des Trajektmodells nach Corbin
und Strauss.

Literatur

Akinsanya J, Cox G, Crouch C, Fletcher L (1997) Pflege nach
    Roy. Lambertus, Freiburg
Bostelaar R (Hrsg) Papae R et al. (2008) Case Management im
    Krankenhaus. Schlütersche, Hannover
Corbin JM, Strauss A (1992) A nursing model for chronic ill-
    ness management based upon a trajectory framework.
    In Scholarly Inquiry for Nursing Practices 5:155–174
Deutsches Netzwerk für Qualitätssicherung in der Pflege
    (2004) Expertenstandard »Entlassungsmanagement in
    der Pflege«. DNQP, Osnabrück
Drerup E (1990) Modelle der Krankenpflege. Band 1. Lamber-
    tus, Freiburg
»Entbürokratisierung der Pflegedokumentation« (2014)
    Projektbericht »Praktische Anwendung des Struktur-
    modells –Effizienzsteigerung der Pflegedokumentation
    in der ambulanten und stationären Langzeitpflege«.
    Berlin/Witten (BMG). ► http://www.bmg.bund.de/
    fileadmin/dateien/Downloads/E/Entbuerokratisierung/
    Abschlussbericht_und_Anlagen__fin20140415_sicher.
    pdf (Zugriff vom 01.02.2015)
Höhmann U (2002) Das Trajektmodell als Handlungskonzept
    zur Schnittstellengestaltung in komplexen Versor-
    gungszusammenhängen. In: Igl G (Hrsg) Qualität in der
    Pflege. Betreuung und Versorgung von pflegebedürfti-
    gen alten Menschen in der stationären und ambulanten
    Altenhilfe. Schattauer, Stuttgart. 159–178
Krohwinkel M (2007) Rehabilitierende Prozesspflege am
    Beispiel von Apoplexiekranken. Huber, Bern
Marriner-Tomey A (1992) Pflegetheoretikerinnen und ihr
    Werk. Recom, Basel
Meleis A (1999) Pflegetheorie. Huber, Bern
Spöthe G (2008) Assessmentinstrumente des Case Manage-
    ments im Krankenhaus am Beispiel des BRASS Index.
    Diplomarbeit. Hamburger Fernhochschule, Hamburg
Woog P (Hrsg) (1998) Chronisch Kranke pflegen – das
    Corbin- und Strauss-Pflegemodell. Ullstein Medical,
    Wiesbaden

Case Management und prozessorientierte Pflege

Gerda Nussbaumer

C. von Reibnitz (Hrsg.), *Case Management: praktisch und effizient*,
DOI 10.1007/978-3-662-47155-5_3, © Springer-Verlag Berlin Heidelberg 2015

3

Im anspruchsvollen Einsatzbereich von Case Management ist unter dem jeweiligen, auf die Ebene bezogenen Fokus (Politik, Organisation, Methode) ein fundiertes Sachverständnis unabdingbar. Primär wird das Case Management als Konzept ausführlich beschrieben und begründet, weswegen dieses Modell der fallorientierten Pflegeorganisation seine Daseinsberechtigung hat. Nicht nur, weil die politischen Vorgaben für das Gesundheitswesen so lauten und das Einführen von DRG (Diagnosis Related Groups) die Kliniken in die Knie zwingt, sondern weil ein positiver, jahrzehntealter Erfahrungswert aus dem Gründerland USA vorliegt und der Patient als Klient erstmalig in seiner Ganzheitlichkeit und Bedürftigkeit erfasst wird. 2011 wurde in Deutschland das Versorgungsstrukturgesetz verabschiedet, damit das Entlassungsmanagement der Krankenhäuser verpflichtend verbessert wird. Dadurch kommen die Kliniken und Institutionen ohne Case Manager gar nicht mehr aus. Dieser soll einen festen Platz im Stellenplan einnehmen. Der Case Manager ist als Advokat, Broker, Gatekeeper und Supporter im Dienste des Patienten tätig, der jedoch, anders als bisher, aktiv am Gesundheitsverlauf beteiligt und gefordert ist.

Für den generalistischen Aufgaben- und Kompetenzbereich des Case Managers ist eine adäquate Ausbildung das A und O. Deswegen befasst sich das Kapitel bereits im zweiten Teil mit den Anforderungen (Fach- und Methodenebene, Soft Skills etc.) und Weiterbildungsvoraussetzungen und -angeboten. Somit stellt sich die Frage, wer der geeignete Case Manager ist, der den Patienten im Dschungel von Paragraphen, Leistungsträger und Leistungserbringer nicht aus den Augen verliert.

Wissensinhalte
Nach Lektüre dieses Kapitels entwickeln Sie ein Verständnis für:

— Case-Management-Konzepte
— Aufgabenfelder im Case Management
— Den Kompetenzbereich des Case Managers
— Schulungsbedarf des Case Managers
— Aufbau und Inhalte von Case-Management-Weiterbildungen

3.1 Case-Management-Konzepte

3.1.1 Einleitung

Als Folge der DRG-Einführung in die Krankenhausfinanzierung kommt es vermehrt zu Entlassungen von pflege- und betreuungsintensiven Patienten. Für diese Patienten ist es besonders wichtig, dass die Pflege und Betreuung möglichst nahtlos fortgeführt werden kann. In der Regel wird mit der Planung und Organisation der Betreuungssituation nach einer Krankenhausentlassung erst am Entlassungstag oder kurz vorher begonnen. Da die Organisation von Pflegehilfsmitteln und Therapiemaßnahmen für die ambulante Betreuung meist ein bis mehrere Tage in Anspruch nimmt, bedeutete das für die Patienten, dass die erforderlichen Pflege- und Betreuungsmaßnahmen bisher oft nicht lückenlos eingesetzt und weitergeführt werden konnten. Häufig führte das zu einer Zustandsverschlechterung der betroffenen Patienten und nicht selten zu rascher Wiederaufnahme ins Krankenhaus, zu den sog. »Drehtürpatienten«. In der ambulanten Pflege und Betreuung sind ähnlich wie im Krankenhaus viele Berufsgruppen in die Betreuung involviert.

Während im Krankenhaus alles unter einem Dach ist und somit die Zusammenarbeit und Informationsweitergabe durch die Organisationsstruktur geregelt ist, werden die Dienstleistungen an den Patienten im ambulanten Bereich von verschiedenen Anbietern erbracht. Dadurch ergibt sich eine Fülle von interorganisatorischen und interprofessionellen Schnittstellen. Gute Kooperationsbeziehungen und Vernetzungsstrukturen sind erforderlich, um effizient und effektiv arbeiten zu können.

Insbesondere die Versorgung von Patienten mit chronischen Erkrankungen erfordert eine auf den individuellen Fall abgestimmte kontinuierliche Versorgungsorganisation, welche nur durch verstärkte interdisziplinäre Zusammenarbeit und eine bessere Vernetzung vorhandener Versorgungsbereiche erzielt werden kann. Hierbei ist eine Verzahnung des stationären mit dem ambulanten Versorgungsbereich genauso wichtig wie die berufsgruppenübergreifende Kooperation und Informationsweitergabe aller beteiligten Akteure. Leistungserbringer und Kostenträger sind deshalb aufgefordert, die Versorgung in einem offenen Gesundheitssystem gemeinsam zu gestalten, damit Unterversorgung nicht zur Regelversorgung wird. Um negative Auswirkungen möglichst gering zu halten, sind zukünftig effiziente und effektive Kooperationen zwischen den verschiedenen Leistungsanbietern im Gesundheits- und Pflegebereich bis hin zu patientenzentrierten Netzwerken unverzichtbar.

Case Management hat zum Ziel, im individuellen Fall prozesshaft die zeitlichen und räumlichen Dimensionen des Versorgungsgeschehens zu erfassen, mit den unterschiedlichen Akteuren gemeinsame Ziele festzulegen und über eine bestimmte Zeitspanne oder den gesamten Betreuungsverlauf hinweg die Koordination der Versorgung eines Patienten sicherzustellen. In Deutschland wird die Übernahme der neu entdeckten Aufgabe deshalb nicht nur von Homecare-Unternehmen Sozialarbeitern, Pflegefachkräften und Hausärzten angestrebt. Auch die Krankenkassen sehen sie als ihre Aufgabe an.

Schwerpunkte des pflegerischen Case Managements sind die Entwicklung von Behandlungsplänen zum optimierten Ablauf von Interventionen für bestimmte Patientengruppen sowie die Sicherung der Kooperation und Koordination nach innen und außen.

3.1.2 Grundlagen

In den letzten Jahren hat die in den USA entwickelte Arbeitsmethode des Case Managements oder Unterstützungsmanagements auch in der Bundesrepublik als zielsicheres und ressourcenstärkendes Steuerungsinstrument auf dem »Markt« der Dienstleistungen große Beachtung gefunden (Löcherbach 2000). Sichtet man einschlägige Literatur, finden sich verschiedene Publikationen von Krankenhäusern mit Implementierungen im sektorübergreifenden Case Management. Diese zeigen auf, dass die Wiedereinweisungsraten der Patienten sich signifikant senken lassen, ohne die Liegedauer zu verlängern.

Im Case Management geht es zuallererst darum, einzelne Menschen (Klienten) auf der Basis einer spezifischen Methodik durch das Versor-

gungssystem zu begleiten und die für sie relevanten Dienstleistungen zu erschließen und zu koordinieren. Ziel ist die individuelle und kontinuierliche Begleitung des Patienten über Schnitt- und potenzielle Bruchstellen im Versorgungssystem und im Leistungsrecht hinweg. Die Methodik, die hierbei zur Anwendung kommt, entspricht in ihrer grundsätzlichen Ablaufstruktur Verfahrensmodellen aus Bereichen wie dem Projektmanagement oder dem Management von Pflegeprozessen.

Gleichwohl ist Case Management ein ganzheitlich-integratives, über die Ebene des sektoralen Planungs- und Ablaufmodells (Pflegeplanung, Steuerung des Pflegeprozesses) hinausgehendes Handlungskonzept. Unabhängig von spezifischen Modifizierungen einzelner Autoren werden dem Handlungsschema des Case Managements in der Regel die Schritte des Assessments, der Service-Planung, der Implementierung der Dienstleistungen, des Monitorings und der Evaluation des Unterstützungsprozesses zugeordnet. In der Altenhilfe wird ein Case Management insbesondere in vielschichtigen Problemlagen hilfe- und pflegebedürftiger Menschen und ihrer Angehörigen eingesetzt. Hier stehen zu versorgende Menschen vor einem unüberschaubaren Angebot von Dienstleistungen, deren Einsatz und deren Finanzierung mit Hilfe eines Case Managements ermöglicht wird. Darüber hinaus werden die erforderliche Kostentransparenz und die wirtschaftliche Erbringung der im Einzelfall notwendigen Dienstleistungen sichergestellt.

Die Entwicklung und Umsetzung von pflegerischen Konzepten für den Umgang mit speziellen Zielgruppen (demenziell Erkrankten, Wundversorgungspatienten, Schwerstpflegebedürftige) werden immer wichtiger. Kenntnisse und Fähigkeiten in Bezug auf pflegerische Kompetenzdiagnostik müssen intensiviert und moderne Pflegeinterventionen/Pflegetechniken noch stärker implementiert werden. Der Aspekt der Pflegeprävention, Gesundheitsvorsorge und Beratung werden wichtiger werden, gerade um Pflegebedürftigkeit möglichst weit hinauszuschieben oder ganz zu vermeiden. Die Rolle von Patienten und Angehörigen hat sich gewandelt und speziell in der Pflege und Versorgung chronisch Kranker und Älterer sind pflegende Angehörige mit einer Vielzahl von Fragen konfrontiert, die ohne fachliche Begleitung nicht

3

◨ Tab. 3.1 Case-Management-Konzepte (Ewers u. Schaeffer 2000, Wendt 2001)

Ewers/Schaeffer (2000)	Wendt (2001)
Soziales Case Management Konzept für gefährdete Bevölkerungsgruppen mit präventivem Charakter	Privates Case Management Gewerblich ausgeübt, von Auftraggeber bezahlt
Case Management in der beruflichen Rehabilitation Eingliederung von behinderten oder gesundheitlich beeinträchtigten Personen ins Arbeitsleben	Soziales Case Management Unterstützung einer Person oder Familie mit einer Mehrzahl von Diensten
Case Management in der Primärversorgung Primärversorgung von Patienten durch Arzt, verordnen/koordinieren von anderen Leistungen	Primärärztliches Case Management Medizinische Behandlung durch Hausarzt (Gatekeeper) mit/ohne Budgetverantwortung
Case Management für katastrophale oder kostenintensive medizinische Ereignisse Zielgruppengerichtetes Case Management (Schlaganfall- oder Aids-Patienten), Vermeidung von stationären Aufenthalten und zur gesundheitlichen Stabilisierung von Patienten	Case Management bei Versicherungen Angemessene und kostengünstige Versorgung von Versicherten bei Krankenversicherungen
Medizinisch-soziales Case Management Case Management (Mischform) zur Betreuung von chronisch Kranken und Langzeitpatienten	Krankenpflegerisches Case Management Pflegefachkraft übernimmt Verantwortung in ambulantem oder stationärem Setting
Case Management innerhalb und außerhalb des Krankenhauses	Case Management in der Akutversorgung

beantwortet werden können. Für die professionelle Pflege eröffnet sich mit dem Feld der Beratung und der damit verbundenen Schulung und Unterweisung von Patienten und Angehörigen ein »neues« Arbeitsfeld, vor allem im ambulanten Bereich. Es ist zu erwarten, dass es in diesem Bereich zu Wettbewerbsverhalten zwischen den anderen Berufsgruppen, vor allem Sozialarbeitern, Psychologen und Ärzten kommen wird. Die für diese Aufgabe qualifizierten Berufsgruppen werden den Wettbewerb im ambulanten Bereich verstärken (von Reibnitz 2007).

Case Management sollte ressourcenbezogen immer der Berufsgruppe übertragen werden, deren inhaltliche Versorgung den Schwerpunkt bildet. Unabhängig hiervon und streng aus Patientensicht, gäbe es genügend sachliche Gründe, die Patientenführung und -begleitung in erster Linie der Pflege zu übertragen. Pflegepersonal ist laut der American Nurses Association »die geeignete Berufsgruppe, die Dienstleistungen des Case Managements bei Patienten mit multiplen Gesundheitsproblemen zu erbringen« (ANA 1991). Für die Pflege bedeutet dies, dass sie - in relativ kurzer Zeit - Beratungs-

kompetenzen (vor allem in der Aus-, Fort- und Weiterbildung) aufbauen und inhaltlich Beratungsfelder in diesem Bereich besetzen sollte. Als Beispiel sei hier die Qualifizierung zum Case Manager genannt. Bisher können weder Gesundheits-, Pflege- noch Sozialprofessionen für sich beanspruchen, Case Manager hinreichend auf ihre Tätigkeiten in der Gesundheitsversorgung vorzubereiten.

In der Literatur werden verschiedene Ansätze des Case Managements diskutiert und es zeigt sich, dass speziell für die Prävention und Gesundheitsförderung ein entsprechendes Profil fehlt, obgleich es zu den originären Aufgabenbereichen zählt. Ewers und Schaeffer (2000: 59-60) klassifizieren verschiedene Case Management-Konzepte, die ihren Ursprung in den USA haben (◨ Tab. 3.1). Ewers und Schaeffer unterscheiden, bezogen auf die organisatorische Verortung, zwischen drei Typen von Case-Management-Ansätzen:

1. Case Management durch neutrale Koordinierungsinstanzen: Hierzu zählen Modelle und Einrichtungen, bei denen einzelne Case-Management-Funktionen an neutrale, nicht in das Dienstleistungsgeschehen involvierte

Koordinierungsinstanzen delegiert werden, die hauptsächlich als Informations- und Vermittlungsstellen fungieren (Lotsenfunktion).

2. Case Management durch Leistungserbringer: Anders als bei den vorgenannten Modellen stehen hier nicht primär informative Funktionen im Vordergrund, sondern geht es um die direkte Beeinflussung des Leistungsgeschehens. Beispiele für diese Konzeptvariante sind Überleitungsteams an Krankenhäusern oder in Arztpraxen angesiedelte Case Manager (z. B. Patientenbegleiter).

3. Case Management durch Kosten- und Leistungsträger. Vor allem die Krankenkassen haben in den letzten Jahren versucht, direkt beim Kostenträger verortete Case-Management-Modelle zu erproben (Fallmanager bei der AOK, Case Manager bei der BKK usw.).

Alle drei Typen von Case-Management-Modellen haben einen unterschiedlichen Hintergrund und eine unterschiedliche Herkunft.

Je nach Anlage kann man berufliche Qualifikationen oder die Einsatzgebiete des Case Managements für eine Klassifizierung von verschiedenen Konzepten als Grundlage nehmen.

Eine übersichtliche Zusammenstellung zeigt ◘ Tab. 3.1.

Dabei wird Fachwissen für die angewendete Form zum jeweiligen Arbeitsfeld als Basis benötigt, auf das dann die erweiterten Kompetenzen für das Case Management aufbauen. Während Wendt »Krankenpflegerisches Case Management« explizit erwähnt, integrieren Ewers und Schaeffer es in ihre aufgeführten Formen.

Trotz der differenzierten Entwicklung, je nach Form des Case Managements, kann man bestimmte Rollen des Case Managers unterscheiden.

Case Management findet in Deutschland zunehmend Anwendung im Schnittstellenmanagement der pflegerischen Versorgung oder ambulanten Nachbehandlung. Gleichwohl eignet sich Case Management auch für den Bereich Prävention und Gesundheitsförderung. Es gewährleistet in diesem Kontext die Kontinuität der Versorgung und vernetzt alle in die Betreuung von Patienten involvierten Berufsgruppen.

3.1.3 Prozessverlauf im Case Management

Case Management spielt sich hauptsächlich auf zwei Ebenen ab:

Die Kooperation mit den Patienten und die Steuerung des Zusammenwirkens aller beteiligten Institutionen und Berufe. In diesem Gesamtzusammenhang liefert es den methodischen Rahmen, damit in komplexen Problemsituationen wirksam geholfen werden kann. Gemeinsam ist diesen Situationen, dass mehrere Akteure involviert sind und dass die Leistungen sowie deren Anbieter koordiniert werden müssen. Case Management besteht aus einer Folge von Prozessschritten (▶ Übersicht).

Prozessschritte im Case Management
- Assessment: Durch die Aufnahme des Ist-Zustandes und der vorhandenen Ressourcen wird die Ausgangslage in strukturierter und standardisierter Form erfasst.
- Handlungsplanung: Ziele und Maßnahmen werden gemeinsam erarbeitet und definiert. Weiter wird bestimmt, wer für die Umsetzung verantwortlich ist und wie der Zeitrahmen aussieht. In der Regel hält ein schriftlicher Vertrag diese Vereinbarungen fest.
- Realisierung und Steuerung: Die Hilfeleistungen erfolgen gemäß den vertraglich vereinbarten Zielen. Die Leistungserbringung wird in Zusammenarbeit mit allen Beteiligten koordiniert. Zu diesem Prozessschritt gehört auch die Kontrolle der Umsetzung, das sog. Monitoring.
- Evaluation: Es wird überprüft, ob die Ziele erreicht worden sind. Im Weiteren wird die Zusammenarbeit der am Hilfeleistungsprozess Beteiligten ausgewertet.

In der Bearbeitung von komplexen Versorgungsproblemen ermöglicht Case Management eine zielorientierte Arbeitsweise. Der arbeitsteilige Kooperationsprozess mit Patienten sowie weiteren Beteiligten wird systematisiert. Gleichzeitig regeln die Leistungserbringer im Versorgungssystem auf verbindliche Weise ihre Zusammenarbeit. Im Rahmen von Case Management beschränkt sich folglich die Professionalität nicht auf umfangreiches Wissen und Erfahrungen mit spezifischen Patientensituationen. Angesichts der Wandelbarkeit und Vielfalt der Problemstellungen sind die Hilfeleistungen als solche sowie die Prozesse beim Erbringen dieser Leistungen systematisch und institutionsübergreifend zu gestalten. Aus diesem Grunde geht es nicht allein um die Patienten mit ihren verschiedenen Problemlagen, sondern auch um die Akteurinnen und Akteure, welche die Leistungen erbringen, ihre Denk- und Handlungsmethoden, die Art und Weise, wie sie ihre Dienstleistungen strukturieren und organisieren.

Case Management gewährleistet für die Bearbeitung von Versorgungsproblemen und von komplexen Leistungserbringungs- und Koordinationsprozessen einen logisch strukturierten Verfahrensablauf. Zudem legt es großen Wert auf zeitgemäße Arbeitsprinzipien wie Ressourcen-, Patienten-, Nachfrage- und Teamorientierung. Wichtig ist dabei insbesondere in der Implementierung auch die Verbindlichkeit der Kooperationsbeziehungen. Darüber hinaus bietet es für die Funktionen der Case Managerin bzw. des Case Managers ein breites Spektrum an Handlungsmöglichkeiten.

Ein zentrales Wesensmerkmal im Case Management ist die Zusammenarbeit von verschiedenen Leistungserbringern, Berufsgruppen und Institutionen. Im Vordergrund steht die bewusste und professionelle Gestaltung der Zusammenarbeit und nicht die Abgrenzung hin zu einer eigenständigen beruflichen Identifikation. Case Manager ist kein Beruf, sondern eine Funktion, für deren Ausübung definierte Kompetenzen und Fertigkeiten erforderlich sind, welche es ermöglichen, diese Funktion in unterschiedlichen Anwendungsbereichen kompetent und nach definierten Standards auszuüben.

Den prozesshaften Verlauf des Case Managements beschreibt Michael Ewers (Ewers 2000, S. 72ff.) als *Case-Management-Regelkreis* mit mindestens 5 Schritten (◘ Abb. 3.1) und vergleicht ihn mit anderen systematischen Abläufen unter anderem auch mit dem Pflegeprozess.

Die Voraussetzung für eine professionelle und qualitativ hochwertige Pflege ist die individuelle Betreuung des Patienten. Dies muss sowohl durch die neuesten wissenschaftlichen als auch durch die praktischen Erkenntnisse erfolgen. Der Grundstock dafür ist der Pflegeprozess, der individuell an den Menschen angepasst werden sollte. Das Ziel sollte darin liegen, durch eine gemeinsame Unterstützung und Zusammenarbeit zwischen Patient, Angehörigen und Pflege die bestmögliche Betreuung zu erzielen, was wiederum vonseiten der Gesundheits- und Krankenpflege des Pflegeprozesses und der Pflegevisite bedarf. Der Pflegeprozess ist eine Arbeitsmethode (Instrument) und geht davon aus, dass Pflege ein dynamischer Problemlösungs- und Beziehungsprozess ist. Er besteht aus logisch aufeinander aufbauenden Phasen/Schritten, die sich wechselseitig beeinflussen. Er wird erst durch die Anwendung in einer konkreten Pflegesituation zu einem berufsspezifischen Prozess. Er sichert die systematisch geplante, an Zielen orientierte und evaluierte individuelle Pflege am Menschen. Er ist die Voraussetzung für die Qualitätssicherung, Pflegeforschung und Pflegewissenschaft.

Der Pflegeprozess dient dazu, um:

1. Aktuelle Probleme, die die Pflege behandeln kann, zu erkennen
2. Potenzielle Probleme, die die Pflege verhüten kann, zu verhindern
3. Einen Plan zu entwerfen, der hilft, (zumindest die aktuellen und potenziellen) Probleme des Patienten zu lösen
4. Festzustellen, welche Art von Hilfe der Patient braucht und wie und wer diese am besten gewährleistet
5. Mit den Patienten Ziele zu setzen und deren Erreichung zu evaluieren

Die Terminologie in Bezug auf die einzelnen Schritte des Pflegeprozesses ist nicht einheitlich. Das am meisten angewendete Modell, ist wohl das 6-Schritt-Modell nach Fiechter und Meier (1998), welches am aussagekräftigsten zum Ziel hat, einen individuellen abgestimmten Pflegeplan zu erstellen (◘ Abb. 3.2).

Der Unterschied zwischen dem Case-Management-Regelkreis und dem Pflegeprozess kann als sehr gering bezeichnet werden. Der Case-Management-Regelkreis wird nur als eine Modifikation des Pflegeprozesses gedeutet. Im Einsatz wird der Pflegeprozess bei allen Pflegeempfängern angewendet,

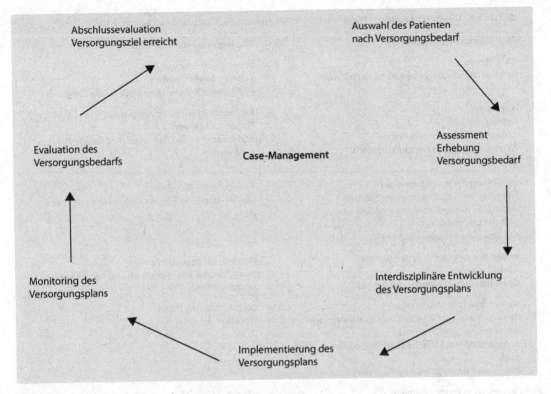

■ **Abb. 3.1** Phasen des Case Managements. (Aus von Reibnitz 2008)

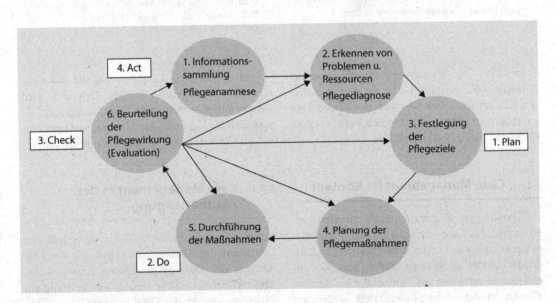

■ **Abb. 3.2** Pflegeprozess nach Fiechter und Meier

3

Tab. 3.2 Unterschied zwischen Pflege- und Case-Management-Regelkreis (eigene Darstellung)

Case-Management-Regelkreis	Pflegeprozess als Regelkreis
Identifikation Bestimmung der Zielgruppe (Patientenauswahl)	*Informationssammlung* Erfassen von Ressourcen Probleme, pflegerelevante biografische Daten
Assessment Datensammlung Aufbau einer Klientenbeziehung Einschätzung eines Versorgungsbedarfs (Ressourcenanalyse)	*Problemdefinierung und Ressourcenklärung* Fragen nachgehen Was fördert/hindert Patienten, die Pflege selbst durch- zuführen?
Entwicklung des Versorgungsplanes Erfassung von Selbstversorgungsdefiziten Festlegung der bedarfsrelevanten Ziele Liste der Dienstanbieter Abklärung der Verantwortlichkeiten	*Festlegung der Pflegeziele* Was soll durch die Pflegemaßnahmen erreicht wer- den?
Implementierung des Versorgungsplans »Link«-Funktion Koordination des Leistungsgeschehens	*Planung der Pflegemaßnahmen* Was genau soll wie, warum, wo und von wem ge- macht werden?
Monitoring und Re-Assessment Überwachung und Sicherstellung des Versorgungsablaufs auf mögliche Qualitätsdefizite Einbeziehung von klinischen Patientenpfaden und Stan- dards Evtl. neuer Durchlauf des Regelkreislaufs mit Anpassungen	*Durchführung der Pflege* Wer führt was durch?
Evaluation des Versorgungsplans Entlassung Überprüfung und Bewertung des Behandlungsablaufs Weiterentwicklung von Person und System	*Beurteilung von der Wirkung der Pflege auf den Patien- ten (Evaluation)* Überprüfung der Ergebnisse Evtl. Anpassung der Pflegeplanung Wurden die Ziele erreicht?

während der Case-Management-Regelkreis nur bei Patienten mit bestimmten, klar definierten Kriterien benutzt wird. Der Vergleich der beiden Prozessabläufe ist in **Tab. 3.2** (Ewers u. Scheffer 2000; Fiechter u. Meier 1993) ersichtlich.

3.2 Case Management im Kontext

Die politischen Reformen im Gesundheitswesen haben das Case Management als Möglichkeit entdeckt, um Ressourcen differenzierter und individualisierter einzusetzen, sodass eine Kosteneffizienz zu erreichen ist. Demzufolge müssen die Ebenen der Betrachtung differenziert werden, auf denen Case Management als Verfahren wirkt: Politik, Organisation und Methode (**Abb. 3.3**).

Jede Ebene sieht Leitlinien vor, die das Konzept Case Management vorgibt. Demnach wird zwischen dem strategischen Case Management als Systemsteuerung und Case Management operational, als Verfahren der Fallführung, unterschieden.

3.2.1 Case Management in der Akutversorgung

In der Akutversorgung hat der wirtschaftliche Druck auf die Kliniken besonders seit der Einführung der DRG-Fallpauschalen zugenommen. Abgerechnet wird nicht einfach jede Leistung am Patienten, sondern der Klinik steht ein Pauschalbetrag zu. Die Uniklinik Köln, die als prominentestes Beispiel Case Management bereits seit fünf Jahren konsequent umsetzt, führte vor allem wirtschaft-

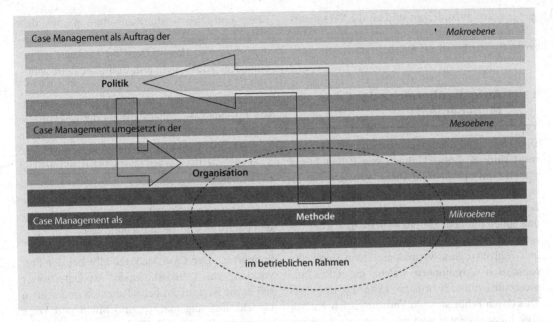

Abb. 3.3 Case Management auf verschiedenen Ebenen

liche Zwänge an, sich mit diesem Instrument zur Prozessoptimierung zu befassen und schließlich zu implementieren. Trotzdem sollten die ökonomischen Aspekte nur als ein Prozessergebnis der Umsetzung und nicht als primärer oder sogar einziger Fokus für die Einführung von Case Management gelten. In der Akutversorgung zielt Case Management auf die Herstellung von Kontinuität in der Patientenversorgung ab, die durch das Koordinieren von Leistungen unterschiedlicher Professionen und Versorgungsinstanzen erreicht wird.

3.2.2 Case Management außerhalb des Krankenhauses

In der Langzeitversorgung

Auch in der Langzeitversorgung soll die Sicherung der Behandlungskontinuität des Patienten im Mittelpunkt stehen, die von der In-House Organisationsstruktur mit vereinfachter Zusammenarbeit und verkürztem Informationsweg profitiert. Zudem ist in der (Langzeit-)Versorgung Chronischkranker die Verbesserung der Selbstversorgungskompetenz und der familiären Ressourcen ein maßgebendes Ziel, um Verschlimmerungen oder kostenintensive Krankenhauseinweisungen (Drehtüreffekt) zu vermeiden. Die Zunahme demenzieller Symptome bei mehrheitlich älteren Menschen bedingt nicht nur eine entsprechend ausgerichtete Langzeitversorgung, sondern ein spezifisches Ein- und Überleitungskonzept. Beispiele einer erfolgreichen Umsetzung finden sich bei Ballsieper, Lemm und von Reibnitz (2012).

Case Management in der ambulanten Versorgung

Während sich in einer Klinik »alles unter einem Dach« befindet und somit viele Arbeits- und Informationsschritte vereinfacht ablaufen, werden die Dienstleistungen an Patienten im ambulanten Bereich von verschiedenen Anbietern erbracht. Diese führen oft zu interorganisatorischer und interprofessioneller Schnittstellenproblematik. Deswegen ist gerade die anwaltschaftliche Funktion des Case Managers hier besonders gefragt, um für jeden individuellen Fall durch Überwinden von Grenzen (organisatorischer wie interprofessioneller Form) die adäquate Versorgung und eine nahtlose Fortführung von Pflege- und Behandlungsmaßnahmen sicherzustellen. Hier wird auch die sozialpolitische Dimension erkennbar, nämlich das Ziel, Versorgungslücken aufzudecken und an die Verantwortlichen weiterzuleiten (Bottom-up-Strategie) (Moxley 1997). Hierzu sei auf ► Kap. 5 verwiesen.

3.3   Aufgabenbereiche des Case Managements

Die Schwerpunkte im pflegerischen Case Management sind die Entwicklungen von Behandlungsplänen zum optimierten Ablauf von Interventionen für bestimmte Patientengruppen, sowie die Kooperationen und Koordinationen nach innen und außen mit dem Ziel, zu sichern, dass jeder Patient die Leistungen erhält, die eine Unter-, Über- und Fehlversorgung vermeiden. Denn durch die pauschalen Vergütungen welche die DRG-Fallpauschalen mit sich bringen, kann das Krankenhaus durch Fehlleistungen Verluste einfahren. Mit Case Management gelingt es jedoch, die Patienten wirtschaftlicher zu behandeln, weil vorgängig die Prozesse optimiert wurden. So ist es möglich, sogar Gewinn zu erzielen.

Der Case Manager kontrolliert und steuert den Zugang zu Gesundheitsleistungen der Klinik und regelt die adäquate Versorgung für den Patienten, insbesondere mit seinen Funktionen als *Advokat, Broker, Gatekeeper* und *Supporter*, um die in der Fachliteratur bezeichneten Synonyme zu verwenden. Folgende Tätigkeiten sind damit gemeint:

Advokat   Hier muss er nun die Interessen des Patienten als Kunde parteiisch wahren und ihn auch umfassend über seine Rechte und Ansprüche auf bedarfsgerechte Dienstleistungen informieren. Der Patient hat ebenso das Recht auf Versorgung und Hilfe, wie auch z. B. den Angehörigen das Recht auf Gesundheit und Wohlbefinden erhalten bleiben muss, gerade wenn sie das kranke Familienmitglied mitpflegen und -betreuen.

Broker   In dieser Funktion werden Makler- und Vermittlerfähigkeiten zu den einzelnen Dienstleistungserbringern abverlangt. Er schafft sich einen Überblick von sozialen und gesundheitlichen Dienstleistern und eruiert die Unternehmen, die zum individuellen Servicepaket passen. Dabei nimmt er ebenso eine neutrale Stellung zwischen

Klient und Dienstleistungsanbietern ein, wie dass er den Patienten/Klienten als endgültigen Entscheidungsträger anerkennt. Der Case Manager soll beraten, legt jedoch nicht fest, wohin die Reise geht.

Gatekeeper   Er prüft die Zugangsvoraussetzungen für eine Gesundheitsleistung der gesetzlichen Kranken- und Pflegeversicherung und steuert so erstmals die Verknüpfung der unterschiedlichen Kostenträger. Er steht ein für die Wirtschaftlichkeit des Versorgungsgeschehens und prüft aufgrund der Arbeitsabläufe die eingeleiteten Maßnahmen auf Effektivität und Effizienz. Festgelegte Ziele werden überprüft und allenfalls optimiert.

Supporter   Der Case Manager hilft bei der Entwicklung von Lebensstrategien: Als Unterstützer soll er die Ressourcen beim Patienten und seinem Umfeld ausfindig machen und Mittel und Wege aufzeigen, die zur Selbständigkeit des Patienten, sei sie noch so gering oder unscheinbar, beitragen können.

Weitere Aufgabenfelder zählen zu seinem Tätigkeitsbereich:

Pflege-Management   Der Case Manager kümmert sich um ein effektiveres Berichtsystem, indem er die Verantwortlichkeit für die Durchführung und Überwachung der schriftlichen wie mündlichen Berichterstattung zwischen allen beteiligten Leistungserbringern (Klinik, niedergelassene Ärzte und Pflegeeinrichtungen etc.) übernimmt. Ebenso leitet er Informationen an sekundär beteiligte Berufsgruppen wie Krankengymnastik, Ergotherapie u. Ä. weiter und übernimmt die Koordination mit Kostenträgern und MDK. Außerdem obliegt dem Case Manager das Anwenden und Evaluieren von neu einzuführenden Überleitungsdokumenten. Sollten Patienten ambulant weiterversorgt werden, ist es Sache des Case Managers, für die Vermittlung und Beschaffung von Pflegehilfsmitteln zu sorgen und Kontakte zu Patienteninitiativen und Selbsthilfegruppen herzustellen.

Beratende Tätigkeit   Der Case Manager erfasst die Überleitungsanamnese beim Patienten und erkennt so frühzeitig Probleme, die einer Kontinuität der Pflegequalität nach der Entlassung im Wege stehen könnten. Pflegevisiten sind feste Arbeitsbestandteile, die der Case Manager auf den Stationen leistet. Er bietet persönliche Beratung von Patienten und Angehörigen über Pflegeeinrichtungen, die nach dem Klinikaufenthalt die Leistungen erbringen sollen und unterstützt besonders bei Problemen z. B. bei Patienten, die der Palliative-Care-Gruppe zuzuordnen sind.

Pflegepädagogische Tätigkeiten Der Case Manager übernimmt die Schulung der Pflegekräfte auf den Stationen, insbesondere bezüglich der Pflegeplanung für die Überleitung, Handhabung von Dokumenten und Verbesserung der Schnittstellen. Idealerweise bietet es sich auch an, den Case Manager in Unterrichtstätigkeiten an Krankenpflegeschulen einzubinden. Er kann so aus erster Hand und praxisorientiert angehendes Fachpersonal auf ihre Aufgaben vorbereiten. Ebenso ist es ein großes Bedürfnis, Fortbildungen für pflegende Angehörige und externe Pflegeeinrichtungen anzubieten. Ein Case Manager ist befähigt, entsprechende Veranstaltungen zu organisieren und durchzuführen, um so beizutragen, dass die Gewährleistung der Pflegequalität bis ins letzte Glied erfolgt.

3.3.1 Kompetenzen des Case Managers

Eine Pflegefachkraft in leitender Position scheint geeignet, sich für Case Management zu spezialisieren und weiterzubilden. Dieser Meinung ist auch die American Nurses Association (1991). Sie sieht das Pflegepersonal als die geeignete Berufsgruppe an, die Dienstleistungen des Case Managements bei Patienten mit multiplen Gesundheitsproblemen zu erbringen. Die Pflege legt generell den Schwerpunkt stärker auf die Förderung der individuellen Gesundheit und berücksichtigt dabei sowohl den soziokulturellen wie den ökonomischen Hintergrund. In den USA gehören die Tätigkeiten des Case Managements seit bald 40 Jahren zu den Aufgaben des Pflegefachpersonals. Insofern sind Schlüsselqualifikationen aus

- Fach- und Methodenkompetenz
- Sozial- und Selbstkompetenz

gefragt. Unter Schlüsselqualifikationen versteht man die Fähigkeit, Einstellung und Haltung zum Kommunikations- und Beziehungsbereich, Ethik und auch Konfliktmanagement. Diese sollen fachgebietunabhängig helfen, in rapide wechselnden Arbeitssituationen zu agieren und zu reagieren.

Welche Anforderungen an das Pflegefachpersonal im Case Management gestellt werden, gibt unten stehende Übersicht wieder.

Kompetenzen für den Case Manager
- *Fachliche Kompetenz*: Übergreifend sind damit alle Einsichten, Fertigkeiten und Fähigkeiten gemeint, die erforderlich sind, Versorgungskonzepte für den Pflegebedürftigen anzuwenden, dass sie seiner individuellen Situation wie Gesundung und Selbstständigkeit, Aktivierung oder Schonung, seiner Gebrechlichkeit oder seinem bevorstehenden Tod entsprechen.
- *Sozial-kommunikative Kompetenz*: Ein zentrales Ziel der Entwicklung sozialer Kompetenz ist es, Case Manager in der Fähigkeit zu stärken, Beziehungen zu anderen Menschen aufzubauen, zu halten und zu beenden (interaktive Kompetenz, z. B. Palliativversorgung). Ein weiteres Ziel liegt darin, dass sie lernen, die Welt des Versorgungsbedürftigen bzw. der Patientin Patienten zu verstehen und aus seiner bzw. ihrer Perspektive zu sehen, dass sie also empathische Fähigkeiten auf- bzw. ausbauen.
- *Methodische Kompetenz*: Um Versorgung als Prozess planen, durchführen und evaluieren zu können, um Versorgungsqualität zu sichern oder um Aufgaben im Rahmen von Koordination und einrichtungs- bzw. berufsgruppenübergreifender Kooperation erfüllen zu können, benötigen Pflegende verschiedene methodische Kompetenzen. Dies bedeutet insbesondere mit Fokus auf die Patienten und die Zusammenarbeit mit anderen Berufstätigen: Informationen einzuholen und zu verarbeiten, Entscheidungen zu treffen, Prioritäten zu setzen

3

sowie Probleme gezielt und systematisch zu bearbeiten. Dabei kommt der Förderung kognitiver Fähigkeiten, wie dem analytischen, vorausschauenden und abstrahierenden Denken sowie der Problemlösungs- und Beurteilungsfähigkeit, eine wichtige Rolle zu.

- *Persönliche Kompetenzen:*
  - Fähigkeit zur multiprofessionellen und organisationsübergreifenden Zusammenarbeit (agieren in unterschiedlichen Organisations- und Berufskulturen)
  - Selbstmanagement (selbstständiges Arbeiten, Setzen von Entscheidungen und Prioritäten)
  - Planen, gestalten und durchführen von Verhandlungsprozessen
  - Konflikt- und Mediationsfähigkeit (Umgang mit Widerständen und Widersprüchen)
  - Verbindlichkeiten schaffen (Commitment)

Aus der Übersicht geht hervor, wie überaus anspruchsvoll und von vielseitiger Natur die Anforderungen sind. Zudem können sie von einer Behandlung zur nächsten im kürzesten Zeitraum variieren und an Komplexität zunehmen. Von einem Case Manager wird eine polyvalente Arbeitsweise erwartet, weswegen es auch wichtig ist, dass die Schulungen dazu so ausgerichtet sind, dass die geforderten Kompetenzen erlangt werden können.

3.4   Schulung des Case Managers

In ▶ Abschn. 3.3 wurden der Aufgabenbereich des Case Managements, die Tätigkeitsfelder und Kompetenzen des Case Managers aufgezeigt. Hier sollen nun die Fragen geklärt werden, welche Aus- und Weiterbildung für den Case Manager vorausgesetzt wird, um dem vielschichtigen Aufgabenbereich, welcher ein aktives Fallmanagement abverlangt, gewachsen zu sein und dieses erfolgreich umzusetzen.

Auf der Basis der bereits erworbenen beruflichen Kompetenzen, bilden sich Pflegefachkräfte gezielt weiter, um die erwähnte generalistische Funktion als Case Manager ausüben zu können. Die Berufsverbände DGS (Deutsche Gesellschaft für Sozialarbeit) DBfK (Deutscher Berufsverband für Pflegeberufe) und DBSH (Deutscher Berufsverband für soziale Arbeit) erstellten Richtlinien zur Anerkennung von Case Managern im Sozial- und Gesundheitswesen. Anbietende Institutionen richten somit ihre Weiterbildung zum Case Manager an deren Vorgaben, trotzdem variieren die Curricula bezüglich Schwerpunkt, Methodik-Didaktik und Art des Lehrgangs (Präsenzstudium, modularer Aufbau, Eigenstudium etc.) und Kosten zum Teil deutlich.

> ❯ Wie lässt sich das Case Management erlernen? Case Manager ist kein Beruf, sondern eine Funktion, für die es gilt, in einer entsprechenden Weiterbildung Kompetenzen zu erwerben.

3.4.1   Aufbau und Inhalt der Case-Management-Weiterbildung

Die mehrheitlich modular auf ein Jahr ausgerichteten Weiterbildungen sehen in etwa 220 Unterrichtsstunden, verteilt über sechs bis sieben Module zwischen zwei und vier Tagen, vor. Darin beinhaltet sind auch die Lernstunden im Eigenstudium, deren Umfang selbstverständlich variieren und nach oben offen stehen kann.

Inhaltlich werden folgende Themen bearbeitet:
1. Allgemeine Einführung in die Case-Management-Thematik
2. Grundlagen und Entwicklungsgeschichte des Case Managements
3. Modelle, Handlungsfelder und ethische Standards
4. Politische und rechtliche Rahmenbedingungen
5. CM-Regelkreislauf: Intake, Assessment, Netzwerkarbeit, Zielfindung, Interdisziplinäre Entwicklung und Implementieren des Versorgungsplans, fallbezogene Beratung, Moni-

toring und Evaluation, Abschlussevaluation
(→ ist das Versorgungsziel erreicht?)

Einige Institutionen setzen neben der abgeschlossenen pflegeberuflichen Ausbildung und Praxiserfahrung oder dem abgeschlossenen (Fach-)Hochschulstudium mit einjähriger Berufserfahrung als Eingangsvoraussetzung auch folgende Qualifikationen voraus, die jedoch auch während der CM-Weiterbildung erworben werden können:
Kompetenznachweis über

1. Kommunikation und Gesprächsführung (54 Stunden)
2. Moderation (18 Stunden)
3. Sozialrechtliche Theorie (48 Stunden)
4. Soft Skills, Selbstreflexion und Supervision (38 Stunden)

Spezifische CM-Weiterbildungen, die z. B. im Auftrag eines einzelnen Arbeitgebers als maßgeschneidertes Curriculum angeboten werden, beinhalten diese zusätzlichen Kompetenzen teilweise und können auch weitere interne Ziele und Wünsche miteinbeziehen. So kann z. B. dabei gezielt die Krankenhauskultur und der Leitbildbezug berücksichtigt werden. Ein Erfolgsmodell ist damit bekannt geworden: Die Case-Management-Weiterbildung der Johanniter Schwesternschaft (s. ▶ http://www.johanniter.de). Sie führte seit 2007 berufsbegleitende Case-Management-Weiterbildungen für die Johanniterschwestern und Mitarbeiterinnen der Johanniter GmbH durch. Die Kurse dauerten in Modulen aufgebaut jeweils ein Jahr, vier Kurse wurden bis und in 2011 durchgeführt. Diese haben 61 Absolventinnen und Absolventen erfolgreich abgeschlossen. Unter Einbezug des christlichen Menschenbildes und den Leitbildern der Johanniter-Einrichtungen erlangen die Teilnehmer alle notwendigen Kompetenzen für das erfolgreiche Implementieren von Case Management an ihren Arbeitsplätzen. Der große Pluspunkt für die Absolventen dieser Weiterbildung ist der spezifische Zuschnitt auf die entsprechende Johanniter-Einrichtung (Krankenhaus, Altenpflege, ambulante Pflege etc.) und die Kostenübernahme für die Johanniterschwestern, welche doch inklusive Übernachtung und Verpflegung mindestens 3600 € (Stand 2011) beträgt.

■ **Abschlussarbeit**

Alle Weiterbildungsinstitute, die Case Management anbieten und durchführen, verlangen zum Ende eine schriftliche Abschlussarbeit. Diese kann eine Hausarbeit über eine Case-Management-Sequenz sein, welche theoretisch fundiert die Sachlage darstellt und diese unter Verwendung von einschlägiger, aktueller Literatur untermauert.

Sinnvoll ist ebenso eine Case-Management-Projektarbeit fürs eigene Haus, welche den Kreislauf dieses Konzept anhand eines tatsächlichen oder fiktiven Patienten darstellt und dabei die Unterschiede und Vorteile zu einem herkömmlichen Überleitungsmanagement beschreibt und begründet.

Anhand der positiv bewerteten Abschlussarbeit gilt die Weiterbildung als erfolgreich absolviert und mit der Bezeichnung Case Managerin/Case Manager DGCC (Deutsche Gesellschaft für Care und Case Management) zertifiziert, sofern die Weiterbildung nach den Standards und Richtlinien der Deutschen Gesellschaft für Care und Case Management anerkannt ist.

3.4.2 Welche Weiterbildung ist die richtige? Kriterien für die Entscheidungsfindung

Die im Berufsleben stehende Pflegefachkraft in einer Funktion als Stationsleitung, Bereichsleitung oder auch Pflegedienstleitung, dürfte ein gesteigertes Interesse an einer Case-Management-Ausbildung haben, wenn diese in Modulen zu jeweils einigen Tagen, verteilt über einen Zeitraum von mehreren Monaten, angeboten wird. So kann die berufliche Verpflichtung und der notwendige Praxisbezug aufrechterhalten werden und es muss lediglich eine organisatorische Lösung für eine Stationsvertretung gefunden werden, was bei einer dreitägigen Abwesenheit keine allzu große Hürde darstellen sollte.

Weitere Entscheidungsfaktoren sind die Kosten, die anfallen werden. Lehrgänge werden ab 2670 € (inkl. Prüfgebühr) angeboten. Ratenzahlungen sind bei den meisten möglich, aber zusätzlich sollte geklärt werden, wie es sich mit der Zahlungsmodalität im Falle eines Ausbildungsab- oder Unter-

3

bruchs verhält. Ebenso sind finanzielle Förderungen gegebenenfalls möglich, z. B. für Mitarbeiter in kleinen und mittleren Betrieben (KMU), sowie für Mitarbeiter über 45 Jahren durch das Programm WeGebAU (Weiterbildung Geringqualifizierter und -beschäftigter älterer Arbeitnehmer in Unternehmen). Dieses sieht seit 2006 vor, zusätzliche Mittel für arbeitsmarktpolitische Maßnahmen zur Verfügung zustellen. Informationen zu dieser Förderung finden sich unter ▶ http://www.arbeitsagentur.de: »Finanzielle Hilfe«.

Neben den Kurskosten sollten die Reise-, Unterbringungs- und Verpflegungskosten berücksichtigt werden, die während der Zeit des Präsenzunterrichts am Domizil des Instituts anfallen. Ein weiteres Argument könnte die Kursgröße betreffen. Je nach Anbieter variiert die maximale Teilnehmerzahl zwischen 15 und 20 Personen. Einerseits ein Vorteil, wenn die Gesamtgröße überschaubar bleibt, anderseits sind diese kleinen Kurse dann auch schnell ausgebucht und von geringerer Heterogenität.

Maßgebliche Entscheidungskriterien für Weiterbildung

1. Ort der Durchführung (Reisebereitschaft, Unterkunftsmöglichkeit?)
2. Zeitpunkt und Dauer der Weiterbildung (passt dies in die persönliche wie betriebliche Planung?)
3. Kostenpunkt (Prüfung von Kostenübernahmen)
4. Anbieter (Referenzen einholen)
5. Gruppengröße und -zusammensetzung

Findet sich für den einzelnen Weiterbildungsinteressierten zum Case Manager das passende Angebot, darf auch die Frage zum Lernerfolg nicht ausbleiben. Auch wenn die Curricula modern gestaltet sind und fachlich wie didaktisch überzeugen, darf der Spaß nicht ausbleiben. Lernen muss dem Lernenden wie dem Lehrenden Freude bereiten. Es darf kein Zwang mit im Spiel sein, sondern nur ehrgeiziger Wille und eine entspannte Herangehensweise. So wird ein angstfreies Klima geschaffen, wo die (Lern-)Freude viel Platz findet und maßgeblich zum Lernerfolg beiträgt, besonders wenn »Innovationen im Unterricht« kein Fremdwort ist (Nussbaumer 2008).

3.5   Fazit

Eine fallorientierte Pflegeorganisation mittels Case Management ist zunehmend in Deutschland zu beobachten. Dass in den Köpfen der Verantwortlichen ein Umdenken stattfinden musste, um nachhaltig den Anschluss an moderne Versorgungskonzepte zu sichern, die der mündige Patient und Kunde (Bedürfnis) und eine marktwirtschaftliche ausgerichtete Klinik- und Versorgungslandschaft (Ergebnis) fordern, wurde erkannt. Case Management sollte Bottom-up geplant und die notwendigen Ressourcen (Personal, Zeit, Infrastruktur) zur Verfügung stehen. Die Verantwortlichen müssen nun ihr Augenmerk darauf richten, zukünftige Case Manager auf die neue Tätigkeit vorzubereiten. Für die Pflegefachkräfte bedeutet dies eine berufliche Weiterentwicklung mit entsprechender Qualifikation. Eine Weiterbildung zum Case Manager ist entsprechend den Anforderungen, die sich ihm täglich stellen, unabdingbar. Der angehende Case Manager kann zum Glück zwischen vielen Kursanbietern wählen, ganz nach den eigenen Präferenzen und dem Ressourcenplan des Arbeitgebers.

Tatsächlich ist das Projekt Case Management keine Hau-Ruck-Übung, sondern bedarf einer sorgfältigen Planung, angemessener Ressourcen und konstanter Unterstützung aus der Leitungsebene, um erfolgreich implementiert zu werden. Die Kapitel unter Sektion III dieses Werks befassen sich explizit mit Methoden der Umsetzung in den einzelnen Phasen des Case-Management-Prozesses und basieren auf den klinikeigenen Erfahrungen.

Literatur

American Nurses Association (1991) Standards of clinical nursing practice. Kansas City MO: ANA

Arbeitsagentur: ▶ http://www.arbeitsagentur.de (Zugriff am 30.03.2015)

Ballsieper K, Lemm U, von Reibnitz C (2012) Überleitungsmanagement. Springer Berlin

Literatur

Deutsches Institut für angewandte Pflegeforschung e.V. (2004) Überleitung und Case Management in der Pflege. Schlütersche Verlagsgesellschaft, Hannover

Ewers M, Schaeffer D (2000) Case Management in Theorie und Praxis. Hans Huber, Bern. 14–17

Hendricks V et al. (2014) Case Management Programme für Patienten mit chronischer Herzinsuffizienz. In: Deutsches Ärzteblatt 111:264ff

Moxley DP (1997) Case-Management by design. Reflections on principles and practice. Nelson-Hall Publishers, Chicago IL

Nussbaumer G (2008) Ausbildungskonzept im Case Management: Problem basiertes Lernen. Häusliche Pflege 06/08:41–44

Nussbaumer G, von Reibnitz C (2008) Innovatives Lehren und Lernen. Hans Huber, Bern

Rümenapf G (2014) Sektorenübergreifendes Case Management. Deutsches Ärzteblatt 111:40

Standards und Richtlinien für die Weiterbildung: Case Management im Sozial- und Gesundheitswesen

Teigeler B (2008) Manager der Prozesse. In: Die Schwester Der Pfleger. Bibliomed, Melsungen, 47. Jg. 10/08, 890–895

von Reibnitz C (2007) Sektorübergreifende Patientenversorgung Homecare: Was braucht der Patient? Heilberufe 3:2–5

von Reibnitz C (2008) Case Management optimiert Patientenüberleitung. In: von Reibnitz C (Hrsg) Homecare. Hans Huber, Bern. 82–89

Wendt WR (2001) Case Management im Sozial- und Gesundheitswesen. Lambertus, Freiburg im Breisgau

Wendt WR (2004) Case Management in Deutschland: Entwicklungslinien und Schwerpunkte. Blätter der Wohlfahrtspflege 151:2

Sektion II: Regelkreis Assessment, Evaluation, Methoden, Handlungsanweisung

Methoden der Umsetzung von Case Management

Christine von Reibnitz, Frank Schümmelfeder, Carsten Hampel-Kalthoff, Jochen Baierlein, Philipp Schwegel, Patrick Da-Cruz

C. von Reibnitz (Hrsg.), *Case Management: praktisch und effizient,*
DOI 10.1007/978-3-662-47155-5_4, © Springer-Verlag Berlin Heidelberg 2015

Die Versorgung chronisch Kranker erfordert eine auf den individuellen Fall abgestimmte kontinuierliche Versorgungsorganisation, welche nur durch verstärkte interdisziplinäre Zusammenarbeit und eine bessere Vernetzung vorhandener Versorgungsbereiche erzielt werden kann. Hierbei ist eine Verzahnung des stationären mit dem ambulanten Versorgungsbereich genauso wichtig wie die berufsgruppenübergreifende Kooperation und Informationsweitergabe aller beteiligten Akteure. Leistungserbringer und Kostenträger sind deshalb aufgefordert, die Versorgung in einem offenen Gesundheitssystem gemeinsam zu gestalten, damit Unterversorgung nicht zur Regelversorgung wird. Um negative Auswirkungen möglichst gering zu halten, sind zukünftig effiziente und effektive Kooperationen zwischen den verschiedenen Leistungsanbietern im Gesundheits- und Pflegebereich bis hin zu patientenzentrierten Netzwerken unverzichtbar.

Realistisch betrachtet ist allerdings festzustellen, dass die flächendeckende Zusammenführung der spezialisierten, sektoral gegliederten und häufig mehr nebeneinander denn miteinander operierenden Subsysteme in den letzten Jahren nicht entscheidend weitergekommen ist. Problematisch bei vielen Projekten zur Überleitung war lange Zeit die Monodisziplinarität, die dem differenzierten Anspruch pflegebedürftiger Patienten nur selten gerecht wurde. Eine umfassende Versorgungsplanung war nicht möglich, weil gerade niedergelassene Ärzte als medizinisch Verantwortliche nicht in Modelle eingebunden waren. Ebenso schwierig gestaltete sich die Finanzierung. Die Kostenträger begrüßten durchaus die pflegerische Überleitung, gaben allerdings eigenen isolierten Modellen den Vorzug. Alle ersten Überleitungskonzepte folgten der Erkenntnis, dass die Entlassung von Patienten besser vorbereitet werden muss. Eine Fokussierung auf Entlassungsplanung reicht aber für ein interdisziplinäres Überleitungsmanagement nicht aus, da der Prozess der Aufnahme und der Entlassung sowie die nachversorgenden Einrichtungen umfassender einzubinden sind.

Case Management hat zum Ziel, im individuellen Fall prozesshaft die zeitlichen und räumlichen Dimensionen des Versorgungsgeschehens zu erfassen, mit den unterschiedlichen Akteuren gemeinsame Ziele festzulegen und über eine bestimmte Zeitspanne oder gesamten Betreuungsverlauf hinweg die Koordination der Versorgung eines Patienten sicherzustellen.

Wissensinhalte

Nach Lektüre dieses Kapitels leiten Sie ab,

- welches Assessmentinstrument in welcher Versorgungssituation anzuwenden ist,
- wie eine interdisziplinäre Versorgungsplanung aufgebaut und umzusetzen ist,
- welche Berufsgruppen notwendigerweise daran beteiligt sind,
- wie Versorgungspläne zu implementieren sind,
- die Anwendung von Methoden des Monitorings und der Evaluation im Case Management,
- wie Projektmanagement die Umsetzung von Case Management unterstützt,
- welche organisatorischen Voraussetzungen und Bedingungen für die Arbeit mit Case Management erforderlich sind.

4.1   Assessmentverfahren

Frank Schümmelfeder, Carsten Hampel-Kalthoff

4.1.1   Assessmentverfahren und -instrumente

Einleitung

Das Wort Assessment ist aus dem englischen Begriff »to assess« abgeleitet und beschreibt eine exakte Beurteilung und Bewertung eines Sachverhaltes. Im Case Management (CM) bedeutet Assessment eine möglichst genaue Erfassung und Erhebung der sozialen Situation einer Person bzw. Familie (Wendt 2001).

Mit dieser Begrifflichkeit ist jedoch noch keine Definition vorgenommen. Im Laufe der Vergangenheit haben unterschiedliche Professionen unterschiedliche Definitionen mit individuellen Schwerpunkten entwickelt. Selbst für den Begriff Pflegeassessment liegt keine allgemein gültige und anerkannte Definition vor. Eine Definition, die pragmatischen Gesichtspunkten folgt, ist: »Pflegeassessment ist die Einschätzung pflegerelevanter

Variablen und Phänomene zum Zweck der Bewertung und/oder der nachfolgenden Handlungsinitiierung.« (Seiffert 2004).

Die Einschätzung beinhaltet in diesem Fall sowohl eine individuelle, qualitative Einschätzung als auch eine quantifizierte Einschätzung mittels Skalen, Tests oder anderer Messinstrumente. Eine quantifizierte Messung bezieht sich auf operationalisierte und messbare Variablen, denen ein jeweiliger Zahlenwert zugeordnet wird. Die Qualifizierung von individuellen Variablen ermöglicht eine Vergleichbarkeit der erhobenen Daten und die Darstellbarkeit von Verläufen.

Mit Hilfe von statistischen Verfahren können für eine vorher definierte Gruppe allgemeingültige Aussagen getroffen werden. So sind die erhobenen Daten Entscheidungshilfe für die Steuerung des Versorgungsprozesses der jeweiligen Zielgruppe.

In der unmittelbaren klinischen Versorgung sind jedoch diesen Möglichkeiten Grenzen gesetzt. So ist eine Verlaufsdokumentation des individuellen Schmerzerlebens über einen bestimmten Zeitraum hinweg sinnvoll. Ein Vergleich unterschiedlicher Verläufe des Schmerzerlebens verschiedener Patienten gegeneinander ist für die unmittelbare pflegerische Versorgung nur bedingt sinnvoll.

Die mit Hilfe von Assessments gewonnenen Variablen und Phänomene können anschließend Grundlage für die evidenzbasierte Diagnostik sein. Im Anschluss der Einschätzung erfolgt eine differenzierte Bewertung der ermittelten Daten. Dies dient der Planung und Durchführung von pflegerischem Handeln. Die vorweggegangene Bewertung führt zu Entscheidungen über die Art, die Intensität und die Qualität der pflegerischen Interventionen.

Case Management ist ein Handlungskonzept und umfasst mehrere Prozessschritte, u. a. Anamnese, Diagnose, Assessment, Hilfeplan, Maßnahmen, Monitoring (Re-Assessment), Evaluation.

Diesem Prinzip folgen auch die Expertenstandards des Deutschen Netzwerkes für Qualitätsentwicklung in der Pflege (DNQP) der Fachhochschule Osnabrück.

Hinter dem Begriff Assessment verbirgt sich ein interaktionsreicher Prozess. Dieser beinhaltet die Festlegung von Zielgrößen und Erfolgskriterien, Evaluation des Prozesses und die Dokumentation. Ebenso gehört zum Assessmentprozess die Auswahl von geeigneten Instrumenten. Mit

Assessmentverfahren können bestehende Ressourcen und Probleme erfasst werden. Dieses geschieht mit einer Potential- und Ressourcenanalyse (MWA 2003).

> ❯ **Die individuelle Bedarfserhebung, bei der der Patient und evtl. seine Angehörigen mit einbezogen werden, ist als fortlaufender Prozess zu verstehen und folgt vom Bedürfnis zum Bedarf.**

4.1.2 Unterschiedliche Fragestellungen oder Settings bedürfen unterschiedlicher Assessments

In den letzten Jahren wurden individuelle Erhebungsinstrumente für die jeweiligen Bereiche im Sozial- und Gesundheitswesen entwickelt. So werden im Case Management von Arbeitslosen andere Verfahren angewandt als in der Arbeit mit Drogenabhängigen. Die Medizin bedient sich anderer Instrumente in ihrem Blick auf Krankheit (International Statistical Classification of Diseases and Related Health Problems; ICD 10) als professionell Pflegende dies tun (Löcherbach N.N.). Pflege ist die Erhaltung, Förderung und Unterstützung von Alltagskompetenzen zum Erhalten und (Wieder-) Erlangen von Unabhängigkeit, Wohlbefinden, Gesundheit und Leben. Pflegefachkräfte haben ihren Fokus auf krank sein, oder treffender gesagt, auf die Auswirkungen der Erkrankung und die individuelle Lebenswelt (Aktivitäten des täglichen Lebens; ADL/ATL). Somit sind ärztliche Diagnosen nicht zwangsläufig mit pflegerischen Diagnosen identisch.

Die überwiegende Anzahl der nationalen und internationalen Leitlinien zur Versorgung chronisch Kranker stellen den Patienten in den Mittelpunkt des therapeutischen Teams. Die Patientenorientierung und Patientenpartizipation soll auch im CM die oberste Priorität haben (Ewers 1996). Derjenige, der Assessmentverfahren anwendet, benötigt Methoden- und Verfahrenskompetenz. Hierzu gehören:

- Fachwissen: aktuelle Pflege und Therapie, aktuelle Gesetzgebung im Bereich Gesundheit und Soziales

Tab. 4.1 Systematik von Assessmentinstrumenten

Objekte	Funktion im Case-Management-Prozess
– Personen, die gepflegt werden, z. B. Risikoskalen – Für Patienten oder Bewohner – Pflegende, z. B. Instrumente für die Messung der Arbeitszufriedenheit – Organisationen, z. B. als Maß für Prozessqualität – Weitere Personen, z. B. für Auswahl von Bewerbern in die Pflegeausbildung	– Zur Anamnese, Diagnose, Zielbestimmung oder – Intervention – Ereignis, Zeit, Bedarf oder Kontext
Ausführende/Anwender – Selbstassessment durch Personen, die gepflegt werden – Fremdassessment durch Pflegende, Angehörige oder Mitglieder anderer Berufsgruppen	*Verwendung der Assessmentdaten* – Als Grundlage der Pflegediagnostik – Für Kostenabrechnung, Prozesssteuerung – Zum Nachweis von Qualität – Für epidemiologische Erhebung usw.
Erhebungsort und Dauer – Im häuslichen oder ambulanten Bereich – Als einmaliges oder dauerhaftes Assessment	*Art der Instrumente* – Papierversion – EDV-Version

= Angemessenes Fallverständnis
= Kooperationsbereitschaft
= Ressourcenorientierung
= Planungskompetenz
= Evaluationskompetenz
= Kommunikative Handlungskompetenz
= Fähigkeit zur multidisziplinären Zusammenarbeit (MWA 2003)

Ein Assessment im gesamten CM-Prozess beinhaltet folgende Fragestellungen:
1. Aufgabenstellung/Problemstellung
2. Ziel
3. Prozess
4. Verfahren

Tipp

Bei der Durchführung eines Assessments schwingen folgende Fragestellungen immer mit (in Anlehnung Vortrag Löcherbach N.N., Deutsche Gesellschaft für Care und Case Management):
- Wer ist mein Auftraggeber? Welche Ziele verfolgt dieser?
- Was möchte ich alles wissen, was soll ermittelt werden?
- Wozu, warum und mit welchem Ziel benötige ich die Informationen?

- Wie erhalte ich diese Informationen?
- Mit welchen Mitteln erhalte ich die Informationen?
- Mit welchen Assessmentverfahren erfolgt die Einschätzung?
- Wer ist beteiligt?
- Mit welchen Instrumenten soll erhoben werden?

Tab. 4.1 systematisiert die verschiedenen Assessmentinstrumente nach Reuchenbach u. Mahler (2006). Die Einsatzmöglichkeiten von Assessmentinstrumenten sind vielfältig und die Auswahl und Anwendung immer abhängig von den Zielgruppen.

4.1.3 Schritte im Assessmentprozess

= Bedarfsermittlung
  = Allgemeines Assessment (Basisfragen)
  = Spezifisches Assessment (Vertiefungsfragen)
= Maßnahmenplan unter der Berücksichtigung des Unterstützungsbedarfs
  = Zielformulierung
= Erstellen des Maßnahmenplans unter Einbeziehung der Ressourcen
= Durchführung der Interventionen

— Re-Assessment
— Evaluation

Alle Schritte des Assessmentprozesses (❑ Tab. 4.2) werden kontinuierlich dokumentiert. Im Rahmen dieser Dokumentation werden unter anderem Verantwortlichkeiten, Terminabsprachen und Zieldefinitionen festgelegt. Die Dokumentation muss allen am Versorgungs-, Planungsprozessbeteiligten im Rahmen von Protokollen einsehbar sein. Die regelmäßige Evaluierung des Versorgungs- und Planungsprozesses ist unabdingbar und nur durch eine kontinuierliche Dokumentation möglich. Die Dokumentationsbögen sollten von den Case Managern individuell gemäß den institutionellen Möglichkeiten und Ressourcen erstellt werden. Dieses können vorbereitete Fragebögen, Assessmentinstrumente wie z. B. Bartelindex, Würzburger Wundscorebogen zur Lebensqualität, Mini-Mental-Status (MMI) und Ergebnisprotokolle von Einzelgesprächen/Fallkonferenzen sein. Insgesamt stellt das Assessment nur einen Teil des Regelkreislaufes des gesamten Case Managements dar. Hier bieten verschiedene Anbieter sinnvolle und praktische IT-gestützte Lösungen an.

Es gibt vielfältige Kriterien für die Unterscheidung der einzelnen Einschätzungsinstrumente. So können Erhebungsinstrumente von Screeninginstrumenten unterschieden werden. Mithilfe eines Screenings werden nicht bekannte Krankheiten oder Defekte mittels schnell durchführbarer Tests bei einer meist großen Anzahl von Probanden erhoben (Beaglehole et al. 1997). Screeninginstrumente im Case Management können einen ersten Überblick zu relevanten Aspekten des poststationären Versorgungsbedarfs geben. Insgesamt kann davon ausgegangen werden, dass jeder zehnte aus einem Krankenhaus entlassene Patient einen nachstationären Pflegebedarf hat. Hierzu gehören häusliche Krankenpflege und Unterstützung bei der Hauswirtschaft. Es besteht außerdem die Notwendigkeit, dass Hilfsmittel zum Einsatz kommen.

Mit Erhebungsinstrumenten kann der individuelle physische, psychosoziale und funktionelle Patientenstatus ermittelt werden. Unterschiedliche Instrumente erfassen unterschiedliche Dimensionen von z. B. Pflegebedürftigkeit. Zu dieser Gruppe gehört auch das Resident Assessment Instrument (RAI). Andere Assessmentskalen zur

❑ **Tab. 4.2** Assessmentprozess

Informationssammlung	Assessmentinstrumente
Bedarfseinschätzung	Deutungsrahmen
Hilfeplan	Multiprofessioneller Prozess
Re-Assessment	Schlussfolgerungen
	Gemeinsam mit Patienten und beteiligten Berufsgruppen

Risikoeinschätzung, wie z. B. Einschätzung des Dekubitusrisikos, zählen zu den sog. Screeninginstrumenten.

Die gewonnenen Daten dienen dann als Planungsgrundlage für Ressourcenverteilung, das Festlegen von Prioritäten und zur Prozesssteuerung.

> **Die Daten- und Informationssammlung stellt die Grundlage für die Durchführung des Case Managements dar. Dies ist die Basis für die Erstellung eines angemessenen, bedarfsgerechten und individuellen Hilfeplans und dient auch den anderen Bereichen im gesamten Case-Management-Prozess (MWA 2003, Ewers 1996).**

Die Informationssammlung legt den Schwerpunkt auf das noch vorhandene Selbstmanagement des Patienten, zur Sicherung seiner weiteren Versorgungssituation, unter Berücksichtigung individueller Versorgungsbedürfnisse, die seine Lebensqualität erhalten. Dabei ist zu beachten, inwieweit formelle und informelle Ressourcen vorhanden bzw. zu berücksichtigen sind.

Anders ausgedrückt: Nur wenn ein umfassendes und systematisches Assessment erfolgt ist, kann ein individueller, bedarfsorientierter und adäquater Maßnahmenplan erstellt werden. Zu den individuellen Bedürfnissen des Patienten kann je nach momentaner Situation Empowerment, Patientenedukation, Unterstützungsleistung, Vermittlung und Netzwerkarbeit gehören. Eine systematische Patientenedukation beinhaltet:

— Vermittlung von benötigten Informationen
— Schulung im Rahmen eines geeigneten Konzeptes

– Beratung zu Auswirkungen der Erkrankung auf seine Lebenssituation
– Anleitung und Einüben von neuen Fertigkeiten

Die Datensammlung und die Bedarfserstellung, in der alle erhobenen Informationen zusammengefasst und interpretiert werden, gehören zum Assessment. So ist das Assessment das Steuerungsinstrument mit dem der Hilfeerbringungsprozess erbracht wird (Höhmann 2007).

4.1.4 Assessmentverfahren im Krankenhaus

Oft wird CM im stationären Kontext nur als Prozessoptimierung verstanden. So werden Ablauf und Behandlungspläne optimiert damit die nötigen Interventionen in Form von Diagnostik und Therapie optimal aufeinander abgestimmt werden können. Positiv formuliert heißt das, den individuellen Fall und den spezifischen Bedarf ins System Krankenhaus zu integrieren (Teigeler 2008).

In der stationären Versorgung sind Dekubitusrisiko, Sturzrisiko, kognitiver Status, Überleitungspflege und Entlassungsmanagement im Fokus des Interesses. Die individuellen Fragestellungen der Patienten über den Krankenhausaufenthalt hinaus kommen oft zu kurz. Der einzelne Patient hat jedoch ein berechtigtes Interesse an Unterstützung in seiner Lebensgestaltung im Alltag über den Krankenhausaufenthalt hinaus.

> **Tipp**
>
> Leitende Fragen für die Zeit nach dem Krankenhausaufenthalt können sein:
> – Wie weit beeinflusst ihn seine Erkrankung in der Durchführung der Selbstpflege?
> – Welchen Herausforderungen muss der Patient sich in Zukunft stellen?
> – Wie ausgeprägt sind die Selbstmanagementfähigkeiten?
> – Welche familiären Ressourcen sind vorhanden?

Durch Assessments wird die individuelle Situation, z. B. Selbstversorgungsdefizite und individuelle Versorgungsbedürfnisse inkl. der vorhandenen Ressourcen und der sich daraus ergebende Hilfebedarf, ermittelt (Ewers u. Schaeffer 2005).

Nur wenn z. B. die individuellen Ressourcen und Selbstmanagementfähigkeiten des Patienten bekannt sind, können diese im gesamten Prozess berücksichtigt werden. Unter dem Blickwinkel des Patienten ist CM eine Methode, ihn zu befähigen, sicher und kompetenter mit der Erkrankung und deren Folgen im Alltag umzugehen. Im wahrsten Sinne des Wortes Hilfe zur Selbsthilfe zu leisten. Dies geschieht in enger Kooperation mit dem Patienten und bezieht das soziale Umfeld, z. B. Angehörige, ebenfalls ein (Schmid et al. 2008). Bei der Interaktion mit dem Patienten sind kommunikative und empathische Fähigkeiten gefragt. Das Assessment führt zu einem Behandlungsplan, der die Verbesserung der bestehenden Funktionsdefizite und die Prävention weiterer Beeinträchtigungen zum Ziel hat. Hierbei werden Patientenfähigkeiten (interne und externe Ressourcen) erfasst und mit in den Behandlungsplan und den bei Entlassung aufzustellenden Versorgungsplan einbezogen. Eine wichtige Funktion des Assessments ist die Koordination der Ziele aller am Behandlungsprozess beteiligten Dienste. Somit hat das Assessment integrativen Charakter und dient als Grundlage für die interdisziplinäre Versorgungsplanung.

Der im Assessment ermittelte Hilfe- oder Unterstützungsbedarf indiziert den nächsten Schritt des Regelkreislaufes: Die Erstellung eines individuellen Versorgungsplanes und die Festlegung der spezifischen Versorgungsziele. Diese personenbezogenen Ziele können im einzelnen Fall stark von denen der Gesundheitsakteure abweichen. Ein Patient mit einer chronischen Wunde leidet oft unter für ihn unkontrollierbaren starken Schmerzen (Nemeth et al. 2003, Rastinehad 2006). Für diese Patienten steht nicht der direkte Wundverschluss an erster Stelle der zu erreichenden Ziele, sondern die Schmerzlinderung oder Schmerzfreiheit. Diese Schmerzfreiheit bedeutet für die Betroffenen eine enorme Steigerung der Lebensqualität.

4

■ **Anamnese**

Die Anamnese erfolgt zielorientiert in Kooperation mit dem Patienten (MWA 2003). Hierbei ist darauf zu achten, dass in einem Gespräch die Kooperationsbereitschaft des Patienten aktiviert wird. Dieses kann durch eine Partizipation erreicht werden (Schmid et al. 2008). Teilweise wird der Begriff Assessment mit Anamnese oder Diagnose gleichgesetzt. (MWA 2003).

4.1.5 Themen- und Handlungsfelder von Pflege

Um einen Patienten pflegerisch zu versorgen, bedarf es in der Anamnese einer breiten Informationssammlung.

Folgende Informationen werden dazu benötigt:
- Individuelle Daten zur Person/zum Patienten
  - Familienstand
  - Angehörige
  - Wohnsituation
- Wissen zu seiner Krankheit
- Familiäre Ressurcen
  - Wollen und können Angehörige als Pflegepersonen fungieren?
- Finanzielle Ressourcen
  - Wissen zur Finanzierung seiner weiteren Versorgung
    - Leistungen der Krankenkasse SGB V = häusliche Krankenpflege
    - Leistung der Pflegekasse SGB XI
    - Hilfe zur Pflege SGB XII oder weitere Sozialleistungen wie z. B. Blindengeld etc. SGB VIII/VIIII
    - Persönliches Budget
- Aktivitäten des täglichen Lebens
- Kognitive Kompetenzen
- Kommunikative Kompetenzen
- Selbstpflegefähigkeiten
- Selbstpflegedefizite
- Selbstmanagement
- Vorhandene Ressourcen
- Mobilität
- Schmerzerleben
- Ernährung
- Körperpflege
- In Anspruch genommene Hilfeleistungen

- Benötigte Hilfsmittel
- Biopsychosozialer und funktionaler Status
- Individuelle Versorgungsbedürfnisse/Lebensqualität
- Sozioökonomischer Status
- Kulturelle und religiöse Bedürfnisse (Ewers 1996, Löcherbach N.N.)

> **Fragen die innerhalb der Anamnese gestellt werden können**
> - Wie stellen Sie sich Ihre weitere Versorgung vor?
> - Was haben Sie schon in die Wege geleitet?
> - Welche Fähigkeiten haben Sie noch?
> - Welche Fragen bzw. was muss noch für Sie geklärt werden, damit Sie die Gewissheit haben, gut versorgt zu sein?
> - Haben Sie Unterstützung von Familienmitgliedern oder Freunden?
> - Wie sieht diese Unterstützung aus?
> - Ist diese Unterstützung ausreichend?
> - Benötigen Angehörige eine Beratung/ Wissensvermittlung durch eine Pflegefachkraft?
> - Bekommen Sie weitere Unterstützung?
> - Wenn ja, von wem und in welcher Form?
> - Welche Gewohnheiten haben Sie?
> - Verwenden Sie zur Alltagsbewältigung Hilfsmittel?
> - Wenn ja, welche, und kommen Sie mit den Hilfsmitteln gut zurecht?
> - Wie kann ich Sie unterstützen?

■ **Vom Allgemeinen zum Speziellen**

Allgemein empfiehlt sich, ein mehrstufiges Assessmentverfahren durchzuführen. So gibt es allgemeine Inhalte für eine umfassende Anamnese wie psychosoziale Daten zur Person und individuelle krankheitsspezifische Informationen.

Ein Beispiel für ein allgemeines Assessment, ein sog. Screeninginstrument, ist das Kölner Assessment Instrument mit Bostelaar-Index, KAI-BI (Bostelaar et al. 2008). Hierbei handelt es sich um ein Instrument zur Patientenklassifikation im Hinblick auf den zu erwartenden Pflegeaufwand und eine pflegerische Risikoeinschätzung (Screening).

Chronisch Kranke und Multimorbide sollen so identifiziert werden und die benötigten Ressourcen des Krankenhauses werden somit im Vorfeld besser planbar (Teigeler 2008).

Das KAI besteht im Einzelnen aus folgenden Punkten:

- Grundpflegerische Abhängigkeiten, basierend auf den ADL-Index nach Morris
- Behandlungspflegerische Prozeduren
- Dekubitusrisiko, MNS nach Bienstein
- Sturzrisiko, STRATIFY nach Oliver
- Schmerzintensität mit Hilfe der Numerischen-Rating-Skala
- Kognitiver Status angelegt an das Clinical Dementia Rating
- Überleitung

Nach der ersten Screeningphase erfolgt dann in den jeweiligen Unterstützungsbereichen ein spezifisches Assessment, um konkrete therapeutische Interventionen zu ermitteln.

4.1.6   Überblick über verschiedene Assessmentinstrumente

Der Praxis stehen verschiedene Instrumente zur Verfügung, die in ihrer Komplexität, Zeitaufwand und Zielsetzung sehr unterschiedlich sind. Über den sinnvollen Einsatz einzelner Instrumente entscheiden die Bedingungsfaktoren der Patienten und die verbindlichen Vereinbarungen der einzelnen Einrichtungen. Im Folgenden sind einige Instrumente exemplarisch (◻ Tab. 4.3) aufgeführt.

Der Wound-QoL misst die krankheitsspezifische und gesundheitsbezogene Lebensqualität bei Patienten mit chronischen Wunden (Blome et al. 2014). Er besteht aus 17 Items, mit denen die Beeinträchtigung innerhalb der vergangenen sieben Tage erfragt wird.

Der Wound-QoL kann sowohl in klinischen und Beobachtungsstudien als auch in der klinischen Praxis benutzt werden.

Der Wound-QoL wurde auf Grundlage dreier validierter Instrumente zur Lebensqualität bei chronischen Wunden entwickelt: dem Freiburger Lebensqualitätsassessment für chronische Wunden (FLQA-w, Augustin 2010), dem Cardiff

Wound Impact Schedule in deutscher Version (CWIS, Price 2004) und dem Würzburger Wundscore (WWS, Spech 2003).

> **Tipp**
>
> In der stationären Praxis ist es hilfreich, individuelle Instrumente, Fragebögen, Formblätter zu entwickeln oder auf geeignete bereits vorhandene Dokumente zurückzugreifen. Im jeweiligen Krankenhaus oder in einer Abteilung geltende Verfahrensregeln zum Assessmentverfahren müssen festgelegt, dokumentiert und verbindlich sein.

Hiermit ist gemeint, dass die jeweiligen Verantwortlichen Instrumente benennen, entscheiden bei welchen Patientengruppen diese eingesetzt werden und wer für die Durchführung und Dokumentation verantwortlich ist.

Anforderungen an Instrumente

Im Allgemeinen müssen Erhebungsinstrumente folgende Kriterien erfüllen:

- Praxistauglich, praktikabel
- Operationalisierte Fragestellung/Items
- Einheitliche und somit vergleichbare Erfassung
- Systematisch in der Erfassung (Löcherbach N.N.)

Generell werden adäquate Assessmentinstrumente gefordert (Ewers u. Schaeffer 2005).

▪ Gütekriterien

Assessmentinstrumente können nur sinnvoll und gezielt eingesetzt werden, wenn sie einer methodischen Überprüfung standhalten.

Zu den wesentlichen Qualitätskriterien gehört die Reliabilität (Zuverlässigkeit) und die Validität (Gültigkeit). Die in der Praxis zum Einsatz kommenden Instrumente sollten ebenfalls standardisiert sein. Ein immer gleiches Instrument kann bei unterschiedlichen Patienten eingesetzt werden. Nur so ist eine Vergleichbarkeit der ermittelten Daten möglich (Bartholomeyczik u. Halek 2004). Bei einem Assessmentinstrument, zu dem keine Angaben bezüglich der Gütekriterien wie:

4

☐ Tab. 4.3   Überblick über verschiedene Assessmentinstrumente

Bezeichnung	Zielsetzung/Einsatz
Visuelle Analogskala (VAS)	Einschätzung der Schmerzintensität
Numerische Einschätzungsskala (engl. Numeric Rating Scale, NRS)	Einschätzung der Schmerzintensität
McGill Pain Questionnaire (MPQ)	Zweistufige Einschätzung des Schmerzes, Vorhandensein, Stärke, Intensität und Qualität des Schmerzes
Braden-Skala	Einschätzung eines Dekubitusrisikos
Norton-Skala	Einschätzung eines Dekubitusrisikos
Resident Assessment Instrument (RAI)	Geriatrisches Assessment für Langzeitpflegeeinrichtungen, z. B. bei Altenheimbewohnern
Mini Mental Status Test (MMST)	Beurteilung der kognitiven Leistungen, zur Erstbeurteilung und Verlaufskontrolle bei Demenz und Alzheimer
Functional Independence Measure (FIM)	Einschätzung der funktionalen Selbstständigkeit
Barthel-Index/ADL	Messung alltäglicher Fähigkeiten, Selbstständigkeit, Pflegebedürftigkeit, Aktivitäten des täglichen Lebens
Instrumental activities of daily living (IADL)	Erfassung der Alltagskompetenzen, Aktivitäten des täglichen Lebens
Wittener Aktivitätenkatalog der Selbstpflege bei venös bedingten offenen Beinen (WAS-VOB)	Messung der Selbstpflegehandlungen bei Patienten mit Ulcus cruris venosum
Nottingham Health Profil (NHP)	Erfassung der krankheitsübergreifenden Lebensqualität
SF 36	Erfassung der krankheitsübergreifenden Lebensqualität
Würzburger Wundscore (WWS)	Erfassung der Lebensqualität bei Ulcus cruris
Wound-QoL	Erfassung der krankheitsspezifischen Lebensqualität bei chronischen Wunden, Einsatz in der Praxis und in klinischen Studien

Objektivität, Reliabilität und Validität vorliegen, ist unbekannt, was dieses Instrument tatsächlich misst. Vor dem Einsatz von Assessmentinstrumenten in der Praxis sind möglichst viele Gütekriterien zu untersuchen (Reuschenbach u. Mahler 2006, Bartholomeyczik u. Hunstein 2006). Objektivität ist vorhanden, wenn »Personen, die das Verfahren durchführen, auswerten oder interpretieren zu gleichen Ergebnissen kommen« (Reuschenbach u. Mahler 2006). Dabei wird in Durchführungs-, Auswertungs- und Interpretationsobjektivität unterschieden. Die Objektivität kann durch Schulungen der Personen, die das Assessment durchführen, und durch genaue Richtlinien erhöht werden. Bei der Reliabilität geht es um Zuverlässigkeit und Messgenauigkeit des verwendeten Instruments, d. h. mehrmalige Messungen führen zum gleichen Ergebnis (ebd.).

Vorteile standardisierter Instrumente (Bartholomycik u. Halek 2004, S. 11)
- Standardisierung ist da von großer Bedeutung, wo es um Vergleiche geht.
- Eine Standardisierung der Inhalte hat den Vorteil, dass sie relativ leicht zu speichern und vergleichend auszuwerten sind.
- Neben der Pflege- und Hilfeplanung ist ein derartiges Assessment relevant für die Entlassungsplanung, die in Folge der sich verkürzenden durchschnittlichen Verweildauer im Krankenhaus von wachsender Bedeutung ist.
- Mit einem standardisierten Instrument können Pflegeverläufe beschrieben und ausgewertet werden.

- Besonders in der Steuerung von Hilfe-
  prozessen, beim Management von Hilfen
  sowie für die Entwicklung von Behandlungspfaden stellt Assessment somit auch
  ein Übergabe- oder Überleitungsinstru-
  ment dar.
- Weiterhin können mittels Assessments
  auch Pflegeergebnisse untersucht werden,
  »auch wenn dies grundsätzlich schwierig
  ist, weil auf die Variablen der Pflegebedürftigkeit viele Einflüsse und nicht nur pflegerische Maßnahmen wirken«.

Damit ein Instrument im Pflegealltag praktikabel ist, sollte dies einfach und verständlich in Handhabung, Durchführung und Auswertung sein (Isfort u. Weidner 2001).

Neben den oben genannten Kriterien stellt sich noch die Frage nach der klinischen Relevanz. Von Grundlagenforschung einmal abgesehen, sollten Instrumente, die in der Praxis eingesetzt werden, für die pflegerische Versorgung des individuellen Patienten von Nutzen sein. Nur wenn der Einsatz und die gewonnenen Ergebnisse potentielle Relevanz für den weiteren Versorgungsprozess haben, ist dieser auch sinnvoll. Ebenso müssen die jeweiligen Grenzen des zum Einsatz kommenden Instrumentes berücksichtigt werden. Das eine Instrument für alle Patienten und alle Fragestellungen gibt es nicht und wird es auch in Zukunft nicht geben.

> Der Einsatz von Assessmentinstrumenten
> kann den ganzheitlichen, individuellen pfle-
> gerischen Blick nicht ersetzen, sondern stellt
> eine sinnvolle Ergänzung zu den weiteren
> pflegerischen Kompetenzen dar.

Re-Assessment

Zum Regelkreis im CM-Prozess gehört ein Monitoring und somit ein Re-Assessment. Durch das erneute Begutachten des Patienten wird überprüft, ob die zuvor definierten Ziele auch erreicht worden sind oder ob sich der Bedarf des Patienten im Laufe des Betreuungsprozesses gewandelt hat (Ewers 1996). Das Monitoring dient ebenfalls zur

Qualitätsüberprüfung der Leistungserbringung. Das Assessment stellt einen kontinuierlichen, aufeinander aufbauenden Prozess dar, und ist nicht mit einer einmaligen ersten Erfassung abgeschlossen. So erfolgt in einem angemessenen Zeitraum eine erneute Erhebung, Re-Assessment um veränderte Situationen, Bedarfe oder Fähigkeiten des Patienten in den Regelkreis einfließen zu lassen. Hierbei werden die Ergebnisse der ersten Erhebung mit der Folgeerhebung unter Berücksichtigung des Prozessinhaltes verglichen und anhand der gemeinsam formulierten Ziele überprüft (Ewers u. Schaeffer 2005).

4.1.7 Kritischer Ausblick

Der Einsatz von mehr oder weniger spezifischen Assessmentinstrumenten befreit die beteiligten Akteure nicht davon, die erhobenen Daten zu beurteilen, zu interpretieren und in einen begründeten Gesamtzusammenhang zu stellen. Ziel ist es aus den gesammelten Informationen die »richtigen« Interventionen abzuleiten. Im Rahmen der geplanten Interventionen ist zu berücksichtigen, wer der Auftraggeber des CM ist. Hier besteht für den einzelnen Case Manager die Gefahr des Loyalitätskonfliktes. Ist er nur seinem Auftraggeber oder überwiegend dem Patienten gegenüber verpflichtet. Wenn nicht der Patient selber der Auftraggeber ist, ist es aber trotzdem notwendig, dass die Bedürfnisse des Patienten im zentralen Mittelpunkt der Planung und der Durchführung des CM stehen. Hilfreich ist immer wieder das kritische Hinterfragen, auf welcher Datengrundlage und -interpretation welche Interventionen im CM-Prozess durchgeführt werden. Nichtsdestotrotz klafft eine methodische Lücke zwischen den systematisch erhobenen Daten und den daraus gezogenen Schlussfolgerungen und therapeutischen Interventionen (Höhmann 2007). Um diese Lücke zu verkleinern, sollte sich die jeweilige Institution auf ein übergeordnetes Modell einigen. Dies Modell oder Deutungsmuster versteht sich als die »Brille«, durch die auf die erhobenen Daten geschaut wird, um die nötigen therapeutischen Interventionen abzuleiten. Das kann eine Pflegetheorie wie die von D. Orem, der Selbst-Pflege-Defizit-Theorie (Orem,

1997), das Modell der Salutogenese von Antonovsky (Bengel et al. 1999), das Verlaufskurven- oder Trajektkonzept von Strauss und Corbin (Corbin u. Strauss 2005) oder ein anderes geeignetes Modell sein (▶ Kap. 2).

Mit Hilfe von Assessmentinstrumenten kann eine Bedarfserhebung, Ermittlung von Problemlagen, Ressourcen und Potentialen erfolgen. Ebenso lässt sich mit einer wiederholten Einschätzung nach erfolgter pflegerischer Intervention eine Kontrolle durchführen. Eine Erfolgskontrolle der Effektivität und Effizienz von pflegerischen Maßnahmen ist jedoch schwierig, da es sich hierbei um ein multifaktorielles Geschehen handelt. In der Regel kann daher keine direkte Aussage über kausale Zusammenhänge einer Intervention und deren Auswirkungen, z. B. auf den Gesundheitszustand oder die Lebensqualität, gemacht werden. Der Wirksamkeitsnachweis von pflegerischen Interventionen wird in der heutigen Zeit der knapper werdenden Ressourcen im Gesundheitswesen immer wichtiger. Nur wenn professionelle Pflege den Nutzen für unsere Gesellschaft für pflegeoriginäre Aufgaben erbringt, werden wir auf längere Sicht gesehen eine Existenzberechtigung haben.

4.2   Interdisziplinäre Versorgung

Christine von Reibnitz

4.2.1   Interdisziplinäre Entwicklung eines Versorgungsplans

Auf Basis des Assessments wird der Versorgungsplan erstellt. Die häusliche Situation (egal, ob in der eigenen Wohnung, in einer Pflege- oder Alteneinrichtung usw.) oder des Patienten und sein gewohnter Tagesablauf werden berücksichtigt. Es folgen Einschätzung und Beratung, ob und in welcher Weise Veränderungen in der Wohnung notwendig sind und in welchen Bereichen der Patient und seine Angehörigen Unterstützung benötigen. Der Patient entscheidet, welche Leistungen er in Anspruch nehmen möchte und in welchem Ausmaß. Übernehmen die Angehörigen nach der Entlassung des Patienten die Pflege, haben sie unter Anleitung einer professionellen Pflegekraft die

Möglichkeit, ihre Angehörigen noch während des Krankenhausaufenthaltes zu versorgen und spezielle Pflegetechniken zu üben. Bei komplexen medizinischen, pflegerischen und sozialen Problemen der Patienten wird die Durchführung von Erstbesuchen der ambulanten häuslichen Pflege im Krankenhaus vereinbart. Wenn bereits vor der Aufnahme ambulante Betreuung bestand, wird auch die betreuende Institution/Organisation kontaktiert. Nach einem ausführlichen Gespräch mit dem Patienten und den Angehörigen entwickelt der Case Manager in Abstimmung mit den Betroffenen und Nachversorgern einen differenzierten Versorgungsplan, der festgelegt, in welchem Ausmaß Betreuung erforderlich ist. Wer erbringt welche Leistung (professionelle Anbieter, Laienpflege)? Welche Heil- und Hilfsmittel müssen besorgt werden, damit der Patient zu Hause leben kann?

Der Prozess der Versorgungsplanung gliedert sich also in einzelne Teilschritte, an deren Anfang Ziele zu formulieren sind und an dessen Ende ein Versorgungsplan zu vereinbaren ist. Im Case Management kommt der Effektivität (»die richtigen Dinge tun«) und der Effizienz (»die richtigen Dinge richtig tun«) von Maßnahmen eine besondere Bedeutung zu. Die Überprüfbarkeit bzw. Messbarkeit intendierter Wirkungen der eingeleiteten Maßnahmen wird in Form von Zielvereinbarungen vorbereitet.

Ziele beschreiben wünschenswerte Zustände in der Zukunft und stellen Transparenz her, »wenn sie zeitlich und in der Reichweite differenziert werden. Allgemeine Ziele, die in Versorgungsplänen oft zu finden sind, geben wohl eine Richtung an, steuern aber in keiner Weise unmittelbar zu folgenden Handlungen. Deshalb gilt es, unterschiedliche Zielebenen (Grundsatzziel, Rahmenziele, Ergebnisziele) festzulegen (von Reibnitz u. Miessen 2012, S. 36). Die Zielebenen legen in ihrer vertikalen Struktur den Zielfindungsprozess fest. Aus ihren Inhalten lässt sich ablesen, inwieweit in ihrem Mittelpunkt ein angestrebtes Ergebnis, ein Prozess oder eine Struktur bzw. Rahmenbedingungen liegen. Zur Überprüfbarkeit der Ziele werden Messwerte (Kriterien und Indikatoren) festgelegt. Sie zeigen zu einem gewählten Zeitpunkt an, ob Ziele erreicht wurden. Zielformulierungen wirken zudem auch auf die Gestaltung des

Versorgungsprozesses ein: Sie reduzieren Komplexität, leiten an zu reflektiertem Handeln und strukturieren den Handlungsprozess. Weiterhin bieten sie allen Beteiligten Anhaltspunkte für erste Einschätzungen, ob sich ein Weiterkommen andeutet. Schließlich sichern Zielhierarchien die Prozessqualität professionellen Case Managements mittels ständigen Controllings entlang der Zieldefinitionen (Soll-Ist-Abweichungen).

Resultat dieses Teilschritts im Case Management sind »Pläne, die ein raum- und zeitbezogenes Handlungskonzept zur Verwirklichung der angestrebten Ziele enthalten.« Bei der Ausarbeitung einer Versorgungsplanung »muss bestimmt werden, wer was in welchem Umfang zu leisten und wo, wie und mit welchen Mitteln dies zu erfolgen hat«. Dabei gilt: Im Case Management wird prinzipiell von der selbständigen Lebensführung eines Patienten ausgegangen – mag sie auch noch so eingeschränkt sein. Der Patient firmiert als »Experte in eigener Sache«. Er soll durch das Case Management in seinem Handlungsvermögen bzw. in seiner Alltagskompetenz gestärkt werden. Das Wahlrecht, die Selbstverantwortung und der eigene Wille des Patienten werden geachtet und entsprechend einbezogen. Hier sind die datenschutzrechtlichen Vorgaben sowie das Patientenrechtegesetz in der Fassung vom 26.02.2013 zu beachten. Die Bundesregierung will mit dem Patientenrechtegesetz die Rechte der Patientinnen und Patienten stärken. Dieses Gesetz wurde 2012 verabschiedet und trat mit zeitlicher Verzögerung am 26.02.2013 in Kraft. Damit werden die Patientenrechte transparent, verlässlich und ausgewogen sowie bestehende Vollzugsdefizite in der Praxis abgebaut. Das Patientenrechtegesetz sieht dabei folgende Regelungen vor:

1. Kodifizierung des Behandlungs- und Arzthaftungsrechts im Bürgerlichen Gesetzbuch,
2. Förderung der Fehlervermeidungskultur,
3. Stärkung der Verfahrensrechte bei Behandlungsfehlern,
4. Stärkung der Rechte gegenüber Leistungsträgern,
5. Stärkung der Patientenbeteiligung,
6. Stärkung der Patienteninformation.

Patienteninformation und Patientenbeteiligung sind dabei wesentliche Aspekte, die in der interdiziplinären Versorgungsplanung und im Case Management insgesamt eine wichtige Rolle spielen.

❯ »Versorgungsplanung« ist systematisch betriebene Aushandlung.

Der Umgang mit und die Bewältigung von gesundheitsbezogenen Einschränkungen erfordert ein In-Beziehung-Setzen von Versorgungslagen und Risiken, von biographischen Prägungen und persönlichen Lebenszielen, die sich in Versorgungspräferenzen ausdrücken. In dieses Beziehungsgefüge müssen sich Interventionen einpassen. Tun sie das nicht, ist die Wirksamkeit negativ tangiert. Alle Formen der Versorgungsplanung bestehen aus den drei Grundelementen Information, Norm und Plan. Dabei beziehen sich Informationen auf das Assessment. Normen begrenzen (a) festgelegte Maßnahmen und (b) das Leistungssoll auf das für die Situation und den Zustand des Patienten Erstrebenswerte.

Der Versorgungsplan schließlich beschreibt die festgelegten Ziele, die auszuführenden Schritte sowie die zu wählenden Mittel.

1. Abklärung Bedarf: Der aus dem Assessment (▶ Abschn. 4.1) ermittelte Versorgungsbedarf führt nach Abklärung zu relevanten Risiken und damit zum objektiv gegebenen Versorgungsbedarf.
2. Abklärung Präferenz: Die ermittelten Versorgungspräferenzen (Gespräche, Beobachtungen) werden mit dem Patienten und eventuell anschließend mit seinem Patientensystem nach Prioritätsstufen geordnet. Ist ein Patient nicht mehr in der Lage, Versorgungspräferenzen zu formulieren, werden Netzwerkangehörige befragt.
3. Zusammenführung Bedarf und Präferenz/Zielformulierung: Hier werden in einer ersten Auswertung Problemlösungsstrategien auf der Basis fachlicher Expertise erarbeitet (»Wie kann die Situation verändert werden?«). Dabei erfolgt erneut eine Prioritätensetzung, Versorgungsbedarf und Präferenzen sind nochmals zu ordnen und abzustimmen.
4. Maßnahmenplanung/Zielabgleich: Anschließend werden systematisch die Zuständigkeiten

abgeklärt. Es erfolgen Festlegungen zu personellen Ressourcen (»Wer macht was?«) und
die Beschreibung der Leistungen (»Was soll
gemacht werden?«). Ein Abgleich mit den
zuvor vereinbarten Zielen des Versorgungsprozesses ist an dieser Stelle angezeigt. Weiter
erfolgt die genaue Festlegung der einzelnen
Maßnahmen (Wer? Was? Wann? Wo? Wie?).
Die Einbindung aller verfügbarer Ressourcen
(auch die des Patienten und seines Netzwerkes) sind erforderlich.

5. Indikatorenfestlegung: Zu jeder einzelnen
   Maßnahme müssen Indikatoren vereinbart
   werden, um eine Überprüfung des Zielerrei-
   chungsgrades zu festgelegten Zeitpunkten zu
   ermöglichen.

Im Case Management fungiert der »Versorgungsplan« als Bindeglied zwischen »Assessment« und
»Implementierung«, bei dem der Leistungserbrin-
gungsprozess (re-)organisiert wird. Der Versorgungsplan ist somit auch ein Instrument, das dem
praktischen Handeln mehr Struktur und Klarheit
über die abzustimmenden Leistungen verleiht.
Außerdem verschafft er allen Beteiligten einen
höheren Verantwortungs- und Verpflichtungs-
charakter. Die im Versorgungsplan festgehaltenen
Interventionsformen greifen einerseits Ressourcen
konsequent auf und leisten andererseits Kompen-
sation (von Reibnitz u. Miessen 2012, S. 38).

Ziele der interdisziplinären Versorgungsplanung

- Förderung von interdisziplinärer Kooperation
  zwischen Medizin, Pflege und sozialen Diensten
- Professionalisierung der Kommunikation
  innerhalb und zwischen den Institutionen
- Erleichterung der Kommunikation und Entwicklung von strukturierenden Versorgungs-
  hilfen
- Einschränkung der Formularflut, Konzentration auf die wesentlichen Informationen
- Zeitgewinn durch Vereinheitlichung der vorhandenen Abläufe und Instrumente
- Erstellen eines Leitfadens für alle Beteiligten
  im Prozess der Patientenbetreuung und -ver-
  sorgung

- Verhinderung von Versorgungsbrüchen und
  gesundheitlichen Risiken für Patienten
- Einbeziehen und Entlastung von (pflegenden)
  Angehörigen
- Vermeidung von Folgekosten durch Drehtür-
  effekte/Wiedereinweisungen
- Einbeziehen der Sicht von Patienten/Patientin-
  nen und ihrer Bezugspersonen

Ausgehend vom Ergebnis des Assessments (Bedarf) werden gemeinsam mit dem Patienten unter
Berücksichtigung der Ressourcen des Patienten
realistische Ziele abgeleitet. Die Ziele beziehen sich
auf die spezifischen Versorgungsbereiche, für die
das Case Management Wirkung für den Patienten
und die Prozessbeteiligten erzielen soll.

- Ziele sind überprüfbar und messbar.
- Indikatoren sind wenn möglich zu benennen.
- Ziele bieten allen Beteiligten eine länger- und
  kurzfristige Orientierung.
- Für jedes (Teil-)Ziel wird ein konkreter
  Zeitrahmen definiert.
- Einsatz von Ressourcen, Personen und Zeit
  wird auf eine möglichst effiziente und effektive
  Erreichung der Ziele geplant.
- Bei der Zielvereinbarung wird die sektorüber-
  greifende Dimension beachtet (z. B. die spezi-
  fische Bedeutung von Verträgen).
- Ziele werden »fortgeschrieben«.
- Gründe für Zeitüberschreitungen bzw. Zielver-
  fehlungen werden dokumentiert.
- Allfällige Zielkonflikte zwischen verschiede-
  nen Beteiligten werden ausgehandelt.
- Verbleibender Dissens wird geklärt.
- Die Entscheidungsverfahren sind transparent,
  Beschwerdemöglichkeiten sind bekannt.

Aufgaben in der interdisziplinären Versorgungsplanung

Der Prozess der Versorgungsplanung setzt sich aus
einer Vielzahl von Teilprozessen zusammen, die
die *Aufgaben* der Case Manager darstellen. Diese
werden im Folgenden angeführt:

- Kontaktaufnahme mit relevanten Stellen
- Einleitung von notwendigen Maßnahmen
- Kompetente und einfühlsame Beratung für
  Pflegebedürftige und Angehörige

- Gespräche mit Ärzten, Pflegenden und Sozialdienst im Krankenhaus oder in der Nachsorgeeinrichtung
- Feststellung des individuellen Pflegebedarfs
- Biografiearbeit
- Veranlassung der Begutachtung und Einstufung durch den MDK
- Begleitung der Eingewöhnung
- Optimierung der Überleitungsstandards und der Zusammenarbeit mit externen Einrichtungen

> **Tipp**
>
> Die *Ziele*, zu deren Erreichung die angeführten Maßnahmen beitragen sollen, lassen sich folgendermaßen zusammenfassen:
> - Die Sicherstellung der Versorgungskontinuität unter Einbezug aller Prozessbeteiligten,
> - Gestaltung des »Überleitungsprozesses« mit allen Prozessbeteiligten insbesondere den Angehörigen und Bezugspersonen,
> - Entlastung der beruflich Pflegenden von Überleitungsaufgaben.

Alle Patienten, die einen poststationären Pflege- oder Hilfebedarf haben, benötigen ein individuell angepasstes Überleitungsmanagement, um Brüche in der Weiterversorgung zu vermeiden und die Behandlungsqualität nachhaltig zu sichern. Ein gut funktionierendes Überleitungsmanagement muss in der Behandlungsstruktur eines Krankenhauses fest verankert sein.

Entscheidend ist dabei, alle Patienten, die eines gezielten Überleitungsmanagements bedürfen, systematisch und so frühzeitig wie möglich zu erfassen. Um sicher zu stellen, dass kein versorgungsbedürftiger Patient übersehen wird, sind verbindliche Informations- und Kommunikationsstrukturen zwischen allen beteiligten Berufsgruppen im Krankenhaus erforderlich. Checklisten und ein Ablaufschema dienen der Bedarfserkennung und der Ablaufgestaltung im Krankenhaus. Die Checkliste enthält festgelegte Kriterien zur Erfassung des Pflege-/Versorgungsbedarfs, die vom ärztlichen und pflegerischen Personal der Klinik innerhalb der ersten 48 h gemeinsam ermittelt werden (Hannappel u. von Reibnitz 2012, S. 55).

Ein Bedarf an strukturierter Überleitung besteht, sobald mindestens ein Kriterium angekreuzt wird. Die Checkliste und das Ablaufschema sichern den optimalen Informationsfluss zwischen Ärzten, Pflegekräften und dem Sozialdienst im Krankenhaus und strukturieren alle notwendigen Schritte bis zur Entlassung. Jede Änderung im Gesundheitszustand des Patienten kann sofort erfasst und die Entlassplanung entsprechend angepasst werden. Die Checkliste ermöglicht ein Nachhalten, ob die erforderlichen Schritte für die Entlassung veranlasst wurden. Für die Patienten und Patientinnen mit poststationärem Pflege- oder Hilfebedarf wird eine Meldung an den Sozialdienst weitergegeben. Von dort werden alle weiteren Schritte zur Entlassungsvorbereitung in die Wege geleitet (Beispiele für die Entwicklung von Versorgungsplänen finden sich in ▶ Kap. 5).

4.2.2 Interdisziplinäre Zusammenarbeit in der Versorgungsplanung

Im Case Management, ist die Fähigkeit zur interdisziplinären Zusammenarbeit, speziell die Fähigkeit in einem interdisziplinären im Team zu arbeiten, besonders zu beachten. Die Arbeit im interdisziplinären Team oder das Team Case Management dient der Konzentration von professionellem Wissen (Raiff u. Shore 1997, S. 126ff.). Der Case Manager muss die Arbeit der einzelnen Professionen im Team reflektieren und die im Team arbeitenden Professionen nach außen vertreten können. Dies verweist zunächst auf die fachliche Qualifikation des Case Managers, d. h. er muss in seinem Arbeitsbereich über ein ausgewiesenes Fachwissen und eine gute Reputation verfügen. Die Stellung des Case Managers im multidisziplinären Team ist häufig prekär und schließt unter Umständen schwierige Sondierungsphasen und Perioden nur bedingter Anerkennung ein.

In einer Hierarchie kann es zu Konflikten in der Beziehung zu Vorgesetzten oder innerhalb der Leitung eines Teams kommen. Der Leiter ist gegenüber dem Träger der Einrichtung und den Leistungsträgern verantwortlich, die Verantwortung für das Team Case Management liegt bei einem Mitarbeiter. Wird vom Leistungsträger

Einfluss auf die Auswahl der Person des Team Case Managers geübt, ist die Kombination dieser drei Aspekte konfliktträchtig. Der Case Manager muss über die Fähigkeit verfügen, seine Rolle in der Hierarchie realistisch einzuschätzen und die eigenen Befugnisse nicht zu überschätzen. Bei Konflikten mit Vorgesetzten ist ein zu vorsichtiges, ängstliches Vorgehen ebenso problematisch wie die Angst vor Nachteilen. Fehlt die Fähigkeit, Vorgesetzten gegenüber entschieden auftreten zu können, wird bei einer kontroversen Einschätzung von Sachverhalten und Problemlagen eher den Einschätzungen erfahrener oder vorgesetzter Mitarbeiter vertraut (z. B. bei der Frage, welche Schritte zur Problembewältigung nötig sind und wie sie organisiert werden) als der eigenen Planung. Stringentes und konsequentes Verhalten unterstützen die Transparenz in der Vorgehensweise (▶ Abschn. 4.5).

Daneben sind die Beziehungen der Teammitglieder untereinander zu beachten. Die spezielle Attribute der Aufgabe (Team, gesamtheitlich, professionsübergreifend, etc.) führen leicht zu dem Wunsch nach einer Anerkennung und widersprechen der Forderung nach Effizienz und Effektivität. Die exponierte Stellung des Case Managers kann das Klima im Team gefährden, kollegiale Beziehungen können belastet werden. Vorhandene Konflikte wirken sich dann auf Zusammenarbeit aus (z. B. durch eine mangelnde Bereitschaft, dem Case Manager zu helfen, erfolgreich zu sein). Effektivität und Effizienz der Arbeit von Kollegen werden im Monitoring vom Case Manager überprüft, Leistungen werden evaluiert. Die Dokumentation gelungener und nicht gelungener Interventionen von Kollegen erfolgt in kritischen Rückmeldungen an Kollegen und stellt hohe Anforderungen an die Teamfähigkeit aller.

> **Tipp**
>
> Der Zusammenschluss in neuen Kooperationsformen ist ein dynamischer Prozess der ständigen Veränderung, der auch mit der Abkehr von alten Rollenbildern, z. B. Arzt und Pflegekraft, einhergeht. Der Blick auf die Strukturen, Rollen und die dazugehörige Kommunikation kann Hinweise auf derartige Fragen und Störungen im Team geben.

Berufsspezifische Kontroversen (z. B. zwischen Medizinern, Psychologen, Pflegewirten, Pflegekräften, Pädagogen und Sozialarbeitern) können Auswirkungen auf die Akzeptanz der Person des Case Managers und dessen fächer- und professionsübergreifende Zusammenarbeit bzw. in das Vertrauen der Zusammenarbeit haben. Hier gilt es, ideologische Diskrepanzen (z. B. zwischen personenbezogener und systemischer Sicht, zwischen edukativen/pädagogischen Methoden und stützendem Zugang) und verschiedene paradigmatische Ausgangslagen (z. B. zwischen verhaltenstherapeutischer, analytischer oder systemischer Sicht) auszubalancieren. Uneinigkeit unter den Professionellen aufgrund der Unfähigkeit, zu gemeinsamen Einschätzungen zu gelangen und die fehlende Bereitschaft, einmal eingenommene Positionen zu revidieren oder Strategien in Einklang zu bringen, verlangen eine hohe Integrationsfähigkeit des Case Managers.

Der Case Manager im Team muss als Moderator einen schwierigen Gesamtprozess mit konkurrierenden Variablen koordinieren und leiten und braucht dafür neben der Integrationsfähigkeit auch mediatorische Kompetenz.

Nach der Analyse des Versorgungsbedarf kann die Implementierung des Versorgungsplans nur gelingen, wenn die Kooperations- und Netzwerkpartner hinsichtlich Zielen, Organisations-, Ablauf- und Entscheidungsstrukturen die Verantwortung gemeinsam wahrnehmen. Dies bedarf eines Moderators, der diesen Prozess begleiten, steuern und anschaulich darstellen kann.

Am Versorgungsprozess sind neben dem Patienten verschiedene Leistungserbringer (Arzt, Klinik, Rehabilitationseinrichtung, ambulante Pflege, Pflegeheim, pflegende Angehörige, Kostenträgern usw.) beteiligt. Case Manager koordinieren die Behandlung zwischen den an der Patientenversorgung beteiligten Leistungserbringer. Welche Aufgaben Case Manager in der Koordination mit den einzelnen Leistungserbringern wahrnehmen, wird nachfolgend kurz skizziert.

Kommunikation in einer interdisziplinären Gruppe ist wichtig

Für den Leistungsfortschritt und den Zusammenhalt einer Gruppe, eines Arbeitsteams, einer

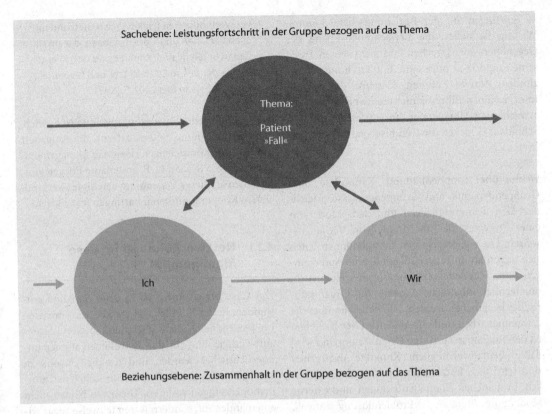

Sachebene: Leistungsfortschritt in der Gruppe bezogen auf das Thema

Thema:

Patient »Fall«

Ich

Wir

Beziehungsebene: Zusammenhalt in der Gruppe bezogen auf das Thema

◘ **Abb. 4.1**   Sach- und Beziehungsebene in der Kommunikation

Assoziation sind jedoch vor allem zwei Ebenen in der Kommunikation von großer Bedeutung: die Sachebene und die Beziehungsebene (◘ Abb. 4.1).

Was ist wichtig für die interdisziplinäre Zusammenarbeit in der Versorgungsplanung?

Institutioneller Rahmen und Rollenklarheit   Alle Beteiligten müssen wissen, welche Aufgaben sie haben, welche Zuständigkeiten, welchen Entscheidungsspielraum sie nutzen können (z. B. Pflegekräfte). Die verschiedenen Rollen und die damit verbundenen gegenseitigen Erwartungen der Rollenpartner werden regelmäßig thematisiert.

Empowerment – Absprache über Ziele   Die Zusammenarbeit bei einem Patienten wird definiert vom Ausgangsbefund bis zum Ziel. Die beteiligten Fachleute verständigen sich über eine gemeinsame

Vorgehensweise. Sie akzeptieren unterschiedliche Meinungen, beraten sich, kommen dann aber zu konkreten und verbindlichen Absprachen. Damit verbunden ist z. B. eine Handlungsvollmacht auf Zeit für das zuständige Fachpersonal der Pflege. Unsinnige Verschwendungen von Verbandmaterialien oder Doppeluntersuchungen können so sicher reduziert werden.

Kompetenzen der Gesprächsführung   In speziellen Trainings können sich die Teammitglieder ihre Kenntnisse über Kommunikation und menschliches Miteinander erweitern. Vor allem ist es wichtig zu wissen, mit welchen Äußerungen und Handlungen man ganz sicher den Widerstand des Gesprächspartners hervorrufen wird und damit die Zusammenarbeit gefährdet.

Kommunikative Haltung   Der Verstand ist für die Aufnahme von Sachinhalten blockiert, sobald es zu Störungen auf der Beziehungsebene kommt. Wichtig ist daher, die Erwachsenen-Ebene des Gegenübers anzusprechen und nicht seinen Trotz, seine Empörtheit oder seine Enttäuschung zu entzünden. Aktives Zuhören, klärende Fragen und Informationen führen zum verantwortungsvollen, erwachsenen Miteinander. Vorwürfe, Appelle und Schuldsuche locken die Gefühlsebene des Partners hervor.

Wissen über Gruppenbildung Kenntnisse über Gruppendynamik und Gruppenprozesse erleichtern den Teammitgliedern und dem Moderator eines Projektes die Einordnung von Verhaltensweisen. Die entsprechenden Interventionen leiten sich davon ab. In regelmäßigen Teambesprechungen oder Mitgliederversammlungen sollten nicht nur fachlich-inhaltliche Aspekte und Organisatorisches besprochen werden. Die Reflexion über die Zusammenarbeit und ein Abgleich über Ziele bietet den Rollenpartnern eine Orientierung und wird daher ebenfalls ermöglicht. Konkrete Absprachen sind schriftlich festzuhalten und für alle verbindlich. In manchen Konfliktsituationen sind externe Moderatoren/Berater zur Problemlösung sinnvoll, die den Beteiligten ihre Methodenkompetenz zur Verfügung stellen.

4.3   Implementierung von Versorgungsplänen

Christine von Reibnitz

Bei der Umsetzung (Implementierung) des vereinbarten Versorgungsplans können dem Case Management, je nach Aufbaustruktur und übernommenen Rollen im System, unterschiedliche Aufgaben und Funktionen zukommen. Das Case Management leistet einzelne Hilfen oder Behandlungen nicht selbst sondern führt diese zusammen, koordiniert sie und lenkt Abläufe (Wendt 2001, S. 124). Nora van Riet spricht in diesem Zusammenhang von »Linking« und schreibt:

» Nach der Anfertigung eines Hilfeplanes ist der nächste Schritt dessen Implementierung. Das bedeutet für den Case Manager das Knüpfen von Verbindungen (Linking) zwischen und mit allen Personen und/oder Instanzen, die am Hilfeplan beteiligt sind. Konkret sind das: Klientel, Mitglieder des sozialen Netzes und (eventuell) Fachkräfte (van Riet 2002, S. 205)

Für eine effiziente Versorgungsplanung ist es wichtig, die Zuordnung (intern/extern), die Aufgaben, Rollen und Kompetenzen des Case Managements im jeweiligen System (z. B. ambulante Pflegeteams) mit allen an dieser Versorgung beteiligten verbindlich in Kooperationsvereinbarungen festzulegen.

4.3.1   Netzwerkbildung im Case Management

Das Case Management ist in einer Situation entstanden, in der in Folge von starker Sektionierung im Gesundheitswesen Therapien immer kostenaufwändiger und für den Betroffenen immer unübersichtlicher wurden und darüber hinaus zu Verschwendung von Ressourcen führten. Informationen gingen verloren, Therapien bauten nicht aufeinander auf, sondern waren teilweise sogar widersprüchlich. An dieser Situation zeigte sich, dass ein System notwendig wurde, welches Kontinuität in der Behandlung und Kooperation der einzelnen Einrichtungen und Organisationen ermöglichte. Professionelle und private Ressourcen sollten erkannt und optimal ausgeschöpft, Synergien hergestellt und ein systemübergreifendes Hilfesystem fallbezogen aufgebaut werden. So wurde eine der Hauptaufgaben des Case Management, ein Netzwerk für den einzelnen Fall aufzubauen, aber auch seine ganze Arbeit in einem Netzwerk einzubinden, von dem seine Klienten profitieren. Case-Management-Arbeit ist Netzwerkarbeit und diese bedarf der ständigen Pflege.

Für die Implementierung von Versorgungsplänen ist der Aufbau eines Netzwerkes erforderlich. Hierzu gehört die Analyse, welche Netzwerkpartner benötigt werden, um für die Patienten organisationsübergreifende Hilfesysteme anbieten zu können. Ausgehend von einem Case Management im Krankenhaus muss dies prästationär, stationär und poststationär erfolgen. Nach Bedarfserhebung wird ein Erstkontakt mit den notwendigen

Einrichtungen oder den Einzelpersonen aufgenommen, wie z. B. mit einweisenden Hausärzten, Selbsthilfegruppen, ambulanten Pflegeeinrichtungen, Tageskliniken, Homecare-Unternehmen,… Dies kann durch Besuche oder Telefonate geschehen. Hierbei wird über die Case-Management-Arbeit informiert und die Zielrichtung und die mögliche Zusammenarbeit werden erörtert. Es geht darum, zu informieren, aber auch, sich ein Bild über den eventuellen Netzwerkpartner zu machen. Welche Ressourcen, welches Portfolio, welche Defizite, Stärken besitzt der zukünftige Partner. Welches Interesse könnte er an einer Netzwerkverbindung haben, welche gemeinsamen Ziele könnte man verfolgen. Vielleicht ist er schon in einem anderen Netzwerk eingebunden, an dem man partizipieren kann.

Netzwerkarbeit ist Beziehungsarbeit und dabei geht es darum, eine Kultur des gegenseitigen Respekts und der Wertschätzung und Unterstützung zu entwickeln. Dies muss in der ersten Kontaktaufnahme schon deutlich werden. Im weiteren Verlauf gilt es, den Kommunikationsfluss zu optimieren und Absprachen über die Zusammenarbeit festzulegen. Es ist über die Frequenz und die Art des Kontaktes und des Berichtswesens (via E-Mail, z. B. Verschicken des Arztbriefes über Fax etc.) und über die Erreichbarkeit der Netzwerkpartner zu sprechen. Um die eigene Arbeit transparent zu machen, sollten die relevanten Abläufe (z. B. Aufnahme eines Patienten, welche Untersuchungen sind aus Sicht des Krankenhauses notwendig etc.) dargestellt und schon im Vorfeld möglichst schriftlich festgehalten sein, um dem Partner Sicherheit in der Zusammenarbeit zu geben. Diese Prozesse müssen mit der Zeit angepasst und koordiniert werden, damit ein ressourcenschonendes Arbeiten möglich wird.

> Netzwerke im Gesundheitswesen stellen eine sektorübergreifende Patientenversorgung dar. Das heißt, dass die Handlungen sektorübergreifend und/oder interdisziplinär von allen Behandlungspartnern nach einem bestimmten Behandlungskonzept zu vollziehen sind. Voraussetzung hierfür sind im Vorfeld unter den Partnern schlüssig aufeinander abgestimmte Diagnose- und Behandlungsschritte.

Der Patient, der ins Case Management eingebunden wird, trifft auf solch ein schon etabliertes Netzwerk. Der Case Manager erfasst beim Assessment die privaten Ressourcen des Patienten und die bisherige Versorgung und analysiert, wie das Unterstützungssystem optimal zusammengestellt werden kann. Hierbei nutzt er das private Netzwerk des Patienten, die bisherigen Versorgungsstrukturen und greift ggf. auf das von ihm aufgebaute Netzwerk zurück und bildet daraus ein fallbezogenes Netz.

4.3.2 Vernetzung und Kooperation

Netzwerke können als ein Suchen, Analysieren, Planen, Herausbilden, Pflegen und Weiterentwickeln von Strukturen und Kulturen zur Förderung kooperativen Arrangements unterschiedlicher Personen und Institutionen verstanden werden (van Santen u. Seckinger 2003, S. 29). Sie sind ein wesentlicher Bestandteil von Case Management. Mit der Implementierung von Versorgungsplänen im Case Management als Konzept einer systematisierenden durch Verbindlichkeit geprägten Zusammenarbeit verschiedener Berufsgruppen und Partner in der Versorgung, wird Vernetzung zur professionellen Pflichtaufgabe. Case Management setzt ein vertikales und ein horizontales Verständnis partnerschaftlicher Zusammenarbeit voraus: Case Management ist erfolgreich, wenn auf operativer (Mitarbeitende, Case Manager) und auf strategischer Ebene (Vorgesetzte, Krankenhausbetriebsleitung) das gleiche Verständnis für vernetztes Arbeiten entwickelt werden kann. Der Case Manager braucht Zugang zu Kooperationspartnerinnen, die Krankenhausbetriebsleitung setzt sich mit dem Case Manager über den Bedarf nach Vernetzung mit anderen ambulanten Diensten auseinander und wirkt als Türöffner zu Partnerorganisationen. Die Krankenhausbetriebsleitung unterstützt das Zusammenwirken verschiedener Dienste. Sie fordert vom Case Manager die Zusammenarbeit sowohl innerhalb des Krankenhauses wie auch mit Diensten außerhalb der eigenen Organisation. Dadurch können neue Strategien und Lösungsansätze entwickelt werden. Für die Krankenhausorganisation kann das bedeuten, dass interne Strukturen und Abläufe überdacht werden müssen: Stehen Nachfrage und Bedarf der Patienten nach passgenauen Leistungen im Vordergrund, muss zwangsläufig in die Qualität der Zusammenarbeit mit anderen Dienstleistern investiert werden.

> **Unter einem** *Netzwerk* **ist ein kooperativer Zusammenschluss von Akteuren unterschiedlicher Art mit einem gemeinsamen Ziel zu verstehen. Es sind also verschiedene Netzwerkpartner mit unterschiedlichen Interessen zu einem gemeinsamen Ziel zusammenzuführen. Dazu werden ein Netzwerkmanagement und Koordination benötigt.**

☐ Abb. 4.2 soll die Entstehung eines Netzwerkes verdeutlichen. Sie zeigt die dafür erforderlichen Handlungsschritte auf.

Bei der Planung und Erstellung eines Netzwerkes ist die Bottom-up-Strategie von Vorteil, da sie durch die gemeinsame Netzwerkentwicklung aller Beteiligten zu einer größeren Akzeptanz und Identifikation führt. Netzwerkarbeit ist immer ein dynamischer Prozess der ständigen Veränderung bzw. Anpassung. Ein Rollendenken sollte vermieden werden, alle Akteure sollten sich als gleichwertige Partner sehen. In Leitlinien festgelegte Aufgaben, Zuständigkeiten und Entscheidungsspielräume sind für ein funktionierendes Netzwerk von entscheidender Bedeutung. Daraus geht hervor, dass Kommunikation, Transparenz und Evaluation der Zusammenarbeit bei der Netzwerkpflege wichtig sind. Hierfür bieten sich regelmäßige Gespräche am runden Tisch an, die protokolliert werden sollten. Ebenso sind Evaluationen von großer Bedeutung, um die Zusammenarbeit zu optimieren. Zur Analyse von Netzwerken eignen sich Checklisten, die über die Ressourcen und Netzwerkpartner informieren (☐ Tab. 4.4).

Analysefragen für die Netzwerkbildung

Wie lauten meine Visionen und Ziele?

1. Bin ich bereit, gemeinsam mit meinen Netzwerkpartnern an einer gemeinsamen Vision, einem gemeinsamen Ziel zu arbeiten?

2. Welche Prinzipien bezüglich Produkt, Kooperation und Vertrauen sind mir wichtig?

3. Bin ich bereit, mit meinen Netzwerkpartnern aufgrund eines gemeinsamen Geschäftsverständnisses zu kooperieren?

4. Bin ich dazu bereit, nach außen als Gesamtunternehmen aufzutreten?

5. Kann ich mir vorstellen, dass mein individueller Mehrerfolg im Netzwerk größer ist als bei einzelbetrieblicher Vorgehensweise?

6. Wie lauten meine Kernkompetenzen? Welche weiteren Kernkompetenzen sind zur Erreichung der Netzwerk-Vision notwendig?

7. Welche Prozesse habe ich definiert?

8. Ist der Gedanke der Flussorientierung auch bei den Netzwerkpartnern ausgeprägt?

9. Wie kann ich bei der Bildung von Kooperationen eine Win-Win-Situation herzustellen?

10. Welche möglichen Synergien hat ein Netzwerk? Wie ist es möglich, diese Effekte bewusst zu steuern?

11. Handelt es sich bei den potentiellen Partnern um rechtlich unabhängige Partner?

12. In welche Form kann und will ich mich in eine gegenseitige Abhängigkeit begeben?

Vom Patient zum Kooperationspartner

Empowerment, d. h. der aktive Einbezug der Patienten in die Gestaltung der Zusammenarbeit, ist ein wesentlicher Bestandteil der weiterführenden Zusammenarbeit zwischen Patientengruppen und Case Manager: Patienten werden zur Selbsthilfe befähigt, wenn sie ihre persönlichen Ressourcen besser kennen lernen und deren Einsatz selbstständig planen und steuern lernen. Dabei stellen sich folgende Fragen: Welche Ressourcen stehen zur Verfügung, welche Strategien kennt der Patient bereits und in welchem Maß beteiligt sie oder er sich an der Lösung des »Falles«. Case Management meint in diesem Zusammenhang mit »Fall« nicht

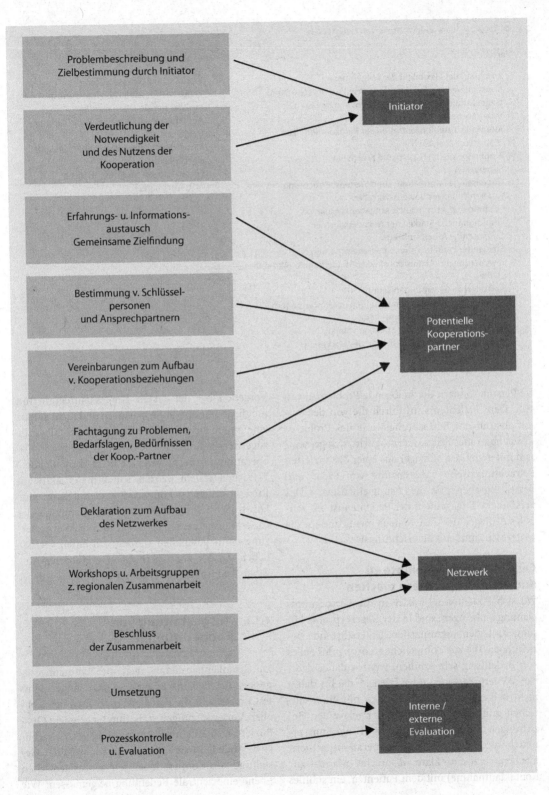

Problembeschreibung und
Zielbestimmung durch Initiator

Verdeutlichung der
Notwendigkeit
und des Nutzens der
Kooperation

Erfahrungs- u. Informationsaustausch
Gemeinsame Zielfindung

Bestimmung v. Schlüssel-
personen
und Ansprechpartnern

Vereinbarungen zum Aufbau
v. Kooperationsbeziehungen

Fachtagung zu Problemen,
Bedarfslagen, Bedürfnissen
der Koop.-Partner

Deklaration zum Aufbau
des Netzwerkes

Workshops u. Arbeitsgruppen
z. regionalen Zusammenarbeit

Beschluss
der Zusammenarbeit

Umsetzung

Prozesskontrolle
u. Evaluation

Initiator

Potentielle
Kooperations-
partner

Netzwerk

Interne /
externe
Evaluation

■ Abb. 4.2   Netzwerkaufbau

☐ Tab. 4.4   Vor- und Nachteile von Netzwerken

Vorteile	Nachteile

– Erhöhung der Flexibilität der Teilnehmer
– Konstantere Leistung durch gegenseitige Unterstützung
– Gegenseitiger Lerneffekt, einer lernt vom anderen
– Synergieeffekte
– Möglichkeit zur Konzentration auf Kernkompetenzen
– Motivationsaustausch
– Erhöhung von Innovation und Kreativität
– Supervision
– Gegenseitige Informations- und Wissensbefruchtung
– Erzielung von Wettbewerbsvorteilen
– Leistungssteigerung durch Aufgabenkumulation
– Einbringung der Stärken der Netzwerkpartner
– Gegenseitige Arbeitsaufträge
– Steigender Profit u. a. durch Kosteneinsparung
– Erweiterung des Akquisitionsfeldes, Steigerung der Akquisitions-
  stärke
– Auftreten als Gesamtorganisation
– Gemeinsame Vertragsverhandlungen mit Kostenträgern
– Steigerung der Lösungskompetenz
– Einheitliches Auftreten als Stärke am Markt
– Verbesserung des Marktauftrittes, des Marketing
	– Bindung von Zeitressourcen
	– Verlust der persönlichen Handlungsfreiheit
	  und der persönlichen Identität
	– Aufgabe von individueller Entscheidungs-
	  freiheit
	– Einschränkung der wirtschaftlichen Selb-
	  ständigkeit
	– Einzelaktionen sind nicht möglich
	– Austauschbarkeit

die Person, sondern die zu lösende Problematik an sich. Dem Patienten wird durch die von der Person abstrahierte Betrachtungsweise des Problems – oder eben »des Falles« – ermöglicht, sich gemeinsam mit dem Case Manager aus einer distanzierten Betrachtungsweise (Abgrenzung von Sach- und Beziehungsebene) für die Lösung einzusetzen. Das persönliche Engagement der Patienten ist ein zentrales Anliegen des Case Managements und für die weitere Zusammenarbeit richtungsweisend.

Case Manager: Beteiligte zu Kooperationspartnern machen

Wo sich Patienten interaktiv in die Versorgungsplanung einbringen, sind in der Regel erprobte Lösungsstrategien auszumachen. Unterstützende Beziehungen, die zur erfolgreichen Lösung des Falles von Bedeutung sein können, werden dabei sichtbar. Weitere Personen oder Dienste, die bis dahin nicht beigezogen wurden, können mit einer einfachen grafischen Darstellung der relevanten Beziehungen und deren Qualität (sog. Ecogramm) ermittelt werden. Beteiligte zu Kooperationspartnern machen, setzt eine klare Absprache (Mandat zur Kontaktaufnahme) mit dem Patienten, ein subtiles

Vorgehen bei der ersten Kontaktaufnahme mit möglichen Kooperationspartnern und nicht zuletzt eine innere Sicherheit des Case Managers über die zugewiesene Rolle voraus. Beteiligte werden zu Kooperationspartnern, wenn sie nicht vor vollendete Tatsachen gestellt werden, sondern sich aktiv am Prozess beteiligen können. Erst damit kann eine konstruktive Basis für die aktive Unterstützung des Case Managements hergestellt und die Voraussetzung dafür geschaffen werden, auf einen verlässlichen Partner zur Übernahme vereinbarter Aufgaben und Rollen vertrauen zu können.

4.3.3 Ausgestaltung von Kooperationen

Die Krankenhausleitung legt die Rahmenbedingungen für die Umsetzung des Case Managements fest und schafft die dafür erforderlichen betrieblichen Voraussetzungen, z. B. durch geeignete Qualifizierungsmaßnahmen, Anpassung von betrieblichen Abläufen usw. Darüber hinaus wird der Gestaltung von Kooperationen auf der strategischen Ebene eine zentrale Bedeutung beigemessen: Wie in einer guten Partnerschaft müssen Kooperationen im Rahmen des Case Management gepflegt werden. Kooperationen ergeben sich in der Regel aus dem Bedarf der Patienten und entwickeln sich entlang der gemeinsam bearbeiteten Fälle. Kann hier auf eine positive Erfahrung zurückgegriffen werden, steht einer künftigen Zusammenarbeit nichts im Weg. Anders jedoch, wenn in der Zusammenarbeit mit den Beteiligten nicht alles reibungslos verlaufen ist, wiederholt Meinungsverschiedenheiten auszumachen sind oder sich die am Fall Beteiligten mit der Rollenakzeptanz des Case Managers schwer tun. Hier sind entscheidungswillige Vorgesetzte gefragt, die mit der notwendigen Standfestigkeit über die problematischen Ereignisse hinweg auf der künftigen Zusammenarbeit beharren können und eine Hand bieten zu einer konstruktiven Weiterentwicklung.

Zusammenarbeit mit dem Arzt

Die komplexen Krankheitsbilder der Case-Management-Patienten zählen nicht zum typischen Patientenprofil einer Hausarztpraxis. Hinzu kommt ein sehr heterogenes und vielseitiges Angebot an Hilfsmitteln. Mehr als 50.000 Hilfsmittel sind auf dem deutschen Markt verfügbar. Fundierte Kenntnisse und praktische Erfahrungen beim Einsatz von Hilfsmitteln sowie Arznei- und Verbandmittel sind daher für den Arzt eine wichtige Hilfestellung. Unter Berücksichtigung der individuellen Bedürfnisse und Fähigkeiten des Patienten wird der Arzt durch zielgerichtete Produktinformation bei der Mengenberechnung und einer wirtschaftlichen Therapieplanung unterstützt. Mit Informationen über die Erstattungsfähigkeit von Produkten, Vorgaben der Krankenkassen zur Ausstellung der Verordnung oder Genehmigungspflichten bei den Krankenkassen entlasten Case Manager den Arzt bei Verwaltungsaufgaben. Die Dokumentation der Patientenversorgung und die kontinuierliche Betreuung und psychosoziale Beratung des Patienten unterstützen den Arzt bei der Sicherung des Behandlungserfolges (von Reibnitz 2009a, von Reibnitz 2012).

Zusammenarbeit mit Krankenhaus bzw. Rehabilitationseinrichtung

Die frühzeitige Entlassungsplanung des Patienten, in Zusammenarbeit mit allen am Prozess Beteiligten, unterstützt die Weiterführung der in der stationären Einrichtung begonnenen Therapie in der ambulanten Versorgung. Während der Betreuungszeit des Patienten werden standardisierte Patientendokumentationen geführt, um bei Komplikationen und eventuell stationärer Wiederaufnahme eine schnellen Informationsaustausch sicherzustellen und eine unverzügliche Therapieanpassung zu erleichtern.

Zusammenarbeit mit Pflegeheime und Pflegediensten

Hier erfolgt eine interdisziplinäre Planung zur Weiterversorgung des Patienten durch:
- Abstimmung und Terminplanung zur Patientenübernahme
- Erläuterung der vom Hausarzt verordneten Therapien
- Einweisung in die Bedienung und Handhabung von Medizinprodukten

Die Organisation der Hilfsmittelversorgung in Alten-/Pflegeheime gehört genauso zu den Aufgaben eines Case Managers wie die Teilnahme an Mikrovisiten. Die Case-Management-Versorgung kennzeichnet sich neben der medizinisch qualifizierten Betreuung der Patienten und der Versorgung mit den notwendigen Produkten insbesondere durch die sektorübergreifende Überleitung, Koordination und Information der am Versorgungsprozess beteiligten Zielgruppen (Beispiele für die Implementierung von Versorgungsplänen finden sich in ► Abschn. 5.1–5.4).

4.3.4 Praktische Umsetzung von Überleitungsmanagement

Für die Klinik ergibt sich durch ein nicht sachgerecht durchgeführtes Überleitungsmanagement eine Reihe von Risiken:
1. Die Versorgung kann nicht adäquat durchgeführt werden.
2. Patienten sind über finanzielle Eigen- und Folgeleistungen sowie Zuzahlungen gerade bei Hilfsmitteln und Verbandstoffen nicht aufgeklärt.
3. Geplante Leistungen werden nicht bewilligt.
4. Patienten und Nachversorgern entstehen vermeidbare Kosten.

4

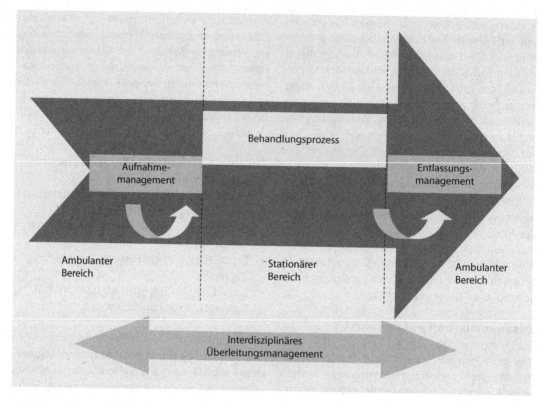

■ **Abb. 4.3**   Interdisziplinäre Überleitung im Case Management

5. Die Verweildauer verlängert sich bei unzureichender, nicht abgestimmter Überleitung und der Klinik entstehen hieraus vermeidbare Kosten.

Damit die Versorgungskontinuität gewährleistet ist und die stationär erzielten Behandlungserfolge auch zu Hause weitergeführt werden können, wird in einem interdisziplinären Überleitungsmanagement eine sektorenübergreifende Versorgungsplanung im Sinne von Case Management notwendig.

Bislang basierte die Überleitung von Patienten auf den herkömmlichen Pflegebriefen und Arztberichten, die den Anforderungen des Case Managements nicht mehr gerecht werden. Zu den Anforderungen gehören u. a. die Nutzung eines standardisierten Überleitungsbogens, der auch speziell die Situation des zu Versorgenden abbildet, eine gute Dokumentation des bisherigen Versorgungsverlaufs (z. B. Wunddokumentation), Therapieempfehlungen für die Nachversorgung sowie die

Nutzung des Angebotes von Experten wie Pflegedienste, Sanitätshäuser, Homecare-Unternehmen, die den Patienten in der poststationären Versorgung begleiten.

Alle ersten Überleitungskonzepte folgten der Erkenntnis, dass die Entlassung von Patienten besser vorbereitet werden muss. Eine Fokussierung auf Entlassungsplanung reicht aber für ein interdisziplinäres Überleitungsmanagement nicht aus, da der Prozess der Aufnahme und der Entlassung sowie die nachversorgenden Einrichtungen umfassender einzubinden sind (■ Abb. 4.3).

Der Case Manager erfüllt im Rahmen des Überleitungsmanagements zahlreiche Aufgaben, die eine ganzheitliche Patientenversorgung und ein effizientes Schnittstellenmanagement ermöglichen:

— Implementierung des Überleitungsmanagements und Information aller beteiligten Berufsgruppen
— Präsentation und Optimierung bzw. Anpassung der Dokumente für die Überleitung

- Ermittlung des poststationären Versorgungsbedarfs der Patienten durch mehrere Assessments
- Dokumentation der Daten und medizinischen Informationen der Patienten
- Ermittlung des optimalen Entlassungszeitraums
- Zusammenführung aller an der Entlassung des Patienten beteiligten Berufsgruppen inklusive der nachversorgenden Einrichtungen
- Organisation, Koordination und Steuerung der Nachversorgung des Patienten
- Evaluation des poststationären Versorgungsprozesses

Wichtig ist auch, den Patienten mit in die Überleitung und das Case Management einzubinden, denn letztendlich ist der Patient der Antragsteller und Vertragspartner für alle Nachsorgemaßnahmen und wählt die Nachsorgeeinrichtung aus.

Nach der Aufnahme des Patienten in das Krankenhaus stellen Ärzte und Pflegekräfte anhand allgemeiner Risikoparameter fest, ob der Patient eine Überleitung benötigt. Kriterien sind hierbei z. B. die Widereinweisung des Patienten in die Klinik, ein Pflegebedarf, den der Patient nicht selbstständig bewältigen kann, sowie ein bestehender Hilfsmittelbedarf (Hannappel u. von Reibnitz 2012, S. 53).

Anhand eines Konsilscheins wird der Case Manager über den Überleitungsbedarf eines Patienten informiert und erhebt anhand eines Assessments den differenzierten Versorgungsbedarf. Auf Grundlage des Assessments involviert der Case Manager die erforderlichen Berufsgruppen und koordiniert den individuellen Versorgungsplan für den Patienten. Der Case Manager hat dabei eine organisierende und übergeordnete Funktion; die operative Ebene bleibt bei den beteiligten Berufsgruppen des Krankenhauses. Durch die koordinierende Funktion des Case Managers werden die Verweildauern optimiert, so dass die Patienten im optimalen Entlassungszeitraum aus der Klinik entlassen werden. Auch poststationäre Versorgungspartner, wie z. B. ambulante Pflegedienste, stationäre Pflegeeinrichtungen und niedergelassene Ärzte werden im Vorfeld über die Entlassung des Patienten und die organisierte poststationäre

Versorgung informiert. Nach der Entlassung des Patienten erfolgt an zwei Zeitpunkten eine Evaluation, wobei sowohl der Patient als auch die Versorgungspartner einbezogen werden. Die Evaluation verfolgt das Ziel, die Überleitungsprozesse zu überprüfen und zu verbessern, Probleme aufzudecken und bei Bedarf weitere ambulante Hilfen aufzuzeigen. Somit wird auch auf diesem Weg die Re-Einweisung der Patienten in die Klinik vermieden.

Case Management fokussiert sich auf diejenigen Fälle, die besonders starke Abweichungen ausweisen. Grundlage hierfür sind in Deutschland zumeist die vom InEK (Institut für Entgeltkalkulation) veröffentlichten Daten, die ein Benchmarking erlauben. Ergänzend sollte man eine Analyse der Wiedereinweisungen anschließen. Die Vorgehensweise orientiert sich an den folgenden Schritten:

- Ermittlung von Indikatoren für eine mögliche Wiedereinweisungen
- Ermittlung von DRGs mit häufigen Überschreitungen
- Ermittlung von DRGs mit sehr langen Überschreitungen

Die über diese Filter identifizierten Fälle lassen sich dann hinsichtlich ihres Versorgungsbedarfes durch einen Case Manager koordinieren. Für eine erfolgreiche Implementierung des Überleitungsmanagements ist die Planungsphase von besonderer Bedeutung, da hier die bestehenden Strukturen des Krankenhauses analysiert werden. Aufbauend auf diesen Ergebnissen wird in Zusammenarbeit mit den verschiedenen Berufsgruppen der Klinik das theoretische Versorgungskonzept an die Prozesse und Strukturen der Klinik angepasst.

Im Anschluss daran erfolgt eine detaillierte Information und Schulung aller an der Überleitung des Patienten beteiligten Berufsgruppen, wie z. B. Ärzte, Pflegekräfte, Mitarbeiter des Sozialdienstes und externe Versorgungspartner.

Überleitungsmanagement arbeitet mit Patienten, die einen hohen poststationären Versorgungsbedarf aufweisen. Im Rahmen eines stations- oder abteilungsbezogenen Qualitätszirkels können sich alle Berufsgruppen an der Optimierung der Überleitungsprozesse beteiligen. Die Handhabbarkeit der Dokumente und die Abläufe der Überleitung werden kontinuierlich überprüft und auch verbessert.

4.3.5 Ergebnisse von Case Management

Case Management eignet sich als Methode zur interdisziplinären Versorgung von Patienten, insbesondere dort wo eine individuelle Fallbetreuung die Versorgungsqualität verbessern kann (von Reibnitz 2009b).

1. *Bessere Patientenorientierung*
   - Verbesserte Rahmenbedingungen für Mitentscheidung, und Mitverantwortung der Patienten/Angehörigen im Betreuungs- und Gesundungsprozess (bessere Koproduktion
   - Bessere Information für Patienten/Angehörige
   - Höhere Compliance
   - Steigerung der Zufriedenheit für behandelte Patienten
   - Vermeidung von Verunsicherung der Patienten
   - Verhinderung von poststationären Versorgungs- und Betreuungslücken
   - Vermeidung unnötiger Belastungen, wie z. B. durch Doppeluntersuchungen
   - Vermeidung unnötiger Hospitalisierung

2. *Bessere Zusammenarbeit der professionellen Betreuer (Integration)*
   - Bessere Kommunikation, Kooperation und Abstimmung zwischen stationären und ambulanten Betreuern in der Zuweisungs- und Aufnahmeentscheidung, prästationären Diagnostik, poststationären Therapie und Medikation
   - Verfügbarkeit aller relevanten Patientendaten und Vorbefunde im Krankenhaus und bei der poststationären Versorgung
   - Berücksichtigung aller vorhandenen Patientendaten
   - Weiterführung begonnener Therapie-, Pflege- und Behandlungspläne bei der Übergabe von Patienten vom ambulanten Bereich in den stationären Bereich und umgekehrt
   - Differenzierte Kenntnis über und besseres Verständnis für Arbeitsabläufe in den jeweiligen Versorgungssektoren und Berücksichtigung dieser Besonderheiten für eine abgestimmte Betreuung und Versorgung über Sektorengrenzen hinweg
   - Stärkung des Vertrauens in laufende Kooperationen der professionellen Betreuer
   - Etablierung einer optimalen EDV-Infrastruktur bei allen relevanten Partnern
   - Optimierung der Information und Kommunikation durch Standardisierung von: Form, Inhalt, Zeitpunkt, Zugriffsmöglichkeit, technischen und sozialen Informations- und Kommunikationsprozessen und Komplexitätsreduktion

3. *Effizienter Einsatz der Mittel*
   - Effizientere Zuweisungsprozesse, Entlastung der Zuweiser durch Informationen über Zuweisungs- und Aufnahmemodalitäten
   - Effizientere Aufnahmeprozesse, Entlastung des Krankenhauses bei administrativem Aufwand und diagnostischer Abklärung
   - Effizientere Entlassungsprozesse, Entlastung sowohl für den stationären als auch für den ambulanten Bereich
   - Effizienter Umgang mit Dokumentationen
   - Vermeidung von Doppeluntersuchungen und -leistungen
   - Vermeidung von Verordnung unnötig teurer Medikamente
   - Vermeidung unnötiger Klinikaufnahmen
   - Vermeidung unnötig langer Krankenhausaufenthalte
   - Vermeidung unnötiger Betreuungseinsätze in der ambulanten Versorgung

Durch Case Management lassen sich Schnittstellenprobleme in der Versorgung optimieren (◘ Tab. 4.5).

4.3.6 Wirtschaftliche Bedeutung von Case Management

Die Verkürzung der Verweildauern führt in den Krankenhäusern zu folgenden Effekten: Aufnahme von Patienten mit geringeren Schweregraden, was eine frühere Entlassung mit sich bringt und daher Kosteneinsparungen ermöglicht.

◻ Tab. 4.5 Schnittstellenoptimierung durch Case Management

Wegfall von Schnittstellenproblemen	Steigerung der Prozess- und Behandlungsqualität
Kurze Wege für Patienten, Mitarbeiter und Informationen	Kostenreduktion
Klare abgegrenzte Aufgaben und Verantwortlichkeiten	Steigerung der Handlungsflexibilität
Prozessverantwortung der Mitarbeiter und Entscheidungskompetenz	Mitarbeiterbeteiligung und -motivation
Kunden- und Mitarbeiterorientierung	Risikominimierung
Kooperationsförderung zwischen Krankenhaus, niedergelassenen Ärzten und Kostenträgern	Dienstleistungstransparenz

Das setzt allerdings voraus, um wirklich quantitativ relevante Effekte zu erzielen, dass man die wichtigsten Einweiser der zur Diskussion stehenden Abteilungen entsprechend instruiert und selektiert hat.

> — Verlegung der Patienten in einem medizinisch frühen Stadium in andere Pflegeeinrichtungen, Reha-Stationen oder ins häusliche Umfeld.
> — Frühere Entlassung bei Nutzung von Methoden der minimal-invasiven Chirurgie, ohne medizinische Risiken für die Patienten.
> — Überweisung von Patienten mit einem hohen medizinischen Risiko in andere stationäre Einrichtungen. Was aber hohe Transparenz über die durchschnittlichen Verläufe in den relevanten DRGs voraussetzt.
> — Die Implementierung von Case Managements in den Krankenhäusern.

Grundsätzlich haben unterschiedliche DRGs (Diagnoses related Groups) ein unterschiedliches Potenzial für einen Case Management.

Die wichtigsten Hauptdiagnosengruppen (HDG) für Case Management sind (von Reibnitz 2009a):

— HDG 04 (E) Krankheiten der Atmungsorgane
— HDG 05 (F) Krankheiten des Kreislaufsystems
— HDG 07 (H) Krankheiten des hepatobiliären Systems und des Pankreas
— HDG 08 (I) Krankheiten des Muskel- und Skelettsystems
— HDG 11 (L) Krankheiten der Niere und ableitenden Harnwege
— HDG 06 (G) Krankheiten des Verdauungssystems
— HDG 01 (B) Krankheiten des Nervensystems

So fallen durchschnittlich in einem bundesdeutschen Krankenhaus 10% aller Fälle in diese Hauptdiagnosegruppen. Krankenhausfälle aus diesen Hauptdiagnosegruppen zeigen erfahrungsgemäß einen Bedarf an poststationärer Versorgung. Die Analyse von relevanten Krankenhausdaten (§ 21 Datensatz) ermöglicht z. B. Aussagen über den Zusammenhang von Verweildauer und Diagnose, Schweregrad und Case-Mix-Entwicklung zu treffen. Das Einsparpotenzial kann in Tagen und als kumulierte Durchschnittskosten auf Basis von Verweildauerüberschreitungen und Schweregrad-Zuordnung analysiert werden. Potenzielle Ansatzpunkte für Case Management zeigen sich sowohl bei DRGs mit überdurchschnittlicher Verweildauer als auch bei Fällen mit Verweildauer-Überschreitung bei unterdurchschnittlichem Schweregrad, z. B. in chirurgischen Abteilungen (von Reibnitz 2009a).

Häufig handelt es sich um Patienten mit Versorgungsproblemen im Bereich Stoma, Kontinenz, Wundversorgung, etc., allesamt typische Hindernisse beim Übergang in die poststationäre Versorgung. Bei durchschnittlichen Kosten von rund 400 € pro Tag im Krankenhaus lassen sich auf diese Weise erhebliche Einsparpotenziale darstellen, die leicht einen 6-stelligen Betrag ausmachen können (von Reibnitz 2009a).

Case Management kann als ganzheitlicher Ansatz auch durch Umsetzung klinischer Behandlungspfade den prozessorientierten Ablauf des Patienten fördern. Eine umfangreiche Metaanalyse der TU Dresden untersuchte im Jahr 2006 weltweite Studien über Behandlungspfade auf deren ökonomische Bedeutung hin (Baierlein et al. 2008). Patienten, die nach standardisierten Abläufen behandelt wurden, konnten das Krankenhaus durchschnittlich 1,7 Tage früher verlassen und kosteten durchschnittlich pro Fall 212 € weniger. Die durch ein umfassendes Überleitungsmanagement realisierten Potenziale können damit maßgeblich zur Zukunftssicherung beitragen.

Case Management im Krankenhaus schafft Transparenz hinsichtlich der Versorgungsprozesse. Durch regelmäßige Besprechungen zwischen Case Manager und Ärzten, die Weitergabe von Informationen und Fallbesprechungen wird ein interdisziplinäres Team aufgebaut, das die optimale Entlassung des Patienten im Blick hat.

Aufgrund der neuen Vorgaben des Wettbewerbsstärkungs-Gesetzes ist die Funktion des Case Managers umso wichtiger, denn nicht nur die Kontrolle der Liegezeiten, sondern auch die Überweisung der Patienten in die poststationäre Versorgung wird gesteuert. Ein gut funktionierendes Case Management muss in die Behandlungsstrukturen eines Krankenhauses einbezogen werden. Die Entlassung des Patienten wird koordiniert und alle nachversorgenden Einrichtungen informiert.

Für die stationäre Versorgung resultieren Vorteile durch die Einbindung von Homecare, da rechtzeitige Information über die Entlassung der Patienten genügend Vorbereitungszeit für die Einsatzplanung der Dienste gewährleistet und der Einsatz der Betreuung bei Entlassung der Patienten erfolgen kann. Aus Sicht des Klinikpersonals können Case Manager anhand ihrer einschlägigen ambulanten Erfahrung die Patienten und Angehörigen besser über die Betreuungsmöglichkeiten zu Hause informieren und diese in ihren Entscheidungsprozessen kompetenter begleiten.

4.3.7 Interdisziplinäre Behandlungspfade – Instrument im Case Management

Die Gesundheitspolitik fordert zunehmend eine kostengünstige Patientenversorgung. Lösungsansätze hierfür liegen u. a. in der Nutzung von interdisziplinären Behandlungspfaden bei gleichzeitiger Integration eines Überleitungsmanagements. Für die Klinik resultieren aus dem DRG (Diagnoses Related Groups)-System neue Herausforderungen

an das Risikomanagement und Haftung für die Patientenbehandlung. Risikofaktoren für das Krankenhaus stellen ein längerer Patientenaufenthalt als die Grenzverweildauer, kein ausreichendes Nachsorgeangebot und die Entlassung im labilem Zustand sowie die Wiedereinweisung ins Krankenhaus mit derselben Diagnose dar. Optimierung und geplanter Ressourceneinsatz beeinflussen die Erlössituation für eine DRG. Hier kann Standardisierung von Behandlungsprozessen zu Kostensenkungen führen. Eine standardisierte Überleitung von Patienten und gesicherte ambulante Nachversorgung durch Case Manager kann die Rehospitalisierungsrate senken. Gerade für Kliniken, die sich an der integrierten Versorgung nach § 140 SGB V beteiligen wollen, ist die Anwendung interdisziplinärer Pfade mit entsprechendem Case Management im Hinblick auf Qualitätssicherung, Wirtschaftlichkeit und für die Verhandlung mit Kostenträgern von Bedeutung.

Bislang wurden mit Behandlungspfaden Behandlungsschritte während des stationären Aufenthaltes abgebildet. Im Zuge des DRG-Systems reicht das aber nicht aus, sondern die Schnittstellen zur Aufnahme und Entlassung aus der Klinik müssen integriert werden. Standardisierung und Controlling der Behandlungsprozesse z. B. chronischer Wunden hinsichtlich der Wirtschaftlichkeit und Qualität können mit Hilfe interdisziplinärer Behandlungspfade und Einbindung von entsprechenden Homecare-Leistungen das Risiko der Wiedereinweisung senken und einen nachhaltigen Therapie der in der Klinik begonnenen Behandlung sichern (von Reibnitz u. Hermanns 2004).

Was ist ein Behandlungspfad?

Der Begriff »Behandlungspfad« stammt aus dem US-amerikanischen Sprachraum und ist auch als Clinical Pathway oder Behandlungspfad bekannt. Dort wurden sie aufgrund von Kostendruck und DRG-Einführung entwickelt. Sie haben ihre Grundlage in der Industrie als kritische Pfade, die den kürzesten Weg zwischen Ursprung und Ziel der Produkterstellung beschreiben. In Deutschland wird im Zuge der neuer Leistungsanforderungen und Finanzierungskonzepte in Krankenhäusern zunehmend intensiver der Einsatz und Nutzen von Behandlungspfaden diskutiert. Inhalte der

Diskussion sind die Anwendung von Behandlungspfaden als Konzept zur Optimierung der Qualität von Behandlungsprozessen und Ablaufstrukturen sowie Wirtschaftlichkeitsaspekten. Auch im ambulanten Bereich im Rahmen von Qualitätssicherung und unter dem Zwang einer ökonomischen Entwicklung der Gebührenordnung der gesetzlichen Krankenkassen, arbeiten KBV (Kassenärztliche Bundesvereinigung) und Kassen schon an Behandlungspfaden.

Der Begriff Behandlungspfad (Pathway) wird in Deutschland aber sehr unterschiedlich definiert, was eine Zuordnung erschwert. In der internationalen und auch deutschen Literatur finden sich völlig verschiedene Begriffe inhaltlich gleich und wieder gleiche Begriffe inhaltlich verschieden definiert. Clinical Pathways, Patientenpfade, Behandlungspfade, Leitlinien, Behandlungsrichtlinien, Standard Procedures werden synonym und divergent verwendet (Roeder et al. 2003). Interdisziplinäre Behandlungspfade gehen über den Begriff der Behandlungspfade hinaus, da hier die berufsgruppenübergreifende Versorgung Hauptmerkmal bildet. Zur Vereinfachung wird im Folgenden mehrheitlich der Begriff interdisziplinärer Behandlungspfad verwendet.

Das Konzept der Behandlungspfade strebt eine höhere Standardisierung der klinischen Behandlung an. Grundlage sollen einerseits die wissenschaftliche Effizienz und anderseits die wirtschaftliche Effizienz bilden. Ziel ist die Erhöhung der Behandlungsqualität und der Ressourceneffizienz, was gerade vor dem Hintergrund der schwierigen wirtschaftlichen Situation vieler Krankenhäuser und nachsorgender Einrichtungen an Bedeutung gewinnt. In Abgrenzung zu den DRGs, die eine Sammelgruppe von Fällen ähnlicher Erkrankungen und vergleichbarem ökonomischen Aufwand bildet, geben Behandlungspfade Auskunft über Qualität und gute klinische Praxis. Sie beziehen sich auf definierte Krankheitsbilder und deren Diagnostik und ermöglichen die Messung von Qualität und Leistung. Hingegen variieren die Behandlungsoptionen bei den DRGs erheblich und nur selten bildet eine DRG eine Behandlungsoption ab. Daher kann es innerhalb einer DRG unterschiedliche Pfade geben und auch ein Behandlungspfad mehrere DRGs durchlaufen.

Wie arbeiten interdisziplinäre Behandlungspfade?

Ein interdisziplinärer Behandlungspfad ist *keine* medizinische oder pflegerische Leitlinie mit Darstellung verschiedener diagnostischer und therapeutischer Maßnahmen, keine Arbeitsanweisung, die die ärztliche oder pflegerische Entscheidungsfreiheit beschränkt oder eine Behandlung ohne Abweichungen vorgibt. Vielmehr stellt ein Pfad einen *Behandlungskorridor* dar, der sich an Diagnostik und Therapie für den Patienten mit einem bestimmten Krankheitsbild oder einer bestimmten Symptomatik orientiert und die Ablauforganisation sowie Patientenüberleitung mit Entscheidungsalternativen abbildet. Grundlage sind immer die klinikinterne Organisation, die poststationäre Versorgung sowie die patientenindividuellen Konstellationen. Ein Pfad sollte daher stets auf diese abgestimmt sein und nicht von extern aufgesetzt werden. Er bildet kein starres Ablaufschema und die ggf. auftretenden Probleme (Komplikationen, Nebenerkrankungen des Patienten) für die Behandlung und damit die erforderlichen Abweichungen von einem festen Schema sind immer zu berücksichtigen. Grundlegende Voraussetzungen für die Anwendung des Konzeptes der interdisziplinären Behandlungspfade sind:

- Schaffung von Transparenz über die Prozessstrukturen und -leistungen der Behandlung im Krankenhaus
- Aufnahme von Daten über Behandlungsergebnisse mit Hilfe einer Prozessanalyse

Die Transparenz erlaubt die wissenschaftliche und ökonomische Evaluation der Effektivität von Behandlungen. Die Auswahl eines optimalen Behandlungspfades erfolgt unter Kostengesichtspunkten. Durch sie könnten Kosten- und Ressourcentransparenz geschaffen werden, vor dem Hintergrund, dass ungefähr 60–70% der Behandlungsfälle in gleichen Fachabteilungen, aber unterschiedlichen Krankenhäusern, einem typischen Krankheitsverlauf folgen (von Reibnitz u. Hermanns 2004). Der Pfad mit der besten Kosten-Nutzen-Relation wird als Standard definiert. Die Vorgabe von Standards kann im Ergebnis die Verweildauer senken und auch zu einer Reduzierung des Dokumentations- und Organisationsaufwandes beitragen. Der Pfad

Tab. 4.6   Ziele von Behandlungspfaden. (Aus von Reibnitz u. Hermanns 2004, S. 437)

Hauptziele	Nebenziele
1. Steigerung der Behandlungsqualität (Qualitätsmanagement) 2. Standardisierung auf hohem Niveau (Qualitätssicherung) in den Bereichen Diagnostik, Therapie, Rehabilitation, Sekundärprävention (Empowerment, Patientenedukation) und paramedizinische Leistungen (Information, Aufklärung) 3. Optimierung des Behandlungsablaufs (Organisation, Vermeidung nichtklinisch bedingter langer Verweildauern) 4. Kostenkontrolle und Kostenoptimierung	1. Verbesserung der Teamarbeit (therapeutisches Team) 2. Dokumentationsverbesserung 3. Führungs- und Ausbildungsinstrument (z. B. Einarbeitung neuer Mitarbeiter) 4. Erhalt des Wissens auch bei Personalfluktuation 5. Verbesserung der Zusammenarbeit zwischen ambulantem und stationärem Bereich 6. Wettbewerbsfähigkeit und Marketing gegenüber Leistungserbringern und Leistungsfinanzierern 7. Benchmarking-Instrument (Monitoring, Vergleich und Marktpositionierung, z. B. Fallzahlentwicklung) 8. Externe Qualitätssicherung (Vermeidung von Behandlungsfehlern, Nachweisfunktion)

wird daher nicht nur als Vorgabe für die Behandlung, sondern auch als Dokumentationsinstrument eingesetzt, indem er selbst die Basis für die behandlungsbegleitende Dokumentation darstellt. Behandlungspfade bilden das zentrale Element des gesamten Behandlungsprozesses und die Grundlage für die Definition von Qualitätszielen, Kostendarstellung und die Festlegung benötigter Ressourcen (Wheeler 2000). Die Zieldefinition ist für die Entwicklung von Behandlungspfaden zwingend. Bei diesen Zielen sind Haupt- und Nebenziel zu unterscheiden (Tab. 4.6).

Ein wichtiger Erfolgsfaktor liegt in der Auswahl der richtigen Patientengruppe, für die ein Behandlungspfad erstellt wird (Hildebrandt 2001). Hierbei eignen sich insbesondere neben häufig vorkommende Fälle mit hohen Kosten, die im Assessmentverfahren selektierten Case-Management-Patienten mit geeigneter Hauptdiagnose, bei denen eine Verbesserung der Qualität und ein Kostensenkungspotential bestehen. Im Pfad werden klinische Erfahrungen und medizinische Leitlinien an die lokalen Verhältnisse eines Krankenhauses oder einer Abteilung angepasst. Die Patientengruppe, für die ein Pfad erstellt wird, sollte hinsichtlich der klinischen Parameter und Ressourcenaufwendungen relativ homogen sein, d. h. eine Gruppe von Patienten, die auf die gleiche Art und Weise behandelt wird. Der Pfad sollte während des Einsatzes regelmäßig evaluiert werden, was zur Beseitigung von Defiziten im Behandlungsablauf führt. Aus den kontinuierlichen Evaluationen resultieren

kontinuierliche Verbesserungsprozesse. Sie sind nicht auf einzelne Abteilungen begrenzt, sondern interdisziplinär für den gesamten Behandlungsfall gültig und begleiten damit auch häufig organisatorische Veränderungsprozesse (Müller et al. 2001).

4.3.8 Pfadentwicklung

Die Erstellung und Pflege von Behandlungspfaden ist ressourcenbindend, so dass nicht jede Indikation entsprechend beschrieben werden kann. Häufige, z. B. über eine ABC-Analyse der ICD-10-Kodes (International Classification of Diseases) zu identifizierende Indikationen oder auch Hauptdiagnosen eignen sich zur Entwicklung, wie z. B. Indikationen für Krankheiten mit interdisziplinärem Ansatz (z. B. Sepsis, Tumorerkrankungen, diabetischer Fuß), Krankheiten mit interdisziplinärem und -transsektoralem Ansatz (Polytrauma, Schlaganfall), Krankheiten mit hohen Behandlungskosten oder auch Krankheiten der Disease-Management-Programme. Die Entwicklung von Behandlungspfaden erfordert die Beachtung wichtiger Grundsätze wie z. B. Transparenz, Prozessorientierung, Einfachheit und Nützlichkeit, Orientierung an übergeordneten Leitlinien (z. B. AWMF=Arbeitsgemeinschaft der Wissenschaftlichen Medizinischen Fachgesellschaften) und Standards, situative Vorgehensweise und Zeitbezug. Die Entwicklung von interdisziplinären Behandlungspfaden beginnt mit einer Analyse des Ist-Zustandes. Was wird gemacht? Warum wird es gemacht? Ist eine Maßnahme zweckmäßig? Die einzelnen Entwicklungsschritte sind in der ▶ Übersicht zusammengefasst:

Schritte der Pfadentwicklung

1. Beteiligte Berufsgruppen und Disziplinen definieren getrennt oder gemeinsam den *Ist-Zustand* des Behandlungsablaufs (*Ist-Analyse*).

2. Abgleich mit folgender Definition eines *Soll-Zustandes*, der formuliert und auf seine Praktikabilität geprüft werden muss (*Soll-Konzept*).

3. Behandlungsinhalte *aller Prozessphasen* (prästationäre Phase, Aufnahme, intensivstationäre Versorgung, normalstationäre Versorgung, Operation, Entlassung, poststationäre Phase), indikationsbezogene Behandlungsziele, Lehrbuchauszüge; Hinweise zu ICD-10- und OPS-301-Ziffern, Kodierrichtlinien und DRG-Gruppen.

4. Krankheits- und Behandlungsvarianten oder Behandlung von Begleiterkrankungen können in Co-Pfaden dargestellt werden.

5. Nach Definition der klinischen Vorgehensweise können kostenkalkulatorische Aspekte bearbeitet werden.

6. Alternativ kann die *Prozesskostenrechnung* nach Evaluation des Pfades in der Praxis angeschlossen werden, was die Akzeptanz bei den Behandelnden erhöhen dürfte.

7. Für jeden Pfad werden *Qualitätsindikatoren* festgelegt, die medizinischer (z. B. Belastbarkeit), organisatorischer (z. B. Wartezeiten im Bereich der Diagnostik) oder ökonomischer Natur (z. B. Medikamentenkosten) sein können.

8. Vorlegung des Pfades zur Freigabe bei den jeweiligen Leitungen des ärztlichen, pflegerischen und sonstigen Bereichs.

9. Vorstellung des Pfades innerhalb der betroffenen Bereiche und Schulung der Mitarbeiter.

10. *Verbindliche* Behandlung der Patienten nach den Grundsätzen des Pfades, soweit nicht dokumentierte Gründe entgegenstehen (z. B. Anpassung des Pfades).

Die Pfaderstellung ist für jedes Diagnosefeld immer wieder gleich und unterteilt sich in die Erfassung der durchzuführenden Untersuchungen, Labor- und Behandlungsleistungen, Medikation, Konsile, Ernährung, Physiotherapie, Patientenschulung, psychosoziale Nachsorge und Überleitungsplanung. Zur Pfadentwicklung gehört auch die Festlegung von Ein- und Ausschlusskriterien. Ziel ist, eine relativ homogene Patientengruppe zu erhalten in Bezug auf Risiko sowie notwendiger Behandlung. Einschlusskriterien legen die Grenzen des Pfades konkret fest, z. B. akuter Myokardinfarkt bei unbekanntem Koronarstatus. Ausschlusskriterien selektieren das Patientengut. Mögliche Ausschlusskriterien sind z. B. bekannte maligne Erkrankungen, hohes Anästhesierisiko oder Schwangerschaft.

Wichtig ist, dass das bisherige Procedere des Behandlungsablaufs detailliert erfasst und dokumentiert wird. Dieser umfasst in der Regel den Zeitraum von der Aufnahme des Patienten bis zu seiner Entlassung aus der Einrichtung oder auch die Überleitung in die Nachversorgung. Im Rahmen der DRG-Einführung und der damit zu erwartenden Entwicklung erscheint es sinnvoll, den Zeitraum der präoperativen/ambulanten Vorbereitungen sowie die nachstationäre Behandlung mit in den Behandlungspfad aufzunehmen. Besonderes Augenmerk ist auf eine adäquate Einbindung der Leistungen von Pflege und Homecare-Versorgern zu setzen, da sie neben der ärztlichen Seite Prozessverantwortung trägt.

Die Ist-Analyse des bestehenden Behandlungsablaufes kann durch Interviewen der Verantwortlichen der einzelnen Bereiche, die der Patient durchläuft, mit relativ geringem Aufwand durchgeführt werden. Durch die gewonnenen Daten über den Behandlungsablauf werden zum einen Schnittstellen im Behandlungsablauf deutlich und zum anderen die Personen offenbar, die an der Behandlung des Patienten beteiligt sind. Notwendigerweise muss für einen Behandlungspfad Pfadbeginn und Pfadende definiert werden. Diese können (müssen aber nicht) mit dem stationären Aufenthalt gleichgesetzt werden. Pfadaustrittspunkte können entweder zu einem anderen Pfad oder ganz zum Austritt einer Pfadbehandlung führen (z. B. Komplikation, wie Lungenembolie, Sepsis; Widerlegung der

Aufnahmediagnose). Hier ist die Integration der Überleitung wichtig und setzt die Einbindung der Homecare-Versorger in die Definition der Schnittstellen voraus (Jackson et al. 2000).

Behandlungspfade können unterschiedlich detailliert erstellt werden. Die Form der Ausgestaltung ist nicht festgelegt und sollte auf die Krankheit und die Nutzer des Pfades ausgerichtet sein. Es stehen hierzu verschiedene Methoden zur Visualisierung des Behandlungspfads, wie Text und Tabellen, Diagramme (Flussdiagramme, Algorithmen), Zeichnungen, Graphiken und Photos zur Verfügung. Amerikanische Ansätze nutzen den Behandlungspfad als Dokumentationsvorlage der Behandlung ein (z. B. im Sinne von Checklisten). Sie beinhalten eine genaue tagesbezogene Terminierung von Behandlungsabschnitten, die allerdings abhängig von der Variabilität des Krankheitsverlaufs zum Teil häufig unter- oder überschritten wird. Bedeutend sind Benutzerfreundlichkeit und die Vermeidung von Redundanzen durch zusätzliche Verlaufspläne oder sonstige Ausweitung der Dokumentation. Zukünftig unterstützt die elektronische Patientenakte die Abbildung von Behandlungspfaden. Ein wichtiges Dokument für das Case Management bildet ein standardisierter Überleitungsbogen, der die relevanten Behandlungsschritte zusammenfasst und Angaben zur Nachversorgung der Patienten enthält.

Ein neu erstellter Pfad ist vorerst für 2–3 Monate einzusetzen. In dieser Zeit werden Konformität und Abweichungen in der Behandlung, d. h. bei wie viel Prozent der Fälle lässt sich der Pfad unverändert anwenden, erfasst, diskutiert und zurückgemeldet. Diese Abweichungsstatistik stellt ein wichtiges Kontroll- und Steuerungsinstrument dar. Erst danach kann ein Pfad dauerhaft eingesetzt werden. Eine regelmäßige Kontrolle der Abweichungen gehört zur Pfadroutine. Sie gibt ergänzend Auskunft über Besonderheiten im klinischen Ablauf, ebenso wie über patientenspezifische Besonderheiten.

Die Ergebnisse der Abweichungsanalyse können zur kontinuierlichen Verbesserung des Prozesses und des Pfades eingesetzt werden. Probleme wie z. B. Komplikationsraten lassen sich an Daten darstellen und diskutieren. Die Inhalte des Pfades mit Überleitungsdokumentation werden darüber hinaus an die Hausärzte, Rettungsdienste, zuweisende oder übernehmende Einrichtungen vermittelt, um Transparenz zu schaffen, Zusammenarbeit zu ermöglichen und Schnittstellenprobleme zu minimieren. Neben einer strukturierten Kommunikation kann aus dieser Vorgehensweise auch die Intensivierung der Kooperation (horizontal, vertikal) folgen.

4.3.9   Fazit

Insbesondere die Verzahnung der verschiedenen Organisationseinheiten während des stationären Aufenthaltes des Patienten und die Kooperation zwischen stationärem und ambulantem Bereich bedarf bei der Implementierung von interdisziplinären Behandlungspfaden einer Optimierung und oft einer neuen Einsicht bei Klinikleitern, dass ohne Arbeit im Team (Abteilungen, Ärzte, Pflegekräfte, weiteres medizinisches Fachpersonal) nichts – weder medizinisch noch ökonomisch - optimal laufen wird. Die mangelnde Transparenz der Prozesse, ein zurzeit oder nur teilweise vorhandenes Kostenbewusstsein der Beteiligten sowie berufsgruppenspezifische Abgrenzung verhindern hier noch eine optimale Nutzung vorhandener Ressourcen.

Ein Behandlungspfad ist ein Steuerungsinstrument und beschreibt den optimalen Weg eines speziellen Patiententyps mit seinen entscheidenden diagnostischen und therapeutischen Leistungen und seiner zeitlichen Abfolge. Interdisziplinäre und interprofessionelle Aspekte finden ebenso Berücksichtigung wie Elemente zur Umsetzung, Steuerung und ökonomischen Bewertung. Behandlungsprozesse müssen in Zukunft nach klaren Ablaufplänen und transparenten Konzepten stattfinden. Die Zusammenarbeit unterschiedlicher Berufsgruppen muss zielgerichtet und strukturiert erfolgen. Behandlungspfade orientieren sich an den Grundsätzen des Case- und Qualitätsmanagements. Die Steuerung des medizinisch-pflegerischen Behandlungsablaufs erfolgt auf der Basis der Evidence Based Medicine und Evidence Based Nursing. Nicht alle Patienten eines Krankenhauses sind einem Behandlungspfad zuzuordnen. Die Pfadinhalte befassen sich mit einzelnen Maßnahmen des Behandlungsablaufs, der dahinterliegenden Zeit und den benötigten Ressourcen.

Mit interdisziplinären Behandlungspfaden kann eine detaillierte Prozesssteuerung und Kostenreduktion gut dargestellt werden. Medizinische Leitlinien/Pflegestandards der Einrichtung sind das Rückgrat der Behandlungspfade. Mit Hilfe eines interdisziplinären Behandlungspfades lässt sich der Behandlungsablauf detailliert beschreiben und festlegen. Dies beinhaltet sowohl die stationäre als auch die ambulante prä- und poststationäre Behandlung. Sie dienen damit auch als Kommunikationsinstrument, mit dem die Klinik ihren Qualitätsstandard gegenüber dem Kostenträger definiert. Die Verhandlungspartner orientieren sich bei den Gesprächen am Pfadinhalt. Für die integrierte Versorgung dient der interdisziplinäre Pfad auch zur Kalkulation von Komplexpauschalen, die die Kosten der gesamten stationären und poststationären Behandlung abbilden. Damit stellt er einen wesentlichen Bestandteil der Vertragsverhandlungen mit den Kostenträgern dar. Darüber hinaus lassen sich in Abhängigkeit des Bedarfs zusätzlich andere Leitungserbringer wie z. B. Sanitätshäuser, Homecare-Unternehmen und Apotheken vertraglich gemäß der definierten Behandlungsstandards einbinden.

Voraussetzung für die erfolgreiche Erstellung und Einführung von Behandlungspfaden im Case Management ist die Bereitschaft aller beteiligten Berufsgruppen und Abteilungen zu einem intensiven Dialog, zur Kooperation sowie zum horizontalen Management und Abbau von Hierarchien. Die Einführung von interdisziplinären Pfaden unterstützt den Abbau von Informationsdefiziten und Bürokratie im Krankenhaus und steigert die Qualität der Krankenhausleistungen. Es gibt aber kein Kochbuchrezept mit Erfolgsgarantie, sondern Behandlungspfade müssen krankenhausindividuell entwickelt werden. Dies erfordert die Bereitschaft und den Willen zu Veränderungen und die muss primär in den Köpfen und nicht auf dem Papier erfolgen. Die Nutzung eines interdisziplinären Pfades mit einem Überleitungsmanagement in nachgelagerte Versorgungsformen hilft, stationäre Verweildauern zu senken, Wiederaufnahmen ins Krankenhaus und Kosten zu reduzieren. Eine weiterführende und nachhaltige Umsetzung dieses Konzeptes erfordert:

- Standardisierte, interdisziplinäre Überleitung der Patienten in den poststationären Bereich
- Ausbau der Versorgungsberatung für Patienten, pflegende Angehörige
- Weiterentwicklung der Therapiestandards z. B. für die Wundversorgung
- Verbesserung der Aus- und Weiterbildung der beteiligten Professionen
- Profilbildung und Überwindung tradierter postmoderner Pflegeauffassung
- Weiterentwicklung der Qualitätssicherung in der poststationären Versorgung
- Stärkere Kooperation der Leistungserbringer

Ein effizientes Case Management setzt vernetzte Versorgungsstrukturen voraus, auf die der Case Manager für den Einzelfall steuernd zugreifen kann.

Die Einführung und Umsetzung von Case Management in Krankenhäusern und im vernetzten Zusammenwirken ist eine anspruchsvolle und durchaus langwierige Aufgabe, die besondere Sorgfalt verdient. Bei der Implementierung sind gewachsene Case-Management-Strukturen zu berücksichtigen und weiter zu qualifizieren sowie Arbeitsweisen aller am Versorgungsprozess Beteiligten, aber auch die spezifischen Anforderungen des Case Managements, zu integrieren.

4.4 Monitoring und Evaluation

Christine von Reibnitz

4.4.1 Monitoring

Das kontrollierende Begleiten (Monitoring) der Hilfeleistungen während der Umsetzung ist eine weitere Aufgabe des Case Managements innerhalb des Gesamtprozesses. Hierbei orientiert sich der Case Manager an dem schriftlich vereinbarten Versorgungsplan. Dieser sollte neben den Hauptzielen auch Kriterien für die Durchführung der Leistungen, die Zielerreichung, die Wünsche und Bedürfnisse des Patienten und weitere, getroffene Absprachen und Vereinbarungen enthalten. Zusätzlich zu dem Monitoring des Case Managements führt jede beteiligte Profession ihrerseits ein Monitoring

Begleitbogen Frau/ Herm XXX, erstellt am TT.MM.JJJJ (Lfd. Nr.: X)

Ziele der Hilfe

Bezüglich des Ziels a)

Zielformulierung:

z.B. Frau/ Herr XXX hat sich zum Ziel gesetzt..., indem sie/ er....

Stadium der Zielumsetzung

Bereits erledigte Aufgaben:

Aufgabe	Erledigt am	Erledigt von	Ergebnis/ Bemerkung

Noch zu erledigende Aufgabe:

Aufgabe	Beteiligter Dienst/ Person	Zuständig	Termin

◘ **Abb. 4.4**   Monitoringblatt

durch. Dieses »Teilmonitoring« ist Bestandteil eigener Versorgungskonzepte (z. B. Pflegeplanung) und der interprofessionellen Ausführungsplanung. Stellt der Case Manager Abweichungen zwischen dem »Soll« im Versorgungsplan und dem »Ist« in der Durchführung oder den erzielten Ergebnissen fest, ist es seine Aufgabe dafür zu sorgen, dass die Versorgung nach bestehender Planung im Sinne des Patienten eingehalten, bzw. an neue Bedarfe angepasst wird (s. auch Anwaltschaft »advocacy,« weiter oben). Man könnte an dieser Stelle auch von der Einleitung notwendiger Korrekturmaßnahmen im Rahmen einer Qualitätssicherung sprechen. Dies macht die Vielschichtigkeit von Monitoring deutlich und lässt erkennen, wie wichtig für den Erfolg von Case Management eine eindeutige und akzeptierte Aufbau- und Ablaufstruktur ist. Zusätzlich müssen die handelnden Personen über hohe methodisch-fachliche wie persönlich-soziale Kompetenzen verfügen. Für alle Elemente des Case-Management-Konzeptes gilt, dass zu deren Anwendung weitere »Werkzeuge« und Methoden zum Einsatz kommen. Für das Beispiel Monitoring sind die Werkzeuge in der ▶ Übersicht (van Riet u. Wouters 2002, S. 227ff.) zusammengefasst:

Werkzeuge des Monitorings
- Strukturierte Fallbesprechungen mit dem Versorgungsteam
- Inaugenscheinnahme durch Hausbesuche beim Patienten und Dokumentation der Ergebnisse (Visitenprotokolle)
- Hausbesuche auch während der Versorgung durch die Leistungserbringer
- Auswertung der Dokumentationen
- Befragung der Patienten und Angehörigen, persönlich/mittels Fragebögen/telefonisch
- Beschreibung festgestellter Soll-/Ist-Abweichungen und ihrer möglichen Ursachen
- Rückmeldung der Ergebnisse an die Beteiligten/Feedbackrunden-Bögen
- Korrekturmaßnahmen einleiten/Einzel-Fallbesprechung
- Umsetzung der vereinbarten Korrekturen überwachen

Ein Monitoringblatt zur Kontrolle von durchgeführten Maßnahmen zeigt ◘ Abb. 4.4.

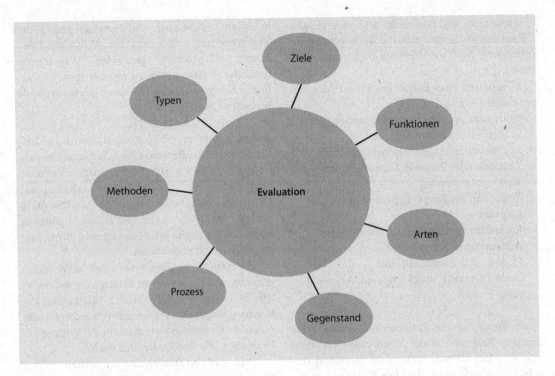

○ Abb. 4.5 Handlungsfelder Evaluation

Im Unterschied zur Evaluation ist *Monitoring* eine kontinuierliche Analyse von Informationen, die Hinweise darauf geben, ob der Case-Management-Prozess so läuft, wie es ursprünglich geplant war. Auf dieser Grundlage kann die Versorgungsplanung je nach Bedarf angepasst und Prozesse optimiert werden.

Die Dokumentation spielt eine zentrale Rolle im Monitoring. Eine sauber geführte Dokumentation dient der Ergebnissicherung.

An das Monitoring schließt sich im Case-Management-Prozess die Evaluation an.

> ◉ — **Monitoring: Kontinuierliche, routinemäßige Beobachtung eines Sachverhaltes oder Prozesses mit dem Ziel, Veränderungen frühzeitig zu erkennen.**
> — *Evaluation:* **Prozess mit dem Ziel, möglichst objektiv den Zielerreichungsgrad sowie weitere mögliche Auswirkungen einer Aktivität anzugeben. Häufig wird unterschieden zwischen der Evaluation einer Struktur, des Ablaufs und des Ergebnisses.**

4.4.2 Evaluation

Der Begriff Evaluation stammt ursprünglich aus dem Französischen (Wortstamm lat.: »valuere« = bewerten). Im deutschen Sprachgebrauch wird die Evaluierung als Synonym für die Evaluation gebraucht. Evaluation und Monitoring sind ähnliche Funktionen im Case Management. Feststellen lässt sich jedoch, dass das Monitoring ausschließlich während des laufenden Versorgungsgeschehens durchgeführt wird und eine Kontrollfunktion hat (vgl. Wendt 2001, S. 128), während die Evaluation zusätzlich als rückblickende Abschlussanalyse beim »Austritt« des Patienten aus dem System erfolgt und umfassender sein kann. Evaluation bedeutet allgemein die Beschreibung, Analyse und Bewertung von Prozessen und Organisationseinheiten. Evaluation befasst sich mit Handlungsfeldern, in denen herkömmliche ökonomische Bewertungen zu kurz greifen. Dieser Abschnitt führt in die Welt der Evaluation ein und erläutert die in ○ Abb. 4.5 dargestellten Bereiche.

Monitoring und Evaluation sind unverzichtbare Funktionen für eine ständige Verbesserung der Versorgung (vgl. von Reibnitz u. Sonntag 2012, S. 29f.).

Gegenstand einer Evaluation könnte beispielsweise sein:

- Evaluation der Patientenzufriedenheit (einschließlich Symptommanagement)
- Evaluation der Angehörigenzufriedenheit
- Evaluation der Prozesse, Leistungserbringung, Versorgungsplanung
- Evaluation der Zusammenarbeit im Versorgungsteam
- Evaluation der Kommunikationssysteme – Aufbau, Verlauf, Ergebnisse
- Evaluation der sozialen Netze
- Evaluation von Entwicklung und Veränderung

Nach Wendt ist die Patientenzufriedenheit ein zentrales Kriterium in der Versorgungsevaluation von Kranken (Wendt 2001, S. 129). Neben den subjektiven lassen sich objektive Kriterien ausmachen und bewerten. Objektive, messbare Kriterien lassen sich z. B. aus dem Versorgungsplan (Soll/Ist) ableiten, oder sie ergeben sich aus anderen Absprachen, Vorgaben, Verträgen und Vereinbarungen. Zahlen, Daten und Fakten für eine Evaluation lassen sich während des gesamten Versorgungsprozesses erheben und sammeln.

Ziele der Evaluation

Evaluationen sollen einem Zweck entsprechen. Dementsprechend können sie drei zentrale Funktionen erfüllen (vgl. Borrmann et al. 1999, S. 18f.):

Qualitätssicherung Evaluationen sind hier ein Instrument zum Aufbau und der Weiterentwicklung fachlicher Expertise und damit zur Aufrechterhaltung und Verbesserung der Qualität von Projekten/Maßnahmen. Damit verbunden ist die Organisation von Lernprozessen, die eine systematische Auswertung von Fehlern und Erfolgen sowie das Umsetzen der daraus entstandenen Empfehlungen beinhaltet.

Rechenschaftslegung Die mit der Planung und Durchführung von Projekten und Maßnahmen befassten Institutionen und Personen tragen die Verantwortung und haben ihre Aktivitäten/Leistungen entsprechend gegenüber Vorgesetzten und/oder Auftraggebern zu rechtfertigen. Evaluationen haben in diesem Fall einen stärker kontrollierenden Charakter.

Außendarstellung Sie können aber auch ein Instrument der Legitimation und Information darstellen. Der durch sie dokumentierte Nachweis erfolgreicher Planung und Implementierung von Projekten/Maßnahmen kann eine Marktposition stärken, das Image in der Öffentlichkeit anheben und/oder zur Legitimation der eigenen Institution gegenüber Dritten beitragen.

Da Evaluation mehr als einen Soll-Ist-Vergleich darstellt, ermöglicht sie im Idealfall die Erfassung aller Wirkungen, die durch eine Maßnahme, ein Konzept, Programm etc. ausgelöst wurden (Stockmann 2004), deshalb kann auch die Zielsetzung der Evaluation sehr unterschiedlich sein:

- Erkennen von Stärken und Schwächen
- Entwicklung von Konzepten oder Kompetenzen
- Schaffung von Transparenz, z. B. bezüglich der Qualität von Angeboten
- Verbesserung der Kommunikation
- Steuerung
- Erforschung von Wirkungszusammenhängen

Zielführend kann auch die Legitimationsfunktion (Stockmann 2004) von Evaluationen sein, um beispielsweise die Wirksamkeit von Case-Management-Konzepten gegenüber Auftrag- oder Mittelgebern nachzuweisen. Unabhängig vom Inhalt der jeweiligen Zielsetzung ist die Präzisierung der Evaluationsziele Voraussetzung für die weitere Operationalisierung, das heißt für die Erfassung mess- oder beobachtbarer Merkmale (Indikatoren). Evaluationsziele sind auf einen in der Zukunft liegenden Zustand ausgerichtet und grenzen sich dadurch gegenüber Aufgaben oder Tätigkeiten ab. Evaluationsziele sind eindeutig formulierte Aussagen, welche nur einen Sachverhalt oder Gegenstand betreffen. Es stellt sich das Problem, dass diese Ziele häufig nicht evaluierbar sind (BMFSFJ 1998). Es ist daher notwendig, das formulierte Ziel weiter zu konkretisieren. Hierfür kann eine

Differenzierung in Richt- (Grundintention der Evaluation), Grob- (konkretisieren das Richtziels in verschiedene inhaltliche Ausrichtungen) und Feinziele (konkret und operationalisierbare Ziel-ebene) erfolgen. Dabei sollten gerade Feinziele die SMART-Regeln erfüllen.

SMART-Methode

SMART-Kriterien werden bei der Bestimmung von Zielen von Maßnahmen und Interventionen herangezogen. Mit ihrer Hilfe werden Ziele so formuliert, dass sie *s*pezifisch, *m*essbar, *a*ttraktiv, *r*ealistisch und *t*erminierbar sind. SMART (engl. schlau, clever) formulierte Ziele sind ein Quali-tätsmerkmal und förderlich für die Überprüfung der Zielerreichung (Evaluation). Die SMART-Kri-terien sind ein fester Bestandteil verschiedenster Ansätze des Qualitätsmanagement und werden in der Fachliteratur zum Teil unterschiedlich be-schrieben.

▪ Voraussetzungen
Die Benutzung der SMART-Kriterien verlangt keine besonderen Voraussetzungen. Im Case Ma-nagement ist jedoch vorgesehen, Personen an der Zielformulierung zu beteiligen, die über das not-wendige lebensweltliche, praktische und fachliche Wissen verfügen, um die Kriterien mit Leben füllen zu können (z. B. einschätzen zu können, welches Ziel vor Ort realistisch machbar ist). Das heißt, es werden gegebenenfalls auch Zielgruppen und Pro-jektmitarbeiter einbezogen. Für solche interdiszi-plinären Prozesse bedarf es ausreichend Zeit sowie eine Lern- und Diskussionsbereitschaft bei allen Beteiligten.

▪ Anwendungsbereiche
Zielformulierung bei der Entwicklung und Pla-nung von Interventionen:
1. Anpassung der Zielsetzung von Maßnahmen in der interdisziplinären Versorgungsplanung an lokale Situationen beziehungsweise spezi-fische Bedarfe von Zielgruppen
2. Vorbereitung einer Überprüfung der Zielerrei-chung (Evaluation)
3. Erstellen eines Projektantrags, in dem Ziele von Maßnahmen bestimmt werden

▪ Arbeitsschritte im Überblick
SMART-Kriterien anzuwenden bedeutet, Ziele da-raufhin zu prüfen, ob sie folgenden Kriterien ent-sprechen:
- Spezifisch
- Messbar
- Attraktiv
- Realistisch
- Terminierbar

▪ Aufwand
Der Aufwand für diese Methode variiert. Zieht man die SMART-Kriterien heran, um in einem partizi-pativen Gruppenprozess Ziele gemeinsam zu be-stimmen, kann die Diskussion zeitaufwendig sein. Viel hängt davon ab, wie ähnlich oder unterschied-lich die Sichtweisen der Beteiligten sind. Haben die Beteiligten stark unterschiedliche Einschätzungen (z. B. im Hinblick darauf, was in einem gewissen Zeitraum vor Ort attraktiv oder realistisch mach-bar ist), kann eine Einigung zeitaufwendiger sein, als wenn die Sichtweisen der Beteiligten überein-stimmen.

▪ Arbeitsschritte im Einzelnen
Ein Ziel ist dann SMART formuliert, wenn es fol-genden Kriterien entspricht:
- S = Spezifisch
- Ist das Ziel konkret und eindeutig? Ist klar, was sich durch die Maßnahme bei wem ver-ändert haben soll?
- M = Messbar
- Ist es möglich, zu überprüfen, ob das Ziel erreicht wurde? Nicht jedes Ziel bzw. jede Zielerreichung ist in Zahlen messbar – es gibt auch andere Wege, zu beurteilen, ob ein Ziel erreicht wurde. Hilfreich sind in jedem Fall Indikatoren (lat. indicare »anzeigen«), die Aufschluss darüber geben, ob ein beabsichtig-ter Prozess erfolgt ist. Indikatoren für die Ak-zeptanz einer Aktion könnten z. B. die Höhe der Besucherzahlen, die Stärke des Beifalls oder Rückmeldungen von der Zielgruppe sein. Gute Indikatoren entsprechen den »ZWERG«-Kriterien, d. h. sie sind zentral, wirtschaftlich, einfach, rechtzeitig und genau.
- A = Attraktiv

— Ist das Ziel für alle Beteiligten erstrebens-
wert? In manchen Quellen wird das »A« der
SMART-Kriterien auch als »akzeptabel«, »ak-
tionsorientiert«, »ambitioniert«, »anspruchsvoll« oder »angemessen« verstanden. Letzteres
bedeutet, dass ein Ziel der Problemlage der
Zielgruppe angemessen sein sollte. Ambitioniert und anspruchsvoll bezieht sich darauf,
dass ein Ziel nicht zu niedrig gesteckt sein
sollte, denn oft sind Anstrengungen nötig, um
wichtige Ziele zu erreichen.

— *R* = Realistisch

— Ist das Ziel machbar? Ein Ziel sollte auch nicht
zu hoch gesteckt, sondern mit den vorhandenen Ressourcen und Kompetenzen realisierbar
sein.

Tipp
Das »R« nicht vergessen! Bei Zielformulie-rungen werden zum Teil (zu) hohe Ziele ge-steckt – ein »reality-check« ist angebracht: »Denken wir wirklich, das Ziel lässt sich in der voraussichtlichen Projektlaufzeit erreichen?«

— *T* = Terminierbar

— Ist das Ziel in einem überschaubaren Zeitraum
erreichbar? In manchen Quellen wird das »T«
der SMART-Kriterien mit »terminiert« bestimmt, womit darauf verwiesen wird, dass der
Zeitraum bestimmt werden sollte, in dem das
Ziel zu erreichen ist.

**Achtung! Die SMART-Kriterien stehen zum
Teil in einem Spannungsverhältnis. So kann
beispielsweise ein Ziel zwar attraktiv sein,
indem es ambitioniert ist und der Vision
der Beteiligten oder dem Leitbild der Einrichtungen entspricht. Es kann aber durchaus sein, dass dieses Ziel im vorgegebenen
Projektzeitraum nicht erreichbar und somit
nicht realistisch ist. Es gilt also, die Kriterien
gegeneinander abzuwägen.**

SMART-Kriterien lassen sich in vielerlei Hinsicht
auf Zielformulierungen anwenden, SMART kann

wie ein »neues Denkmuster« werden, das in vieler
Hinsicht hilft, gute Ziele zu setzen.

Der idealtypische Ablauf zur Bestimmung von
Evaluationszielen sollte folgendermaßen aussehen:

— Alle denkbaren Evaluationsziele zusammen-
tragen.

— Die Evaluationsziele mit dem größten Hand-
lungsbedarf auswählen.

— Die fixierten Evaluationsziele ausformulieren.

— Das Evaluationsziel in Richt-, Grob- und Feinziele unterteilen (BMFSFJ 1998).

4.4.3 Methoden

Um sich dem Erleben der am Case-Management-
Prozess Beteiligten und Betroffenen zu nähern, ist
eine methodische Vielfalt notwendig. Sowohl qualitative als auch quantitative Verfahren werden dem
Untersuchungsgegenstand und der Fragestellung
entsprechend eingesetzt, z. B. qualitative Interviews
für explorative Fragestellungen oder standardisierte Fragebögen zur Gewinnung repräsentativer
Aussagen. Während sich gewisse thematische Teil-
bereiche über standardisierte Fragebögen erheben
lassen, versagen traditionelle Instrumente der quantitativen Sozialforschung, wenn es um subjektive
Einschätzungen und individuelles Erleben und
Verhalten geht. Der Methodenmix und die flexible
Forschungssystematik, die in diesem Projekt zum
Einsatz kamen, erlaubten vielfältige Zugänge zum
Evaluationsgegenstand. Zu diesem Methodenmix
gehören neben standardisierten Erhebungsformen
und qualitativen Interviews auch Literatur- und
Dokumentenanalysen sowie Gruppendiskussionen
und Workshops. ◘ Tab. 4.7 gibt einen Überblick über
die einzusetzenden Methoden sowie über die potenziellen Stichproben und die Perspektiven, aus denen
die Evaluation erfolgt.

Tipp
Verwendete Instrumente zur Evaluation im Case Management sind vorzugsweise Patien-tenfragebogen, Mitarbeiterfragebogen, Befra-gung von niedergelassenen Ärzten, Befragung von nachbetreuenden Einrichtungen, Betten-auslastung.

Tab. 4.7 Evaluationsmethoden im Case Management			
Quantitative Methoden	**Qualitative Methoden**	**Evaluationsstichprobe**	**Evaluationsperspektive**
Schriftliche Befragung	Problemzentrierte Interviews	Patient	Selbsteinschätzung (Patient, Angehörige, Pflegekräfte)
	Gruppenbefragung	Angehörige	Fremdeinschätzung (z. B. Experten)
Statistische Auswertung vorhandener Dokumente (z. B. Ablaufbeschreibungen)	Moderierte Gruppendiskussion	Case Manager, Pflegekräfte	Sekundärdaten aus Dokumenten (Kosten/DRG; Zeit/DRG)
	Inhaltsanalyse von Dokumenten (z. B. Überleitungsbögen)	Sonstige Mitarbeiter (Sozialdienst, Krankenhaus)	

Tab. 4.8 Evaluationsarten (Kröber u. Thumser 2005, Stockmann 2004)	**Summative Evaluation**	**Formative Evaluation**
Zeitpunkt	Zum Abschluss (ex-post)	Während der Planung (ex-ante) oder Durchführung (on-going)
Primärfunktion	Abschließende Bewertung	Optimierung
Primärer Gegenstand	Produkte	Prozesse
Datenerhebung	Eher quantitativ	Eher qualitativ

Evaluationsplanung

Die weitere detaillierte Evaluationsplanung grenzt anschließend die Rahmenbedingungen ab und ermöglicht das reibungslose Ineinanderfassen einzelner Prozesselemente.

Erfolgt eine eigene Analyse und Bewertung, spricht man von Selbstevaluation. Im Gegensatz dazu erfolgt eine Fremdevaluation durch andere Personen.

Nach Wendt ist die Patientenzufriedenheit ein zentrales Kriterium in der Versorgungsevaluation von Kranken (Wendt 2001, S. 129), wonach subjektive sich von objektiven Kriterien ausmachen und bewerten lassen. Objektive, messbare Kriterien können z. B. aus dem Versorgungsplan (Soll/Ist) abgeleitet werden oder sie ergeben sich aus anderen Absprachen, Vorgaben, Verträgen und Vereinbahrungen. Zahlen, Daten und Fakten (ZDF) für eine Evaluation lassen sich während des gesamten Versorgungsprozesses erheben und sammeln.

Evaluationszeitpunkt

In Abhängigkeit des Durchführungszeitpunkts werden zwei Evaluationstypen unterschieden:

- *Summative Evaluation:* Ist eine abschließende Qualitätsbewertung hinsichtlich der definierten Ziele und Indikatoren. Die Ergebnisse fließen hinterher in neue Case-Management-Projekte ein, haben damit also keinen unmittelbaren Einfluss auf den Evaluationsgegenstand.
- *Formative Evaluation:* Zielt auf die begleitende Qualitätsverbesserung ab, d. h. die Bewertung fließt stetig in die Maßnahme, den Prozess etc. ein und führt damit zu einem kontinuierlichen Verbesserungsprozess (**Tab. 4.8**).

In Anlehnung an die definierten Ziele wird der eine oder andere Evaluationszeitpunkt gewählt, und damit bieten sich zum Teil unterschiedliche Methoden an. Während für summative Evaluationen häufig Fragebögen genutzt werden, ist für die begleitende Evaluation beispielsweise der Einsatz von Feedbackrunden, Kartenabfragen etc. denkbar.

Evaluationsinitiatoren und -beteiligte

Bei der Initiierung und Realisierung der Evaluation kann ebenfalls zwischen zwei Typen unterschieden werden:

- *Interne Evaluation:* Betroffene Personen initiieren und realisieren selbst die Evaluation der eigenen Veranstaltung, des eigenen

Programms und so weiter. Evaluierende und Evaluierte sind identisch.

- *Externe Evaluation:* Außenstehende führen eine Evaluation durch. Evaluierende und Evaluierte sind nicht identisch.

Dabei ist die Unterscheidung nicht immer trennscharf, so kann die Evaluation, die vonseiten der Prozessbeteiligten initiiert wird, einerseits intern sein, sie ist aber andererseits dann extern, wenn dies z. B. von der Krankenhausleitung veranlasst wird.

Je nachdem, aus welcher Perspektive die Evaluation vorgenommen wird, unterscheidet man zwischen Selbstevaluation und Fremdevaluation. Im Kontext von Case Management wird häufig der Begriff der Selbstevaluation benutzt. Dabei werden interne Evaluation und Selbstevaluation häufig synonym verwendet.

» Unter Selbstevaluation werden systematische, datenbasierte Verfahren der Beschreibung und Bewertung verstanden, bei denen die praxisgestaltenden Akteure identisch sind mit den evaluierenden Akteuren. (…) Der Gegenstand der Evaluation ist dabei die eigene Praxis. (DeGEval 2004, S. 5)

Für die Durchführung einer internen Evaluation bzw. Selbstevaluation spricht die rasche Durchführbarkeit bei einem verhältnismäßig geringen Aufwand sowie Evaluierende, die über eine hohe Sachkenntnis verfügen und eine wahrscheinlich höhere Identifikation mit den Evaluationsergebnissen und den daraufhin eingeleiteten Konsequenzen besitzen. Auf der anderen Seite ist häufig eine geringere Methodenkompetenz und Erfahrung sowie fehlende Distanz und Unabhängigkeit zu bemängeln. Unabhängig von welcher Seite die Evaluation veranlasst wird, ist eine genaue Abgrenzung der verschiedenen Personengruppen vorzunehmen. In ein Evaluationsverfahren können neben den direkt betroffenen Patienten auch jene eingebunden werden, die bereits durch Case-Management-Prozesse versorgt wurden oder eine Maßnahme durchlaufen haben.

Zudem können die Personenkreise innerhalb der Evaluation verschiedene Rollen einnehmen: Verantwortliche, Befragte oder Beobachtungssubjekte. In der Regel stellen Patienten, Angehörige

und Pflegekräfte die Befragten bzw. Beobachtungssubjekte dar, während die Case Manager oder die Krankenhausleitung meist die Durchführung der Evaluation verantworten.

Durch die Vielzahl der möglichen Rollenkonstellationen ist eine vorherige genaue Zuweisung notwendig. So werden mögliche Rollenkonflikte (besonders bei internen Evaluationen) zum Teil bereits im Vorfeld deutlich und können durch eine offene Auseinandersetzung minimiert oder ganz ausgeräumt werden.

Evaluationsindikatoren

Aus den vorliegenden Evaluationszielen werden in zwei Schritten operationalisierbare Indikatoren abgeleitet.

Indikatoren definieren   Ein Indikator ist eine beobachtbare oder messbare Größe, die einen wichtigen Aspekt des Evaluationsziels erfasst. Indikatoren sind somit Konkretisierungen und Ausdifferenzierungen und sollten praxistaugliche Merkmale zur Überprüfung der Ziele benennen. Dabei geht es häufig darum, sich über qualitative Anforderungen und Ansprüche klar zu werden. Da beispielsweise die Qualität des Versorgungsplans das Resultat individueller Handlungsaktivitäten und persönlicher Einschätzungen ist, muss unter den Beteiligten der Evaluation erst Einigung über die Indikatoren erzielt werden. Für diesen Prozess sollte ausreichend Zeit eingeplant werden. Sollten sich für Ziele keine Indikatoren finden lassen, muss dieses Ziel modifiziert oder eventuell weggelassen werden.

Operationalisierungen wählen   Die Operationalisierung beschreibt die konkrete Form, wie die Indikatoren erfasst bzw. gemessen werden. Dies kann z. B. mittels einer Frage für einen Fragebogen oder eines Beobachtungskriteriums für eine standardisierte Beobachtung geschehen (BMFSFJ 1998). Mit Hilfe der operationalisierbaren Indikatoren wird sichergestellt, dass die verfolgte Zielsetzung mit den ausgewählten Evaluationsmethoden erreicht wird.

4.4.4 Ablauf einer Evaluation

Um evaluieren zu können, ist ein Bewertungsmaßstab notwendig. Der Festlegung dieses Maßstabes

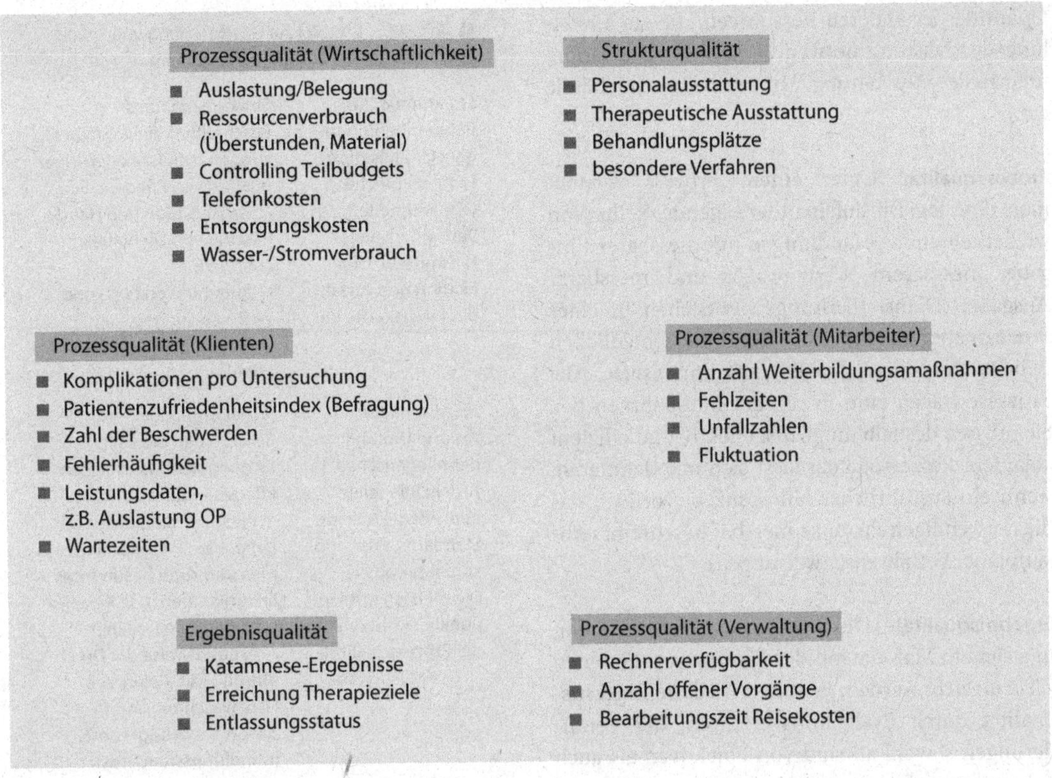

Prozessqualität (Wirtschaftlichkeit)	Strukturqualität
■ Auslastung/Belegung ■ Ressourcenverbrauch (Überstunden, Material) ■ Controlling Teilbudgets ■ Telefonkosten ■ Entsorgungskosten ■ Wasser-/Stromverbrauch	■ Personalausstattung ■ Therapeutische Ausstattung ■ Behandlungsplätze ■ besondere Verfahren

Prozessqualität (Klienten)	Prozessqualität (Mitarbeiter)
■ Komplikationen pro Untersuchung ■ Patientenzufriedenheitsindex (Befragung) ■ Zahl der Beschwerden ■ Fehlerhäufigkeit ■ Leistungsdaten, z.B. Auslastung OP ■ Wartezeiten	■ Anzahl Weiterbildungsamaßnahmen ■ Fehlzeiten ■ Unfallzahlen ■ Fluktuation

Ergebnisqualität	Prozessqualität (Verwaltung)
■ Katamnese-Ergebnisse ■ Erreichung Therapieziele ■ Entlassungsstatus	■ Rechnerverfügbarkeit ■ Anzahl offener Vorgänge ■ Bearbeitungszeit Reisekosten

■ **Abb. 4.6** Bewertungsindikatoren

bezogen auf die zu evaluierenden Kriterien dienen Bewertungsindikatoren (auch -parameter, -kennzahlen). Für eine aussagekräftige Evaluation im Case Management ist es notwendig, diese Indikatoren vor der Interventionsphase festzulegen. Ohne diese Festlegung kann keine professionelle Bewertung einer Maßnahme vorgenommen werden. Aus Sicht des Case Managements sind Indikatoren vor allem wichtig, um drohende bzw. entstehende Abweichungen vom geplanten Maßnahmenverlauf frühzeitig zu entdecken.

Dazu ist es notwendig, Beratung und Therapieprozesse so zu definieren, dass Abweichungen von dem geplanten Vorgehen und von den angestrebten Ergebnissen wahrgenommen werden. Indikatoren oder Kennzahlen haben die Aufgabe den Vergleich zwischen angestrebten SOLL-Werten und tatsächlich gemessenen IST-Werten zu erleichtern. Weiter ist zu definieren ab welchem Wert zusätzliche Korrekturmaßnahmen ergriffen werden und wie deren Wirkung überprüft wird (■ Abb. 4.6).

Während im Produktionsbereich Kennzahlen oft relativ einfach direkt am Produkt zu messen sind, hängt es im Dienstleistungsbereich oft von der Zielformulierung der Prozesse bzw. Teilprozesse ab, ob sich Kennzahlen ableiten lassen. Vorteilhaft ist es, Minimal- bzw. Maximalziele oder noch besser eine Skala der Zielausprägung zu definieren. Das Minimalziel stellt in diesem Fall die tolerable Kennzahl dar, die – wenn sie nicht erreicht wird – Korrekturmaßnahmen verursacht.

Arten von Bewertungsindikatoren

Als Gliederung für verschiedene Arten von Indikatoren bietet es sich an, das Modell der Qualitätsdimensionen nach Donabedian (1980) heranzuziehen. Donabedian unterscheidet drei Dimensionen, um den Zusammenhang von Entstehung und Messung von Qualität deutlich zu machen:

Strukturqualität Die Strukturkategorie umfasst die strukturellen Charakteristika, d. h. die Zahl und Ausbildung der Mitarbeiter und die Qualität und

Quantität der anderen Ressourcen, die zur Erstellung der Leistung notwendig sind (Organisation, finanzielle Ausstattung, Infrastruktur, Gebäude etc.).

Prozessqualität Unter einem Prozess versteht man eine logisch aufeinanderfolgende Reihe von wiederkehrenden Handlungen mit messbarer Eingabe, messbarem Wertzuwachs und messbarer Ausgabe. (Dienst-)Leistungen entstehen in einer Prozesskette, welche sich aus unterschiedlichen Arbeitsschritten (Aufgaben) zusammensetzt. Alle Prozesse tragen zum Erfolg der Maßnahmen bei. Sie müssen deshalb möglichst effektiv und effizient ablaufen. Prozessqualität lässt sich nur definieren, wenn ein ausführliches Hilfskonzept vorliegt, das die notwendigen Prozesse messbar beschreibt (Ablaufpläne, Verfahrensanweisungen).

Ergebnisqualität Die Ergebniskategorie stellt dar, in welchem Maß die mit der Leitung verbundenen Ziele erreicht werden. Ermittelt wird die Ergebnisqualität durch Evaluationsverfahren, die Veränderungen sowohl anhand von objektiven als auch anhand von subjektiven Kriterien messen. Bezogen auf dieses Modell lassen sich drei Arten von Indikatoren nennen (◘ Tab. 4.9):

- Struktur-Indikatoren: geben Auskunft über die Strukturqualität im Vergleich zu anderen Organisationen oder als Darstellung der Entwicklung
- Prozess-Indikatoren: geben Auskunft über die Qualität der Arbeitsabläufe und werden i. d. R. mittels »positiver« Mengenangaben (Durchlaufzeit, Fallzahlen) oder »negativer« Kennziffern (Zahl der Beschwerden oder Abweichungen, Fehler) gemessen
- Ergebnis-Indikatoren: können nur indirekt über die Struktur- und Prozessqualität beeinflusst werden und beziehen sich auf den objektiv messbaren »Output« oder die subjektiv beobachtbare Zufriedenheit (Kunden, Mitarbeiter).

Bewertungsindikatoren im Case-Management-Phasenkreis

Indikatoren sind ein wichtiges Instrument, um den Verlauf des Case Managements zu steuern.

◘ **Tab. 4.9** Beispiel zur Beschreibung von Qualitätsdimensionen im Case Management

Strukturqualität Rahmenbedingungen: Organisationsform, räumliche Gegebenheiten, Verfügbarkeit von Hilfsmitteln, Qualifikation und Anzahl der Pflegekräfte etc.	*Strukturstandards* Beschreiben die Voraussetzungen zum Erreichen einer qualitativen Pflege, z. B.: – Organisation und Handhabung von Dienstbesprechungen, – Angebot von Fort- und Weiterbildungen, – Rahmenbedingungen für Mitarbeiter
Prozessqualität Art und Umfang der pflegerischen Arbeit: Pflegeleitbild, Pflegekonzept, Standards, Pflegedokumentation etc. Die meisten Kritikpunkte existieren in der Prozessqualität!	*Prozessstandards* Beschreiben die Durchführung der tatsächlichen Pflegehandlung, z. B.: – Pflege des Patienten mit generellen Pflegeproblemen aufgrund bestimmter Erkrankungen, z. B. Apoplex (Standardpflegepläne) – Art und Weise der Durchführung mit Zielen, z. B. Ganzwaschung, Mundpflege, Lagerungen, etc. (Handlungsstandards) – Anforderungen an das Verhalten der Mitarbeiter (Verhaltensstandards)
Ergebnisqualität Erfolg der Pflege: Überprüfung der Pflege, Zufriedenheit und Wohlbefinden des Patienten etc.	*Ergebnisstandards (Ist/Soll-Abgleich)* Beschreiben von angestrebten Veränderungen im Verhalten und im Gesundheitszustand des Patienten

◘ Abb. 4.7 zeigt evaluationsrelevante Indikatoren im Case-Management-Prozess.

Bereits während der Analysephase werden der Handlungsrahmen und damit die grundlegenden Zielbereiche festgelegt. Während der Phase der Maßnahmenplanung werden die gemeinsam formulierten Ziele der Maßnahmen operationalisiert und damit messbar gemacht. Für den Versorgungsplan werden Zwischenziele inhaltlicher und zeitlicher Art festgehalten und wiederum mit Bewertungsindikatoren versehen. In der Interventionsphase werden diese Prozessindikatoren erhoben und überprüft (Erfolgsüberwachung). Werden diese nicht eingehalten, ist diese Abweichung zu

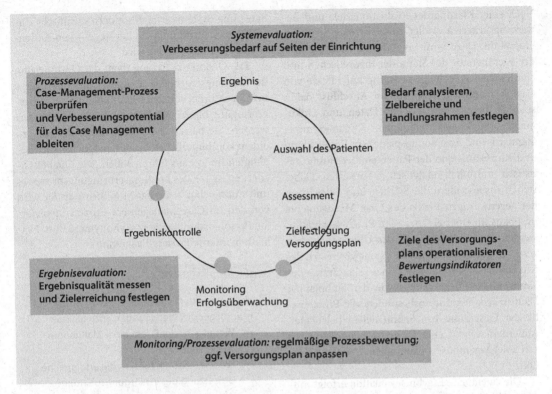

□ Abb. 4.7 Indikatoren im Case-Management-Prozess

analysieren. Ziel ist es zunächst den Maßnahme-plan anzupassen, um die ursprüngliche Zielsetzung zu erreichen. Ist dies nicht möglich, ist das Ausmaß oder der Inhalt der angestrebten Zielsetzung zu verändern.

Nach Ende der Maßnahmen wird die Erreichung bzw. der Grad der Zielerreichung festgestellt (Ergebniskontrolle). Diese Ergebnisevaluation dient dem Nachweis der Wirksamkeit gegenüber den Partnern und ist Grundlage der Überprüfung des gesamten Fallverlaufs. Ziel ist die Identifizierung von Verbesserungsmöglichkeiten in den einzelnen Phasen der Fallsteuerung (Prozessevaluation). Diese Verbesserungspotentiale können mit den Instrumenten des Qualitätsmanagements realisiert werden. Ergeben sich Hinweise auf Verbesserungsmöglichkeiten auf der Ebene des Versorgungssystems, können diese wiederum Grundlage für eine Diskussion mit den Partnern und Vertretern der betreffenden Institutionen sein und ggf. zu einer Weiterentwicklung des Systems führen.

Formulierung und Überprüfung von Bewertungsindikatoren

Bei der Formulierung und Prüfung, ob tragfähige Indikatoren formuliert wurden, kann das »RUMBA«-Modell angewandt werden. Die einzelnen Buchstaben stehen dafür für fünf Anforderungen an die Auswahl und Formulierung von Indikatoren:

1. *Relevant*: Sie messen/überprüfen das, was sie vorgeben zu messen.
2. *Understandable*: Sie sind verständlich für die Personen, die an ihnen gemessen werden.
3. *Measurable*: Sie sind (objektiv) messbar oder wenigstens (subjektiv) beobachtbar, und das mit vertretbarem Aufwand.
4. *Behaviorable*: Sie sind veränderbar, falls sie sich als nicht geeignet erweisen.
5. *Achievable*: Sie sind durch die betroffenen Personen auch wirklich mit eigenen Mitteln erreichbar.

Nach einer Klärung der Evaluationsziele und Bewertungskriterien erfolgt zunächst eine Strukturevaluation. Dazu wird im Rahmen einer Analyse der Fachliteratur der Stand der theoretischen und empirischen Forschung in Bezug auf Effekte von Case Management erhoben. Im Anschluss daran sind die bereits vorhandenen Daten und Dokumente (Stellenbeschreibungen, Organigramme, Standards und Ausbildungspläne) zur Entwicklung und zum Status quo der Patientenüberleitung statistisch und inhaltsanalytisch auszuwerten. Dabei stehen insbesondere die Stärken und Schwächen der gegenwärtigen Praxis des Case Managements im Fokus. In einer ergänzenden Prozessevaluation werden die Besonderheiten des Überleitungsprozesses in qualitativen Interviews mit Vertretern des Krankenhaus-Sozialdienstes, der Hausärzte, der Krankenhaus-Pflegekräfte sowie der ambulanten Dienste erhoben und insbesondere die Problematik der Gestaltung von Schnittstellen beleuchtet. Außerdem erfolgt eine Fallanalyse auf der Basis von Pflegeanamnese, -planung und -dokumentation.

Die eigentliche Ergebnisevaluation erfolgt mittels qualitativer (Gruppen-)Interviews mit Patienten und Angehörigen sowie durch eine standardisierte Befragung von Pflegenden und Leitungspersonen. Sie hat die Untersuchung der Programmqualität zum Gegenstand und bezieht sich vor allem auf die folgenden Bereiche:

- Zielerreichung (Entlastung von Pflegenden, Pflegebedürftigen, Angehörigen)
- Subjektive Nutzenbewertung
- Zufriedenheit mit dem Programm
- Akzeptanz
- Kompetenz/Performanz der Pflegeüberleitungskräfte
- Tätigkeitsspektrum
- Beurteilung der Effizienz/Wirtschaftlichkeit

Die Begriffe Prozess-Evaluation und Qualitätssicherung werden oft synonym verwendet. Angestrebtes Ziel ist die Qualitätsverbesserung der Leistungsergebnisse (Outputs) durch eine Optimierung der Inputs, Strukturen und Prozesse. Von Prozess-Evaluation wird gesprochen, wenn die Datenerhebung und -auswertung nicht kontinuierlich als integraler Bestandteil der Leistungserbringung innerhalb des Screening-Systems erfolgt, sondern spezifische Zusatzfragen betrifft und – in der Regel – von Außenstehenden durchgeführt wird.

Die Qualitätssicherung dient der Optimierung der Leistungsergebnisse (Outputs), indem Prozesse und Strukturen, von den Inputs über die Leistungserbringung bis zu den Outputs laufend verbessert werden. Sie basiert auf Lernschlaufen, welche zu einem kontinuierlichen Lernen möglichst aller Beteiligten im System führen sollen. Die Qualitätssicherung ist Teil des Leistungserbringungsprozesses und stützt sich u. a. auf das Monitoring ab. Sie wird von den im Case-Management-Prozess involvierten Personen durchgeführt (Synonyme: Selbst-Evaluation, interne Prozess-Evaluation).

> **Tipp**
>
> Im Rahmen der Evaluation sind folgende grundlegende Überlegungen anzustellen:
> - Woran wird der Erfolg einer Maßnahme gemessen?
> - Welche Faktoren fördern die erfolgreiche Umsetzung der Versorgungsplanung?
> - Wo gibt es besondere Schwierigkeiten bei der Umsetzung?
> - Welche Effekte wurden mit der Maßnahme erzielt?

4.4.5 Fazit

Entscheidender Gesichtspunkt der *Evaluation* ist, die Auswertung der Patientenversorgung sowohl nach innen, also auf den Hilfeprozess und seine Module, als gleichermaßen auch nach außen, also auf das System der poststationären Versorgung und die Vernetzung der Leistungserbringung. Hier gilt es festzustellen, ob und inwieweit strukturell passgenaue Antworten auf individuelle Problemlagen gefunden werden konnten und wo evtl. ein Optimierungsbedarf im Hilfesystem liegt. Die Evaluation dient der Qualitätssicherung der eingeführten Maßnahme. Sie liefert Informationen zu Verlauf und Wirkungen von Case Management. Sie macht überprüfbar, was erfolgreich realisiert werden konnte und welche Schwierigkeiten bei der Umsetzung entstanden. Evaluation lässt Schwächen und Stärken erkennen und begründen. Sie gibt Hinweise auf Verbesserungsmöglichkeiten. Die Evaluation dient zunächst dem Monitoring des Erfolgs im Sinne einer kontinuierlichen Qualitätsverbesserung. Mit der Evaluation wird darüber hinaus die Verwendung von Ressourcen legitimiert und eine Entscheidungshilfe über den zukünftigen Ressourceneinsatz zur dauerhaften Verankerung der Maßnahmen geschaffen. Außerdem lassen sich auf Basis der Evaluation Überlegungen für den hausinternen Transfer einzelner Maßnahmen anstellen und der Grundstein für den Maßnahmentransfer an andere Krankenhäuser legen.

4.5   Projektmanagement

Jochen Baierlein, Philipp Schwegel, Patrick Da-Cruz

4.5.1   Einleitung

Hat das Krankenhaus den Entschluss gefasst, Case Management einzuführen, stellt sich die Frage, wie im weiteren Verlauf vorgegangen werden soll. Der Projektmanagement-Ansatz liefert dabei ein praxisorientiertes Gerüst, das sowohl bei der Erstellung als auch bei der Implementierung von Case Management zur Unterstützung herangezogen werden kann. Insbesondere die Strukturierung in Projektphasen, die Kommunikation innerhalb des Projektteams, die Bestimmung von Tätigkeitsprofilen sowie die Anwendung von Projektmanagement-Werkzeugen sind nur einige Schlagworte, die in den nachfolgenden Ausführungen zu detaillieren sind. Im Mittelpunkt stehen dabei die Fragen:

— Welchen Beitrag kann der Ansatz des Projektmanagements zur Umsetzung von Case Management leisten?
— Welche Inhalte stehen bei den einzelnen Projektphasen im Mittelpunkt?
— Welchen Mehrwert schafft gute Projektsteuerung im Umsetzungsprozess? Bottom up vs. top down?
— Welche Instrumente stehen den Verantwortlichen zur Verfügung und wie können diese eingesetzt werden?

Abgerundet werden die Ausführungen durch ausgewählte Praxishinweise zu den Grundsätzen eines erfolgreichen Projektmanagements. Typische Fehler sowie der Umgang mit Erwartungen spielen hierbei eine wichtige Rolle.

4.5.2   Impulse zur Anwendung des Projektmanagements

Der Begriff Projektmanagement aus lat. Projektum: »das nach vorne Geworfene« und manum agere: »an der Hand führen« macht deutlich, dass durch Methoden und Techniken ein Zielzustand erreicht werden soll, welcher in der Zukunft liegt. Da der Pflegedienst gegenwärtig mit großen Herausforderungen (Kostendruck, Arbeitsverdichtung, …) konfrontiert ist und sich die Rahmenbedingungen für die beteiligten Akteure immer schneller verändern (Gesetzgebung, »Nach der Reform ist vor der Reform«, …), bedarf es Techniken, die zielorientiertes Arbeiten ermöglichen. Daher werden sich auch nur die Einrichtungen im zunehmenden Wettbewerb positionieren können, die sich schnell an die veränderten Rahmenbedingungen anpassen können und Innovationen hervorbringen. Davon ist insbesondere auch der Pflegedienst betroffen.

Auch wenn Projektarbeit als Methode nicht in jedem Krankenhaus im Vordergrund steht, kann doch die überwiegende Zahl der stationären Leistungserbringer von missglückten Projekten sprechen. Sei es die Reorganisation im OP-Bereich, der Ablauf der Urlaubsplanung oder die in letzter Zeit stark zunehmenden Projekte im Rahmen der Zertifizierungsbemühungen nach KTQ, ISO u. Ä. Typische Symptome missglückter Projekte sind nachfolgend aufgeführt:

— Viele Projekte werden entweder aufgrund Aktionismus (wir müssten da mal was machen) oder aufgrund externen Drucks (wir müssen das machen, weil die Verwaltung das will) begonnen.
— Die interne Kommunikation im Projektteam erfolgt eher auf dem Flur als zu entsprechenden Terminen.
— Eine ausreichende Projektplanung ist nicht erfolgt.
— Die internen Projektmitglieder sind derart stark mit ihren operativen Aufgaben beschäftigt, dass nicht ausreichend Zeit für die Projektarbeit verbleibt.

4

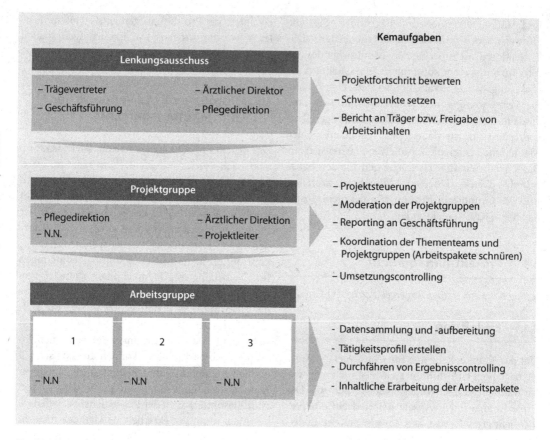

Kemaufgaben

Lenkungsausschuss

– Trägevertreter   – Ärztlicher Direktor
– Geschäftsführung   – Pflegedirektion

– Projektfortschritt bewerten
– Schwerpunkte setzen
– Bericht an Träger bzw. Freigabe von Arbeitsinhalten

Projektgruppe

– Pflegedirektion   – Ärztlicher Direktion
– N.N.   – Projektleiter

– Projektsteuerung
– Moderation der Projektgruppen
– Reporting an Geschäftsführung
– Koordination der Thementeams und Projektgruppen (Arbeitspakete schnüren)
– Umsetzungscontrolling

Arbeitsgruppe

| 1 | 2 | 3 |

– N.N   – N.N   – N.N

– Datensammlung und -aufbereitung
– Tätigkeitsprofill erstellen
– Durchfähren von Ergebnisscontrolling
– Inhaltliche Erarbeitung der Arbeitspakete

▢ Abb. 4.8   Projektphasen

- Die Unterstützung (z. B. vom Träger bzw. Vorgesetzten) wird nicht eingefordert und dokumentiert.
- Das Thema Implementierung wird unterschätzt.

Ein Wiedererkennungseffekt ist zumindest in ein bis zwei Punkten zu vermuten. Insbesondere bei der Einführung neuer Organisationsformen bedarf es eines wohlüberlegten Vorgehens.

4.5.3 Strukturierung von Projekten anhand einzelner Phasen

Es gibt viele Herangehensweisen zur Strukturierung von Projekten, allen gemeinsam ist jedoch die chronologische und aufeinander aufbauende Phasenstruktur. Eine vereinfachte Darstellung (▢ Abb. 4.8) ist somit bereits ausreichend. Als

Erfolgsfaktor kann herausgestellt werden, dass für jedes Projektmitglied die Klarheit über die aktuelle und nächste Phase zentral ist.

Diese Phasen können für jedes Projekt herangezogen werden und z. B. für eine *Pilotphase* (Case Management in einem Fachbereich) und eine anschließende *Roll-Out-Phase* (Einführung des Case Managements in einem Krankenhaus über alle Fachabteilungen hinweg) zugrunde gelegt werden.

Vorprojektphase

Je nach Initiator des Projekts ist die Klärung des Projektauftrags ein erster Schritt. In Abhängigkeit von der Trägerschaft bzw. Organisationsform der Einrichtung sind hier bereits etablierte Vorlagen vorhanden, die verwendet werden können. Ein Projektauftrag ist deshalb auch ein erster Schritt, da der Projektinitiator die Sichtweise der Projektteilnehmer, Arbeitgeber und weiterer Stakeholder im Fokus haben muss. Allen Projektaufträgen ist gemein, dass sie sowohl die Ausgangssituation als auch den Zielzustand beschreiben. Die inhaltliche Beschreibung des Projektvorhabens sollte detailliert nach der Methodik, Zeitplan, Ansprechpartner und Verantwortlichkeiten aufgeführt werden. Teilweise kann auf Erfolgsfaktoren eingegangen werden, die nochmals deutlich machen, was zum Projektgelingen beitragen kann. Eine andere Möglichkeit stellt die Beschreibung der Voraussetzungen dar, die vor Projektbeginn gegeben sein müssen: erforderliche technische Ressourcen, Personalaufwand bzw. Sachkosten etc. Abschließend ist es empfehlenswert, eine Aussage zum Berichtswesen (Art und Umfang) sowie Projektfahrplan (Zeitpunkt) zu treffen.

Projektvorbereitungsphase
Bevor das eigentliche Projekt beginnt, sind Vorbereitungen vonnöten, die eine reibungslose Durchführung des Projektvorhabens ermöglichen.

Projektzusammenstellung
Eine Herausforderung für jeden Projektmanager ist die Zusammenstellung eines effektiven Projektteams. Hierzu gibt es fünf Grundregeln, die für die Zusammenstellung von Projektteams zu beachten sind:

- Klares Ziel: Nur Projektteammitglieder, die wissen, was die gemeinsame Aufgabe bringt, werden sich voll engagieren.
- Durchdachte Zusammensetzung: Stärken und Schwächen der einzelnen Projektteammitglieder müssen sich sinnvoll ergänzen. Jedes Projektmitglied entwickelt eine Teamrolle z. B.
  - Der Spezialist stellt dem Team pflichtbewusst sein Wissen und seine Fähigkeiten zur Verfügung, ist jedoch nur in einem eng begrenzten Gebiet einsetzbar, konzentriert sich auf z. B. technische Details.
  - Der Koordinator kontrolliert und organisiert die Teamaktivitäten, wird aber auch als manipulierend verstanden und neigt dazu, persönliche Aufgaben zu delegieren.
  - Der Beobachter untersucht Ideen und Vorschläge auf ihre Machbarkeit und ihren Nutzen für die Ziele des Teams, hat aber eventuell wenig eigenen Antrieb und mangelnde Fähigkeit zur Inspiration des Teams.

  - Der Macher formt die Teamaktivitäten, Diskussionen und Ergebnisse, arbeitet gut unter Druck. Er neigt zu Provokation und nimmt zu wenig Rücksicht auf die Gefühle der anderen.
  - Der Teamarbeiter kümmert sich um schwächere oder neu hinzugekommene Mitglieder und sorgt für positive Energie, er wirkt jedoch in kritischen Situationen unentschlossen.
- Die Zusammensetzung des Teams ist des Weiteren hinsichtlich Berufsgruppen und Hierarchieebene zu beachten. Eine dreigliedrige Struktur sieht dabei die Untergliederung nach Lenkungsausschuss, Projektgruppe und Arbeitsgruppe vor. Eine klare Zuordnung von Kernaufgaben zur jeweiligen Strukturstufe fördert die Verantwortlichkeit der eingebundenen Personen (◘ Abb. 4.9; angelehnt an Oberender & Partner).
- Verbindliche Regeln für die Zusammenarbeit: Nur wenn festgelegt ist, wer wen wie informiert, lassen sich die Aufgaben korrekt erledigen. Hierzu kann ◘ Abb. 4.10, angelehnt an PadberX, Organizational Consulting Network, als Strukturierungshilfe unterstützen.
- Wechselseitiges Vertrauen: Ein wichtiger Punkt, der oftmals in Vergessenheit gerät. Ist diese Voraussetzung gegeben, so sind die ursächlichen Konfliktfelder wie z. B. divergierende Erwartungen, hierarchieübergreifende und berufsgruppenübergreifende Kommunikation (»Wenn der Arzt mit der Pflege spricht«) leichter zu umgehen und führen somit weniger häufig zu Projektabbrüchen (► Abschn. 4.3).

Arbeitspakete erstellen
Zentraler Punkt ist die Erstellung von Arbeitspaketen, die durch die Projektgruppe initiiert und durch die Arbeitsgruppen inhaltlich ausgearbeitet werden.

Tätigkeitsprofil des Case Managers
In einem Tätigkeitsprofil (Anforderungsprofil) ist neben einer Beschreibung der Qualifikationsvoraussetzung und des Ausbildungsstands die Klärung des Funktionsbereichs für den Case Manager

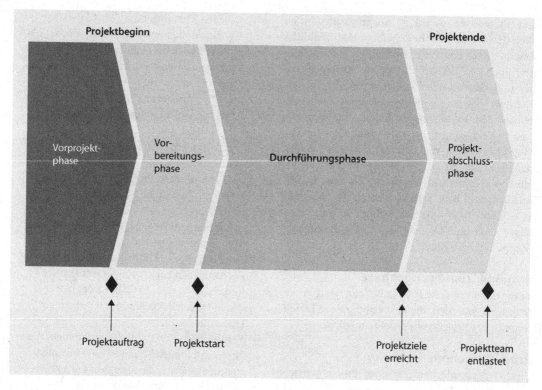

☐ Abb. 4.9   Projektstruktur

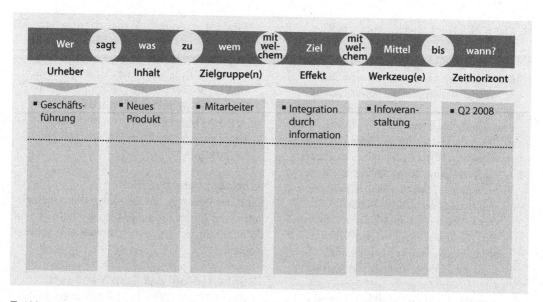

☐ Abb. 4.10   Richtige Kommunikation

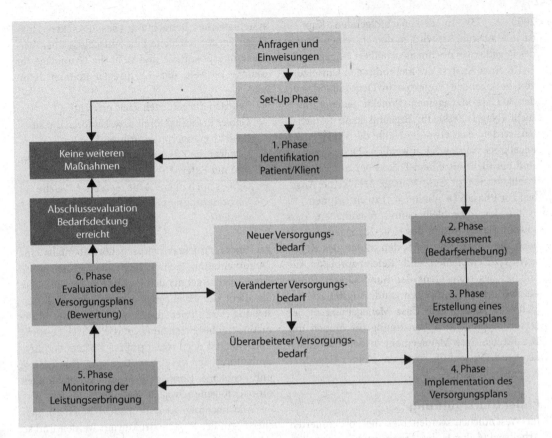

Anfragen und
Einweisungen

Set-Up Phase

1. Phase
Identifikation
Patient/Klient

Keine weitere
Maßnahmen

Abschlussevaluation
Bedarfsdeckung
erreicht

Neuer Versorgungs-
bedarf

2. Phase
Assessment
(Bedarfserhebung)

6. Phase
Evaluation des
Versorgungsplans
(Bewertung)

Veränderter Versorgungs-
bedarf

3. Phase
Erstellung eines
Versorgungsplans

Überarbeiteter Versorgungsbedarf

5. Phase
Monitoring der
Leistungserbringung

4. Phase
Implementation des
Versorgungsplans

☐ **Abb. 4.11**   Regelkreis nach Ewers

grundsätzlicher Bestandteil. In einem Gutachten (vgl. Nagel 2008) zur Frage der stärkeren Einbeziehung von (nichtärztlichen) Gesundheitsberufen in Versorgungskonzepte am Beispiel Case Management wurde u. a. festgehalten

» ...dass in lediglich 40% aller Projekte eine konkrete Definition von Case Management angegeben wird. Es ist kritisch anzumerken, dass sich diese Begriffsbestimmungen im Wesentlichen nur auf die Ziele und Funktionen des Case Managements stützen, nicht aber auf die einzelnen Prozessschritte, welche allein das Case Management zu beschreiben vermögen. (Nagel 2008, S. 30f.)

Eine weitere Klärung zum Tätigkeitsprofil ist die Fragestellung, welche Berufsgruppe Case Management übernehmen soll. Im dem Gutachten der Bundesärztekammer wurden aufgrund der

untersuchten Konzepte in Deutschland drei Varianten identifiziert. Der Arzt als explizit benannter Case Manager oder Angehörige nichtärztlicher Berufsgruppen oder Ärzte und nichtärztliche Berufe, die gemeinsam fungieren. Als Ergebnis kann festgehalten werden, dass die Zahl der nichtärztlichen Berufe dominieren (Nagel 2008).

An dieser Stelle sei nochmals darauf hingewiesen, dass der gesamte Case-Management-Prozess aus zwei koexistierenden Pfaden besteht: Ein rein medizinisch/therapeutischer Pfad sowie eine Management- bzw. Koordinationspfad. Die Aufgabe des Case Managers fokussiert somit die Management- und Koordinationsfunktion (▶ Abschn. 3.3).

Case-Management-Regelkreis

Eine Hilfestellung zur Erarbeitung der Methodik des Case Managements ist der bereits beschriebene Regelkreis nach Ewers (☐ Abb. 4.11; Ewers

2000, S. 73). In den nachfolgenden Kapiteln (u. a. ▶ Abschn. 3.1) wird zu den einzelnen Phasen des Regelkreises nochmals detailliert eingegangen.

In einer Analyse der methodischen Umsetzung von bestehenden Projekten in Deutschland wurden 30 Case-Management-Projekte genauer untersucht (Nagel 2008). Im Ergebnis kann festgehalten werden, dass etwa die Hälfte der Projekte den Regelkreis vollständig anwenden. Demgegenüber sind bei mehr als einem Drittel der untersuchten Publikationen zu Case Management keine Angaben zur Phase 6 (▶ Abschn. 4.4) zu entnehmen.

Im Resümee bleibt somit festzuhalten, dass sowohl die Definition des Case Managements als auch die Umsetzung nach den Stufen des Regelkreises zu empfehlen sind. Referenzprojekte, die anhand des Gutachtens der Bundesärztekammer beide Merkmale aufweisen, sind: Augsburger Begleitstelle Schlaganfall, Case Management in der sektorübergreifenden Versorgung für Frauen mit Brustkrebs, Case Management in der Suchtkranken- und Drogenhilfe sowie das Kölner Case-Management-Modell.

Projektdurchführung

Im Wesentlichen werden hier die vordefinierten Arbeitspakte durch die Arbeitsgruppe erarbeitet. Die Inhalte können dann im Rahmen der Projektstruktur durch die Projektgruppe geprüft und durch weitere Impulse ergänzt bzw. zur Legitimation an den Lenkungsausschuss weitergegeben werden.

Ein ergänzendes Arbeitspaket ist die Erstellung eines Umsetzungsplans, der ebenfalls durch die Arbeitsgruppe erarbeitet und inhaltlich abgestimmt an die Projektgruppe zur Prüfung und Legitimation übergeben wird. Die Dimensionen Ressourcenbedarf (Personal-, Sachkosten), Zeitplanung, Verantwortlichkeiten und Qualitätskriterien zur Zielerreichung stellen den zentralen Baustein dar.

Projektabschluss

In der Projektabschlussphase nimmt die Projektgruppe eine Prüfung der Inhalte sowie die Weitergabe im Sinne einer Empfehlung an den Lenkungsausschuss vor. Somit erfordert die Projektabschlussphase neben dem »Abschluss« auch eine systematische Betrachtung des Projektverlaufs. Diese Feedbackschleife gibt Aufschluss über Verbesserungspotentiale und stellt die Grundlage für weitere Projekte dar. Kernfragen können somit sein:

- Wurden die gesetzten Ziele erreicht?
- Gab es Erfolgsfaktoren bzw. Faktoren die zu Projektverzögerungen führten?
- Wie war die Zusammenarbeit im Projektteam und mit Externen?
- Gibt es noch offene Arbeitspunkte? Welche Verbesserungsansätze können identifiziert werden?

Zu einem Projektabschluss gehört ebenfalls eine Dokumentation (Schels 2008), deren Ziel es ist, das Gesamtergebnis des Projekts zu beschreiben. Sie dient der Erfahrungssammlung und -sicherstellung. Der Projektabschlussbericht sollte Informationen über Erreichungsgrad der Ziele, Leistung und Qualität der Projektgruppe, Kostenüberblick, Einhaltung der gesetzten Termine, Hindernisse und Probleme, Konsequenzen und Empfehlungen für nachfolgende Projekte enthalten.

Alle nachfolgenden Projekte können in gleicher Form der Phasen strukturiert werden und so eine zeitnahe und zielorientierte Umsetzung sicherstellen. Einzelne Managementtechniken werden im weiteren Verlauf nochmals exemplarisch dargestellt.

Es empfiehlt sich im Rahmen einer Pilotphase (z. B. in einem Fachbereich) die Umsetzung zu erproben, um sie dann in einer Roll-Out-Phase auf weitere Fachbereiche ausweiten zu können.

4.5.4 Projektmanagement-Werkzeuge

In Theorie und Praxis findet sich eine Vielzahl an Projektmanagement-Werkzeugen, deren inhaltliche Abgrenzung nicht immer möglich ist. Grundsätzlich existieren zu jeder Projektphase unterschiedliche Instrumente, die den Nutzer bei der Projektarbeit unterstützen können (vgl. Kuster et al. 2008). Die Betonung liegt hierbei auf »unterstützen«, denn selbst ein noch so gutes Instrument macht aus einer schlechten Projektleitung keine erfolgreiche. Im Mittelpunkt steht immer noch die

Auseinandersetzung mit dem Menschen und dem Unvorhergesehenen. Dennoch leisten Projektmanagement-Werkzeuge einen wichtig Beitrag zum Ordnen, Rechnen und Darstellen im Projekt (vgl. Litke 2007). Angesichts des Ziels, Case Management in der Pflege einzuführen, werden an dieser Stelle praxisorientierte Instrumente vorgestellt, die den Nutzer im gesamten Prozess der Projektdurchführung begleiten können. Eine differenzierte Perspektive hinsichtlich Projektphasen und -arten wird nicht vorgenommen (vgl. Kessler u. Winkelhofer 2002).

Es bleibt hierbei zu bedenken, dass die Reichweite des Projektes (Einführung in nur einem Fachbereich oder im gesamten Kliniken/Konzern), die formalen Strukturelemente (Vorgaben durch die Geschäftsführung) sowie die Unternehmens- und Führungskultur (z. B. kirchliche vs. private Einrichtung/Träger) bedeutenden Einfluss auf die Nutzung von Projektmanagement-Werkzeugen haben. Folgende Instrumente werden im Anschluss vorgestellt (vgl. Andler 2008):

- Erwartungsrevisor
- Gantt-Chart
- Next Steps
- Booz Ball

Der *Erwartungsrevisor* unterstützt das Erwartungsmanagement im Projekt. Auf proaktive Weise kann der Projektleiter damit im Vorfeld jeder Projektphase die Erwartungshaltung der Projektmitglieder hinsichtlich Verantwortlichkeit, Inhalt und Zeitplan abfragen und dokumentieren. Dies bewirkt, dass unrealistische Vorstellungen relativiert werden, und ermöglicht am Ende des Projektes oder einer Projektphase eine strukturierte Bewertung der Zielerreichung von Erwartungen. Dieses Instrument kann nicht nur der Projektleitung zur Steuerung der Projektmitglieder dienen, sondern auch den Projektmitgliedern untereinander sowie gegenüber der Projektleitung. Insbesondere unerfahrenen oder neuen Projektmitgliedern kann dies eine große Hilfe sein, um die an sie gestellte Erwartungshaltung zu überprüfen.

Zur Visualisierung des Projektgeschehens kann das *Gantt-Diagramm* dienen. Es gibt durch seine klare Struktur einen guten Überblick über die Projektaktivitäten (vertikale Achse) und deren zeitlichen Verlauf (horizontale Achse). Damit die Übersichtlichkeit gewahrt bleibt, sollten die Projektaktivitäten auf hoher Ebene aggregiert werden. Der Abschluss jeder Aktivität wird durch einen Meilenstein gekennzeichnet. Idealerweise formuliert der Verantwortliche hinter jedem Meilenstein auch das erreichte Ziel. Veränderungen im Zeitablauf durch Verzögerungen in der Umsetzung etc. können damit klar erkennbar gemacht werden. Damit dient das Gantt-Diagramm auch als Einführungsinstrument zur aktuellen Projektsituation für jede Ausschusssitzung mit dem Auftraggeber (Geschäftsführer, Pflegedienstleitung etc.).

Wird Case Management im Rahmen eines Projektes implementiert, dann bilden regelmäßige Besprechungen die Grundlage für einen erfolgreichen Projektverlauf. Die *Next Steps* helfen dabei, dass die bei Besprechungen aufgeworfenen Aktivitäten festgehalten und umgesetzt werden. Es wird definiert: Wer macht was bis wann? Zu Beginn eines jeden Treffens sollten die Next Steps des vorangegangenen überprüft werden. Damit wird eine stringente Verfolgung der definierten Aktivitäten sichergestellt. Dabei ist es entscheidend, klare Verantwortlichkeiten sowie fixe Zeitpunkte zu definieren.

Im Rahmen des Projektmanagements stellt sich immer wieder die Frage nach dem Zielerreichungsgrad der angestoßenen Aktivitäten. Die Herausforderung hierbei ist, dass sich eine Vielzahl von Ergebnissen nur schwer quantifizieren lassen. Häufig handelt es sich um weiche und wenig greifbare Größen. Dennoch wird insbesondere vom Projektauftraggeber oder dem Projektleiter regelmäßig nach einem »Wasserstand« gefragt. *Booz Balls* können dabei helfen, eine schwer definierbare Aussage in einen prozentualen Erreichungsgrad zu übertragen. Die gängigen Einteilungen sind dabei: 0%, 25%, 50%, 75% und 100%.

Die ausgeführten Instrumente verfolgen insbesondere zwei Ziele:

1. Sie sollen den Verantwortlichen eine Strukturierungshilfe sein. Projektmanagement bedeutet in den meisten Fällen, die festen Strukturen des Alltagsgeschäftes zu verlassen und durch eine andere/neue Organisationsform vorgegebene Ziele zu erreichen. Eine klare Strukturierung über die Projektlaufzeit hinweg ist damit unabkömmlich.

2. Sie tragen zu einer wirkungsvollen Kommunikation bei. Das Beispiel der Booz Balls hat gezeigt, dass Projektmanagement-Werkzeuge helfen können, eine zielgerichtete und adressatengerechte Kommunikation sicherzustellen. Im Blickfeld stehen dabei immer der Auftraggeber sowie das eigene Projektteam.

> ❯ Eine klare Projektstrukturierung sowie eine umfassende Kommunikation zählen zu den wichtigsten Instrumenten des Projektmanagements.

4.5.5 Praxistipps

Die vorangegangenen Ausführungen haben gezeigt, dass Projektmanagement in der Pflege eine hohe Komplexität aufweist und von daher einer latenten Fehleranfälligkeit unterliegt. Trotz noch so guter Vorbereitung kann es bei der Einführung von Case Management zu Schwierigkeiten kommen. Häufige Fehlerquellen sind dabei:

- Die Besetzung des *Projektteams* zur Umsetzung des Case Managements steht zum Startzeitpunkt noch nicht endgültig fest: Die Verantwortung hierfür ist beim Projektleiter zu suchen. In Abstimmung mit der Geschäftsführung sollten vor Projektbeginn alle Beteiligten informiert und ausreichende Ressourcen sichergestellt werden. Werden im Laufe der Umsetzung Personen aus dem Kernteam genommen oder neue hinzugefügt, dann führt dies zu unnötigen Informationsbrüchen und Abstimmungsschleifen. Auch wird damit der Teambildungprozess entscheidend gehemmt. Insbesondere angesichts der oftmals knappen finanziellen Ressourcen ist die Motivation der beteiligten Akteure eine entscheidende Erfolgskomponente.
- Die beteiligten Pflegekräfte haben sich vorab nicht mit dem *Arbeitsprogramm* vertraut gemacht: Dies gilt nicht nur für den Projektstart, sondern für den gesamten Projektverlauf. Der Projektleiter nimmt hierbei die Rolle eines Wissensmanagers ein und muss sicherstellen, dass insbesondere bei Projektbeginn alle Teilnehmer ausreichend informiert werden. Jeder Teilnehmer soll nur das Wissen erhalten, dass er braucht und will. Dabei ist es sinnvoll, auf bereits vorhandene Erfahrungen der Pflegekräfte zurückzugreifen. Es wäre kontraproduktiv, wenn das Rad für jedes Projekt neu erfunden werden müsste (vgl. Kreitel 2008, S. 70). Kommen ausgewählte Mitglieder ihrer Verantwortung nicht nach, dann muss dies vom Projektleiter deutlicher eingefordert werden.
- Das Projekt wird erst nach dem Start strukturiert: Genauso wie sich das Projektteam ausreichend vorzubreiten hat, ist es die Aufgabe des Projektleiters, eine klare und pragmatische *Projektstruktur* festzulegen. Werden z. B. Verantwortlichkeiten nicht klar festgelegt, Aufgabenfelder nicht ausreichend definiert oder offizielle Kommunikationswege nicht festgelegt, führt dies in der Regel zu einem deutlich höheren Ressourceneinsatz, der diese Fehlentwicklungen kompensieren muss.
- Die *Rollenverteilung* im Team bleibt lange Zeit unklar: Es sollte im Projektverlauf immer wieder das Rollenverständnis der einzelnen Projektmitglieder hinterfragt und angepasst werden. Der hohe interdisziplinäre Charakter des Case Managements macht es notwendig, die Rolle der Pflege gegenüber anderen Dienstarten (insbesondere dem Ärztlichen Dienst) klar darzustellen.
- Das *Budget* ist zu knapp kalkuliert: Die ausreichende Ausstattung durch die Geschäftsführung mit finanziellen sowie Humanressourcen ist entscheidend für den Projekterfolg. Dem Projektleiter obliegt es im Vorfeld der Einführung von Case Management, sich umfänglich Gedanken über die zur Verfügung stehenden Ressourcen zu machen und deren Bedarf an den Auftraggeber zu übermitteln. Ein wichtiger Praxistipp in diesem Zusammenhang ist die frühe Identifikation von Engpassressourcen (z. B. der Wunsch von Pflegekräften in Teilzeitmodelle zu wechseln, anstehende Urlaubsplanungen oder Elternzeiten), die nicht nur auf das anstehende Projekt bezogen werden dürfen, sondern deren Einfluss auf das Tagesgeschäft berücksichtigt werden muss (vgl. Volker 2006, S. 137). Im überwiegenden

Teil der Krankenhäuser, in denen Case Management in der Pflege eingeführt wird, erfolgt dies parallel zum operativen Arbeitspensum.

— Die beschriebenen Fehlerquellen können zu Widerständen bei der Einführung von Case Management führen. Für den Projektleiter ist es entscheidend, einen professionellen Umgang mit *Widerständen* zu finden. Dies beinhaltet, dass er diese negative Art der Projektregung ernst nimmt und nicht gegen den Widerstand arbeitet, sondern mit ihm, und dass er versucht, die Ursache für die Fehlentwicklung zu ermitteln. Erst dadurch wird ihm die Möglichkeit eröffnet, eine für das Projektziel dienliche Lösung herbeizuführen (vgl. Litke 2007, S. 239).

4.5.6 Fazit und Ausblick

Der vorliegende Beitrag hat beschrieben, welchen Beitrag das Instrument des Projektmanagements für die Einführung von Case Management leisten kann. Dabei wurde deutlich, dass zahlreiche Methoden des Projektmanagements sich mit geringfügigen Adaptionen entsprechend nutzen lassen. Auch wenn Methoden des Projektmanagements im Krankenhaus bislang noch nicht denselben Stellenwert wie in anderen Wirtschaftsbetrieben haben, ist davon auszugehen, dass die Bedeutung dieses Instruments auch hier weiter steigen wird. Immer mehr Krankenhäuser gehen dazu über, eigene Stabstellen einzurichten, die keine klar umrissenen Aufgaben haben, sondern vielmehr wechselnde, abteilungsübergreifende Projekte, wie z. B. die Einführung von Qualitätsmanagement oder Case Management, die Konzeption von Behandlungspfaden oder die Erarbeitung neuer Ansätze des Zuweisermarketings umfassen. Diese Stabstellen werden zukünftig das »Herzstück« des Projektmanagements im Krankenhaus ausmachen.

Ob eine erfolgreiche Implementierung von Systemen wie Case Management gelingt, hängt zu einem großen Teil von den Projektmanagement-Fähigkeiten der Mitarbeiter dieser Stabstellen ab. Die Anforderungen an diese Stabstellen weichen damit deutlich von denjenigen an klassisch operative Funktionen ab. Für Mitarbeiter aus der Pflege, die sich für abteilungsübergreifende Themen interessieren, Erfahrungen aus unterschiedlichen Bereichen mitbringen und eine gewisse IT-Affinität aufweisen, können sich interessante berufliche Perspektiven ergeben.

4.6 Organisatorische Voraussetzungen für Case Management im Krankenhaus

Christine von Reibnitz

4.6.1 Einführung

Die schnelle Verbreitung von Case-Management-Konzepten in Krankenhäuser führt zu häufigen Fehlinterpretationen. Es gibt kein Kochbuchrezept für die Einführung und erfolgreiche Umsetzung von Case Management. Vielmehr sollte das Bewusstsein für eine logische Abfolge von Verfahrensschritten und Schaffung geeigneter Organisationsstrukturen im Krankenhaus als notwendige Voraussetzung erkannt werden. Ein Blick in die gängigen Fachzeitschriften macht deutlich, das es eine überwiegende Einheit in den Kernfunktionen des Case Managements gibt, aber die daraus resultierenden Aufgabenstellungen und organisatorischen Zuordnungen jeweils krankenhausindividuell abzuleiten sind. Folgende Ausführungen zeigen die wichtigsten Bedingungen und Voraussetzungen für die Implementierung von Case Management – losgelöst von einer Einzelbetrachtung.

Case Management führt zu »Prozessinseln«, für die jeweils unterschiedliche Personen zuständig sind. Je mehr Abteilungen eine Prozesskette durchläuft und je tiefer die Abteilungsorganisation gegliedert ist, desto häufiger sind Prozess- und Verantwortungsbrüche sowie Schnittstellen anzutreffen, die einen hohen Koordinations- und Kontrollaufwand erfordern sowie die Ergebnisqualität und die Produktivität mindern (Greiling 2004). Die Krankenhausorganisation ist weitestgehend von der Aufbauorganisation (d. h. der Zuordnung der gebildeten Stellen in einem Klinikorganigramm) und der Ablauforganisation bestimmt (d. h. die Anordnung der Arbeitsplätze sowie die Art der Verrichtungen der Tätigkeiten und die Arbeitsfolge).

Die interne Organisation vieler deutscher Krankenhäuser basiert nach wie vor auf fachabteilungsbezogenen und berufsständischen Strukturen. Arbeitsteilung und Abteilungsbildung führen zu einer unüberschaubaren Anzahl von Schnittstellen, die eine hohe Intransparenz und Schwerfälligkeit des Systems nach sich ziehen. Ergebnisse davon sind (Trill 2000):

- Die Prozesse sind in viele kleine Einheiten zergliedert.
- Durch zu viele Schnittstellen entsteht Ineffektivität.
- Mitarbeiter müssen zu lange auf Ergebnisse aus Funktions- und Zentralbereichen warten.
- Es erfolgt kein Unterschied zwischen Normal- und Sonderfällen in der Behandlung der Prozesse.
- Die Informationsübermittlung ist fehlerhaft.
- Manche Aktivitäten werden doppelt ausgeführt, andere wiederum sträflich vernachlässigt.

In einer funktionalen und gleichzeitig Hierarchie betonten Krankenhausorganisation wird die Zuständigkeit in der Ablauforganisation formal bestimmt durch die Aufbauorganisation, die berufsständischen Interessen und die Zugehörigkeit zu einer bestimmten Gruppe (z. B. Team, Funktionseinheit). In einer prozessorientierten Organisation hingegen steht der reibungslose und patientenorientierte Behandlungsablauf im Vordergrund.

Organisationsgestaltung im Krankenhaus ist immer auch Systemgestaltung. Das bedeutet, wenn an einer Systemkomponente Modifikationen vorgenommen werden, dann führt dies zu Veränderungen im gesamten Gefüge, wie in der Aufgaben- und Ablauforganisation sowie in der engen Verflechtung der beruflichen Bezugsgruppen. Patientenorientierung verlangt eine enge Zusammenarbeit mit allen beteiligten Berufsgruppen.

Die notwendige Umgestaltung der Krankenhausorganisation vom Prinzip der Berufsgruppen hin zu einer Versorgungsorientierung mit Blick auf den Patienten, kann muss aber nicht durch Case Management initiiert werden. Case Management reorganisiert und gestaltet patientenbezogen die Kernversorgungsprozesse im Krankenhaus. Die Versorgungsprozesse und der Patient stellen den Ausgangspunkt des Case Managements. Hierbei ist es notwendig, dass sowohl Managementprozesse und -strukturen als auch die allfälligen Leistungsprozesse und -strukturen der sekundären und tertiären Dienstleistungen reorganisiert werden, um die Kernprozesse ohne Schnittstellenprobleme und Reibungsverluste umzusetzen. Reorganisationen im Zuge von Case-Management-Einführungen haben immer Konsequenzen für die Aufgabenverteilung innerhalb der Krankenhausorganisation. Aufgaben, die nur von einer Berufsgruppe ausgeführt werden, sollten auf ein Mindestmaß reduziert werden.

Case Management führt i.d.R. zu einer Aufgabenneuverteilung und Weisungsbefugnis in der Prozesskette um die Versorgung des Patienten, immer orientiert an den notwendigen Qualifikationen und an der abgeleiteten Aufgabenverteilung zwischen den involvierten Berufsgruppen. Wer kann was im Dienst der patientenorientierten Versorgung am besten und Ressourcen schonend leisten, was muss die Organisation bereithalten, um diese Leistungsprozesse zu unterstützen? Dies erfordert eine hohe Kooperationsbereitschaft und -fähigkeit von allen an der Behandlung des Patienten beteiligten Mitarbeitern – fachabteilungs-, berufsgruppen- und hierarchieübergreifend (Dahlgaard u. Strameyer 2004). Case Management bietet hierfür eine zielführende Basis. Prozessverantwortliche sind zu benennen, damit die Prozess- und Kommunikationsstörungen vermieden und die Schnittstellen gemanagt werden können. Nur so lässt sich Case Management in der Krankenhausorganisation realisieren. Für diese Aufgabe sind Pflegefachkräfte mit ihren spezifischen Case-Management-Kompetenzen und -Fähigkeiten prädestiniert (Hannappel u. von Reibnitz 2012, S. 54).

Hier bietet sich der Einsatz von Pflegekräften mit Case-Management-Kompetenzen geradezu an:

- Pflege hat längst auf einer Station die Steuerung der Behandlungsprozesse »ihrer« Patienten und das Belegungsmanagement für die Station – soweit es ohne offizielle Befugnisse geht –übernommen.
- Pflege bildet Schnittstellen zu allen Berufsgruppen, die am Behandlungsprozess des Patienten beteiligt sind (z. B. Physiotherapie, Funktionsbereiche, Küche, Verwaltung), und kann so den Versorgungsprozess von der Aufnahme bis zur Entlassung (einschließlich der nicht-medizinischen Sekundärprozesse) unter Berücksichtigung der Bedürfnisse des

Patienten optimal gestalten, koordinieren und steuern.
- Pflege ist medizinisch ausreichend qualifiziert, um zu erkennen, wann der bisher vorgesehene Entlassungszeitpunkt für einen Case-Management-Patienten durch den behandelnden Arzt erneut überprüft und ggf. korrigiert werden muss.
- Gerade dieser Aspekt verdeutlicht, dass die Steuerung im Case Management i.d.R. nur von Pflege und nicht – was derzeit auch diskutiert wird – von Ärzten wahrzunehmen ist.
- Pflege ist über 24 Stunden mit dem Patienten kontinuierlich in Kontakt und sichert die bestmögliche Patientenbetreuung und -orientierung.

Die Übernahme der Prozessverantwortung durch einen Case Manager setzt jedoch voraus, dass dieser die notwendigen Befugnisse und Kompetenzen innerhalb der Krankenhausorganisation erhält, um auf den jeweiligen Prozess einwirken zu können (Dahlgaard u. Stratmeyer 2003). Die Zusammenarbeit zwischen Ärzten und Pflegekräften in nicht prozessorientierten Organisationen (häufig in Krankenhäusern noch immer vorliegend) ist daher formal in Bezug auf die fachliche Weisungsbefugnis der Ärzte gegenüber den Pflegekräften beschränkt. Eine weitergehende Kooperation existiert meist durch eine Abfolge von Routinen, Einzelabsprachen, Weisungen, formalen und informellen Kompetenzen, Aushandlungsprozessen und Kompensationsmaßnahmen (Dahlgaard u. Stratmeyer 2003, S. 32).

Diese Form der Kooperation lässt einen patientenbezogenen und effizienten Behandlungsprozess im Sinne eines Case-Management-Ansatzes nicht zu. Die Implementierung von Case Management stellt neue Anforderungen an die Kooperationsbeziehungen zwischen Ärzten und Pflegekräften. Wenn im Folgenden hier nur auf die Berufsgruppe der Ärzte und Pflegekräfte Bezug genommen wird, gelten die Aussagen ebenso für alle anderen involvierten Berufsgruppen, die den Patienten medizinisch, pflegerisch oder therapeutisch betreuen.

Entscheidend für das Gelingen von interdisziplinärer Zusammenarbeit im Case Management ist dabei die »funktionale, komplementäre Arbeitsteilung auf der Grundlage eines gemeinsamen Verständnisses von patientenorientiertem Handeln mit klaren Absprachen und verbindlichen Regelungen« (Dahlgaard u. Stratmeyer 2004, S. 636). Für beide Berufsgruppen ist Voraussetzung, das eigene berufsständische Denken zu verlassen und den Erfordernissen der interdisziplinären Zusammenarbeit im Case Management anzupassen.

> **Case Management bedeutet kein Eingreifen in die ärztliche Therapiefreiheit, sondern stellt transparent die Versorgungsabläufe dar.**

4.6.2 Anforderungen an die Krankenhausorganisation

Wie in ► Abschn. 4.5 dargestellt, stellt das Projektmanagement eine wesentliche Voraussetzung für die erfolgreiche Umsetzung von Case Management in der Krankenhausorganisation dar.

Vorausgehend bildet aber immer eine Ist-Analyse des Versorgungsprozesses sowie die Ableitung eines Soll-Konzeptes die Grundlage für eine organisatorische Einbindung des Case Managements in den Krankenhausalltag. Diese Ist-Analyse und Erarbeitung eines Sollkonzeptes erfolgen in der Teamarbeit in einer interdisziplinären Projektgruppe (► Übersicht). Die Projektplanung sollte immer von der gesamten Projektgruppe erstellt werden. Die Ausarbeitung der Projektplanung durch nur eine Person oder durch ein Zweierteam wird der Komplexität des Projektthemas nicht gerecht, es ist dringend davon abzuraten. Der Projektauftrag, den die Steuerungsgruppe an die Projektgruppe vergibt, ist in der Regel relativ offen gefasst.

Vorgehensweise für die Einführung von Case Management
1. Grundsatzentscheidung der Krankenhausbetriebsleitung
   a. Ja oder nein?
   b. Finanzierung?
   c. Wo? In welchem Bereich wird mit der Implementierung begonnen?

4

2. Ist-Analyse (ca. 4 Wochen)
   a. Welche Prozesse von der Aufnahme über die Versorgung bis hin zur Entlassung und in der Nachversorgung existieren?
   b. Wer trägt die Verantwortung für ihre Veranlassung?
   c. Wer führt sie durch?
   d. Wie werden sie durchgeführt?
   e. Wie werden sie dokumentiert?
   f. Welche Schwachstellen lassen sich erkennen?
   g. Welche Problemlösungsideen/-ansätze gibt es?
3. Präsentation der Ist-Analyse
   a. Wer wird eingeladen?
   b. Wer präsentiert die Ergebnisse?
   c. Wie werden die Ergebnisse präsentiert?
   d. Teilentscheidung über weiteren Verlauf
4. Projektplanung (ca. 8⊠12 Wochen)
   a. Struktur
      - Projektleitung
      - Projektmitglieder
      - Erste Auswahl eines Case Managers
   b. Inhalte
      - Welche Ziele verfolgen wir mit Case Management?
      - Welche Prozesse werden verändert?
      - Welche Managementprozesse müssen neu geregelt werden?
      - Welche unterstützenden Prozesse müssen neu geregelt werden?
      - Welche Zuständigkeiten werden neu verteilt?
   c. Case-Management-Konzept als Ergebnis
5. Kick-off-Veranstaltung zur Implementierung
   a. Wer wird eingeladen?
   b. Ab diesem Zeitpunkt umfassende Information an alle Mitarbeiter
6. Testphase (ca. 8 Wochen)
   a. Werden Vereinbarungen eingehalten?
   b. Haben sich Vereinbarungen bewährt?
   c. Engmaschige formative Evaluation
7. Echtbetrieb

8. Evaluation
   a. Entwicklung Fallzahlen
   b. Entwicklung Verweildauer
   c. Entwicklung Auslastung
   d. Entwicklung Wiederaufnahmen
   e. Entwicklung Komplikationen
   f. Entwicklung Patientenzufriedenheit

Zunächst ist von der Krankenhausbetriebsleitung zu erkennen und zu entscheiden, welche Probleme in der Versorgung/Schnittstellenkoordination mit Case Management zu lösen sind. Die zu bearbeitende Problemstellung muss detailliert analysiert und in der Projektgruppe zu bearbeiten sein. Das heißt, es muss eine eindeutige »Problemstellung« für Case Management, eine hohe Problemkomplexität und Akteursdichte in der Versorgung innerhalb und außerhalb des Krankenhauses vorliegen wie z. B. das Zusammenwirken mehrerer Disziplinen und Professionen in der Patientenaufnahme und -überleitung, die es zu koordinieren gilt, Schnittstellenoptimierung sowie die Abstimmung und Kommunikation in der Versorgung sind zu verbessern. ◻ Tab. 4.10 zeigt exemplarisch Ziele und Ergebnisse für ein Case-Management-Projekt.

Eindeutige Rahmenbedingungen schaffen

Eine wichtige Voraussetzung für die krankenhausweite Arbeit des Case Managers bildet ein einheitliches Verständnis zum Thema »Case Management im Krankenhaus«. Die Krankenhausbetriebsleitung muss daher grundsätzliche Anforderungen an ein Case Management bestimmen. Dazu gehören z. B. eine interdisziplinäre Ausrichtung und eine am Patienten bzw. am Behandlungsprozess orientierte Organisation der Behandlung. Die Entwicklung und Implementierung von Case Management sind daher fachabteilungsübergreifend zu organisieren und zu steuern. Die Entwicklung einschließlich der Implementierung von Case Management wird als unternehmensweites Projekt organisiert, um die Aktivitäten der verschiedenen Fachabteilungen sinnvoll zu koordinieren. Der Einsatz einer Projektgruppe ist zweckmäßig (mit Koordinationsfunktion). Es muss geklärt werden,

◻ **Tab. 4.10** Erwartete Ergebnisse und Ziele im Case Management

Ergebnisse	Ziele
Zentrale Terminplanung und –koordination Zentrales Informationsmanagement Information geht dem Patienten voraus	Steigerung der Versorgungsqualität
Monitoring des Versorgungsverlaufs und die Erreichung der definierten Ziele	Qualitätskontrolle
Rechtzeitiges Erkennen von Hindernissen im Versorgungsverlauf und in der weiteren Versorgung	Risikomanagement
Reduktion paralleler Prozesse mit gleichen Aufgaben Senkung der Personalkosten durch Umstrukturierung von Aufgabenstellungen und Verfahrensanweisungen	Wirtschaftlichkeit
Optimierung neuer Kommunikationswege Feste Ansprechpartner zu festen Zeiten	Optimierung der Kooperationen mit externen Versorgungspartnern
Entlastung von Unterstützungsprozessen der pflegerischen und ärztlichen Mitarbeiter	Steigerung der Mitarbeiterzufriedenheit
Transparenter Behandlungsverlauf Sicherheit Reduzierung der Wartezeiten Feste Ansprechpartner zu festen Zeiten	Steigerung der Patientenzufriedenheit

in welcher Reihenfolge, mit welcher Zeitplanung (einschließlich einer Fortschrittskontrolle) Case Management für welche Krankheitsfälle entwickelt und eingeführt sein soll.

Eine Case Management tragende Struktur innerhalb des Krankenhauses muss etabliert sein, und zwar bevor das Case Management im Sinne einer fallorientierten Pflege implementiert wird. Die Festlegung einer verbindlichen Stellenbeschreibung und eines Tätigkeitsprofils für den Case Manger sind mit der Krankenhausbetriebsleitung abzustimmen, inklusive der Festlegung von Verantwortlichkeiten und Weisungsbefugnissen für den Case Manager unter Berücksichtigung der Arbeits- und Ablaufschritte des Regelkreises.

Die Implementierung von Case Management ist eine strategische Entscheidung des Krankenhausmanagements; damit verbunden sind erhebliche Herausforderungen hinsichtlich der Organisationsstruktur und Unternehmenskultur eines Krankenhauses als komplexe Organisation. Bei Veränderungen reagieren diese sozial geprägten Gebilde oftmals recht eigensinnig und entfalten häufig eine starke konservative Eigendynamik, d. h. das Festhalten am Althergebrachten steht einer strategischen Neuausrichtung diametral entgegen. Methoden und Instrumente des Veränderungsmanagements sind bewusst auszuwählen und einzusetzen, um die Krankenhausstruktur und deren Unternehmenskultur Schritt für Schritt an die strategische Entscheidung, mit Case Management zu arbeiten, anzupassen. Bestimmte Voraussetzungen sind dabei von besonderer Bedeutung (◻ Abb. 4.12).

Bereitstellung der Ressourcen

Die Einführung und Umsetzung von Case Management bindet Ressourcen. Notwendig ist die Schaffung der personellen Voraussetzungen, damit die Freistellung zur Teilnahme an den Projektgruppe (»Entwicklung von Case Management«) sichergestellt ist, ohne dass es zu einer Arbeitsmehrbelastung der Arbeitsgruppenmitglieder bzw. der Kollegen im Arbeitsalltag kommt. Von großer Bedeutung ist auch die Bereitstellung der notwendigen Sachmittel als Voraussetzung für eine erfolgreiche Implementierung von Case Management.

Einbindung der Mitarbeiter und Umgang mit Widerstand

Die Mitarbeiter sind ein entscheidender Erfolgsfaktor für die nachhaltige Implementierung von Case Management. Durch sie wird Case Management für den Patienten erst erlebbar. Durch die Einbeziehung der betroffenen Mitarbeiter ist es möglich, praxisgerechte – und damit im Arbeitsalltag akzeptierte – Lösungen zu finden. »Trotzdem stehen einem organisatorischen Wandel, wie bei der Einführung von Case Management, arbeitende Menschen gegenüber, deren Veränderungswillen und Veränderungstempo nicht zwangsläufig den

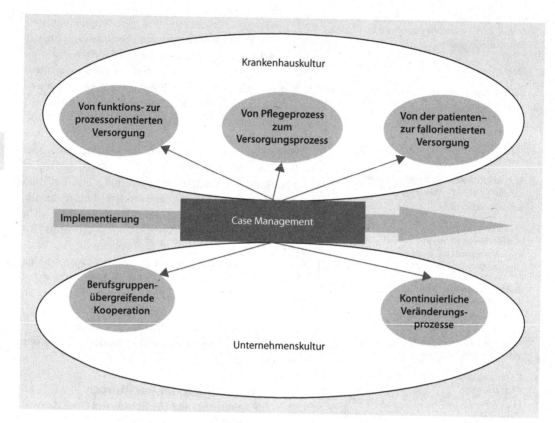

Abb. 4.12   Einbindung in die Krankenhauskultur

aktuellen Erfordernissen entsprechen müssen«
(Hensen 2004, S. 88).

Deshalb sind die Führungskräfte, wie ärztliche
und pflegerische Leitungen, sowie der Sozialdienst
als Multiplikatoren frühzeitig in den Veränderungsprozess einzubeziehen und von dem Vorhaben zu
überzeugen. Diese wiederum müssen die Erwartungen, die in diesem Zusammenhang an ihre Mitarbeiter gestellt werden, kommunizieren und die
Entwicklung und Implementierung von Case Management vorbildhaft unterstützen (Hensen 2004).

Die Auswahl der richtigen Multiplikatoren ist
maßgeblich entscheidend für die erfolgreiche Implementierung von Case Management, da sie den
Veränderungsprozess positiv mit entwickeln – z. B.
im Hinblick auf die Koordination und Steuerung
des Projektes. Wichtigste Voraussetzung dafür
wiederum ist die Akzeptanz der Mitarbeiter gegenüber dem Case Management.

Von Widerstand kann immer dann gesprochen
werden, wenn vorgesehene Entscheidungen oder

getroffene Maßnahmen, die auch bei sorgfältiger
Prüfung als sinnvoll, logisch oder sogar dringend
notwendig erscheinen, aus zunächst nicht ersicht-
lichen Gründen bei einzelnen Personen, bei einzelnen Berufsgruppen oder bei der ganzen Belegschaft
auf diffuse Ablehnung stoßen, nicht unmittelbar
nachvollziehbare Bedenken erzeugen oder durch
passives Verhalten unterlaufen werden. Doppler
und Lauterburg (2000) formulieren im Umgang
mit Widerstand die in der ▸ Übersicht aufgelisteten
Grundsätze:

**Grundsätze für den Umgang mit Wider-
stand**

— *Grundsatz 1:* Es gibt keine Veränderungen
ohne Widerstand: Widerstand gegen Veränderungen ist etwas ganz Normales und
Alltägliches. Wenn bei einer Veränderung
keine Widerstände auftreten, bedeutet
dies, dass von vornherein niemand an ihre

Realisierung glaubt. Nicht das Auftreten von Widerständen, sondern deren Ausbleiben ist Anlass zur Beunruhigung.

- *Grundsatz 2:* Widerstand enthält immer eine verschlüsselte Botschaft. Wenn Menschen sich gegen etwas sinnvoll oder sogar notwendig Erscheinendes sträuben, haben sie irgendwelche Bedenken, Befürchtungen oder Angst. Die Ursachen für Widerstand liegen oft im emotionellen Bereich.
- *Grundsatz 3:* Nichtbeobachten von Widerstand führt zu Blockaden. Widerstand zeigt an, dass die Voraussetzungen für ein reibungsloses Vorgehen im geplanten Sinne nicht bzw. noch nicht gegeben sind. Verstärkter Druck führt lediglich zu verstärktem Gegendruck.
- *Grundsatz 4:* Mit dem Widerstand nicht gegen den Widerstand gehen. Die unterschwellige emotionale Energie muss aufgenommen werden, d. h. zunächst einmal ernst genommen und sinnvoll kanalisiert werden. Druck wegnehmen, dem Widerstand Raum geben. Antennen ausfahren, in Dialog treten, Ursachen erforschen. Gemeinsame Absprachen, Vorgehen neu festlegen.

Die Schaffung bester Voraussetzungen für eine erfolgreiche Einführung von Case Management, vermeidet nicht, dass sich ein Teil der Mitarbeiter dem Thema entgegensetzen. Das Bewusstsein dafür und ein konstruktiver Umgang mit diesem Widerstand sind wichtige Erfolgsfaktoren und hinlängliche Voraussetzung für eine Implementierung. Handelt es sich beim Widerstand gegenüber organisatorischen Veränderungen doch oft eher um eine diffuse Ablehnung, als um unmittelbar nachvollziehbare Bedenken oder um ein Unterlaufen durch passives Verhalten (Doppler u. Lauterburg 2002).

> **Tipp**
>
> Viele Mitarbeiter stehen bei der Einführung von Case Management vor neuen Anforderungen (z. B. der *Case Manager* als *Prozessverantwortlicher*). Die Mitarbeiter im Veränderungsprozess sind aktiv von Führungskräften als

auch von Projektverantwortlichen zu begleiten. Der Einsatz von Instrumenten der Mitarbeiterführung und der Personalentwicklung unterstützt den Prozess der Einführung des Case Managements.

Häufigstes Argument gegen die Implementierung von Case Management ist aus Sicht der Ärzte die Einengung ihrer Therapiefreiheit. Pflegefachkräfte wiederum fühlen sich oftmals durch die neuen Aufgaben der Prozessverantwortung überfordert. Weitere Ursachen können zu aktivem oder passivem Widerstand führen (z. B. Wissenslücken, Besitzstandswahrung oder Angst vor Veränderung). Auch (zu) theoretische Lösungsansätze führen zu Widerstand. Zur Lösung der Konflikte sollten Mitarbeiter in die Gestaltung der Veränderungen einbezogen werden, um praxisgerechte Lösungen entwickeln zu können. Widerstand, auf den nicht professionell reagiert wird, bindet unnötig Ressourcen.

> **Tipp**
>
> Gerade im Dienstleistungsunternehmen »Krankenhaus« sind die Überzeugung und Einstellung der Mitarbeiter ein entscheidender Erfolgsfaktor. Das »Überstülpen« von neuen Ablaufstrukturen führt häufig nicht zu den gewünschten Erfolgen. Es gilt: Gemeinsame Erarbeitung eigener Konzepte mit den Mitarbeitern, um die gestellten Herausforderungen zu meistern.

Wichtig sind Transparenz und Kommunikation

Notwendige Voraussetzung für das Case Management ist es, die Mitarbeiter zu involvieren und zu Prozessbeteiligten zu machen. Zeitnahe Information über Entwicklung und Implementierung von Case Management sowie die entsprechende Kommunikation, führen zu nachhaltiger Akzeptanz. alle dem Krankenhaus zur Verfügung stehenden Informations- und Kommunikationsmittel (z. B. Intranet, Mitarbeiterzeitung, Betriebsversammlung, Besprechung oder Teamsitzung) sind hier zu nutzen, um möglichst zahlreiche Mitarbeiter zu erreichen. Die verbale Form der Kommunikation ist von wesentlicher Bedeutung, um auf Fragen und Bedenken von Mitarbeitern sofort eingehen zu können. Gleichzeitig sollte sich die Informations- und Kommunikationskultur durch die Arbeit mit Case Management verändern. Sie ist an den Prozessen auszurichten und findet berufsübergreifend und interdisziplinär statt.

4.6.3 Organisatorische Strukturen für den Case Manager schaffen

Vorausgehend für die Entscheidung, welche Organisationsform und Einbindung der Case Manager in die Krankenhausstruktur hat, ist ein Stellenprofil bzw. eine Arbeitsplatzbeschreibung. Exemplarisch seien hier eine Stellenbeschreibung und ein Tätigkeitsprofil für einen Case Manager in den somatischen Kliniken genannt (zu finden unter ▶ https://www.stellenbeschreibungen.com/case-manager/).

Die Integration von Case Management in die Krankenhausstrukturen wird sehr unterschiedlich gelebt.

Aufgrund weniger publizierter Praxisberichte lassen sich an dieser Stelle nur bedingt Möglichkeiten aufzeigen und jedes Krankenhaus weist in Abhängigkeit seiner Größe, Bettenzahl und Versorgungsgrad unterschiedliche hierarchische Strukturen auf, die eine eigene Arbeitsweise der Einführung und Umsetzung nach sich ziehen. Grundsätzlich lassen sich bestimmte organisatorische Einbindungen des Case Managers unterscheiden (◘ Abb. 4.13).

Bei den Anpassungen der Organisationsstrukturen für Case Management steht aber häufig der Kostenaspekt im Vordergrund – die Umstellung muss möglichst kostenneutral erfolgen. Meistens werden keine neuen Stellen für Case Manager geschaffen, sondern bereits vorhandene, erfahrene Mitarbeiter werden mit Case-Management-Aufgaben beauftragt. Case Manager mit guten fachlichen, organisatorischen und kommunikativen Fähigkeiten unterstützen durch ihre Arbeit Mitarbeiter von anderen Personengruppen, z. B. Pflegende und Ärzte, übernehmen und erlangen durch diese Entlastungen Akzeptanz in der Institution. Oft

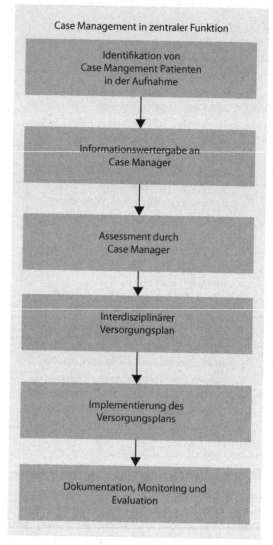

◘ **Abb. 4.13**   Case Management in zentraler Funktion

entwickelt sich das pflegerische Case Management auch aus Bereichen der Pflege, die schon länger gewisse Aufgaben in der Patientenbetreuung erfüllen, wie beispielsweise die Pflegeüberleitung. Wird Case Management eingerichtet, muss die Funktion durch eine hierarchische Eingliederung im Organigramm etabliert werden. In welcher Form diese Eingliederung stattfindet, ob als Stabsstelle im Pflegedienst oder in anderen Bereichen der Organisation, muss von den Mitgliedern der Betriebsleitung entschieden werden.

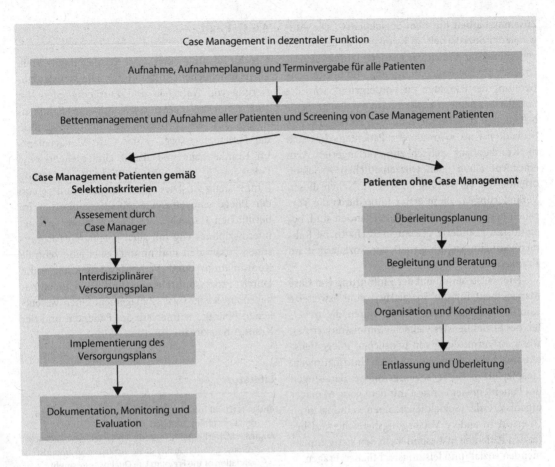

◘ Abb. 4.14   Case Management in dezentraler Funktion

Case Management als Stabstelle der Krankenhaus-betriebsleitung Wird die Position des Case Managers der Krankenhausbetriebsleitung bzw. dem Krankenhausträger unterstellt, hat der Case Manager tendenziell eher beratende Funktion, betriebswirtschaftliche Aufgaben und Qualitätsmanagementfunktionen. Einige Krankenhäuser richten auch Stabstellen für ein zentrales Case Management ein, welches der Pflegedirektion unterstellt ist. Die dortigen Mitarbeiter fungieren als direkte Ansprechpartner für alle am Case Management beteiligten Mitarbeiter (z. B. München Bogenhausen, Universitätsklinikum Eppendorf in Hamburg).

Case Management durch die Stationsleitung Eine weitere Möglichkeit ist, dass die Stationsleitungen mit entsprechender einjähriger Case-Manage-ment-Weiterbildung (► Abschn. 3.4) die Aufgaben übernehmen. Sie planen von der Patientenaufnahme über die Stationsabläufe hinweg den Versorgungsprozess der ausgewählten Case-Management-Patienten bis hin zur Entlassung. Sie koordinieren (bei Vorhandensein des Sozialdienstes gemeinsam mit diesem) den Kontakt der am Prozess beteiligten Leistungserbringer, den externen Kooperationspartnern. Sie sind außerdem direkte Anlaufstelle für die Patienten und Angehörigen.

Hinsichtlich der Organisationsform ist Case Management als zentrale Einrichtung oder als dezentrale Einrichtung zu gestalten. Diese Zuordnung wird von der Größe der Klinik und der Anzahl von Patienten, die durch Case Management versorgt werden, bestimmt (◘ Abb. 4.13 und ◘ Abb. 4.14).

Zusammenarbeit mit dem Sozialdienst   Die Aufgaben der Sozialarbeit im Krankenhaus haben sich verändert. Stand noch vor wenigen Jahren die umfassende psychosoziale Betreuung und persönliche Beratung der Patienten im Vordergrund, wird die Sozialarbeit heute vor allem dazu eingesetzt, Fehlbelegungen zu verhindern oder zu verringern. Der Sozialdienst als »Anwalt der Patienten« hat sich im Krankenhaus vielfach zum verlängerten Arm einer vor allem nach wirtschaftlichen Aspekten orientierten Verwaltung entwickelt. Neben diesen Veränderungen, die in erster Linie durch die Vorgaben der Gesundheitspolitik entstanden sind, beeinflussen geänderte gesamtgesellschaftliche Rahmenbedingungen die Arbeit der Sozialarbeit im Krankenhaus.

Hier entsteht nun mit der Einführung von Case Management für die Sozialarbeit eine erweiterte Koordinationsfunktion. Bislang waren die Arbeiten des Sozialdienstes vielfach administrativer Art, wie z. B. Vermittlung von häuslichen Pflegediensten, Nachversorgung in anderen Einrichtungen, Hospizplätzen sowie sozialrechtliche Beratungen des Patienten. Gemeinsam mit dem Case Manager organisiert der Sozialdienst einen reibungslosen Übertritt in andere Versorgungsbereiche und berät den Patienten insbesondere in den stetig zunehmenden sozial- und leistungsrechtlichen Fragen.

Neue gesetzliche Bestimmungen müssen in die Beratung einbezogen werden. Zu nennen sind hier beispielsweise die gesetzliche Pflegeversicherung, das Betreuungsgesetz oder spezielle Verfahrenswege einzelner Krankenkassen beim Übergang in die Rehabilitation, häusliche Pflege und anderes. Innerhalb der Sozialdienste hat die Einführung von Case Management erneut zu einer Diskussion der Zuordnung geführt. Sozialarbeiter im Krankenhaus verfügen über die notwendige Professionalität und das fachliche Potenzial, die medizinische und pflegerische Patientenversorgung um diese wichtigen Aspekte zu ergänzen. Ängste des Sozialdienstes, der Case Manager ersetze den Sozialarbeiter, finden sich immer wieder. Hier stehen die Krankenhäuser vor der dringenden Aufgabe, die Schnittstellen zwischen den Handlungsfeldern der Pflege und des Sozialdienstes zu klären und zu kommunizieren.

4.6.4   Fazit

Die Einführung eines Case Managements stellt einen erheblichen Aufwand dar. Die Neustrukturierung von Aufgaben und Zuständigkeiten löst zudem einen Wandel in der Kultur eines Krankenhauses aus. Die prozessorientierte Organisation der Patientenversorgung des Case Managements im Krankenhaus und damit einhergehend eine Fokussierung auf wirtschaftliche Orientierung nimmt stetig zu. Dies erfordert insbesondere von der Pflege eine effiziente Ablauforganisation im beruflichen Handeln. Der Case Manager arbeitet interdisziplinär eng mit allen beteiligten Fachpersonen zusammen und nimmt dabei eine zentrale Koordinations- und Verbindungsfunktion wahr. Durch Prozessoptimierung und Ressourcenmanagement leistet Case Management einen wesentlichen Beitrag im Interesse des Patienten und der Krankenhausorganisation.

Literatur

Andler N (2008) Tools für Projektmanagement, Workshops und Consulting, Erlangen

Augustin M, Herberger K, Rustenbach SJ, Schäfer I, Zschocke I, Blome C (2010) Quality of life evaluation in wounds: validation of the Freiburg Life Quality Assessment-wound module, a disease-specific instrument. Int Wound J 7(6):493–501

Baierlein J et al. (2008) Das Überleitungsmanagement als verlängerte Entlassplanung am Krankenhaus. Newsletter Healthcare 3:14–17

Bartholomeyczik S, Halek M (Hrsg) (2004) Assessmentinstrumente in der Pflege. Schlütersche Verlagsgesellschaft, Hannover

Beaglehole R, Bonita R, Kjellström T (1997) Einführung in die Epidemiologie, 1. Aufl. Hans Huber, Bern

Bengel J, Strittmatter R, Willmann H (1999) Was erhält Menschen gesund? Antonovskys Modell der Salutogenese. Bundeszentrale für gesundheitliche Aufklärung, Köln

Blome C, Baade K, Debus ES, Price P, Augustin M (2014) The »Wound-QoL«: a short questionnaire measuring quality of life in patients with chronic wounds based on three established diseasespecific instruments. Wound Repair Regen. [epub ahead of print]

Borrmann et al. (1999) Erfolgskontrolle in der Deutschen Entwicklungszusammenarbeit: Analyse, Bewertung, Reform. Nomos, Baden Baden

Bostelaar RA (Hrsg) Pape R et al. (2008) Case Management im Krankenhaus. Schlütersche Verlagsanstalt, Hannover

Bundesgesetzblatt Jahrgang 2013 Teil I Nr. 9, ausgegeben zu Bonn am 25. Februar 2013:277–282

Bundesministerium für Familie, Senioren, Frauen und Jugend (BMFSFJ) (Hrsg) (1998) Leitfaden für Selbstevaluation und Qualitätssicherung. QS 19 Materialien zur Qualitätssicherung in der Kinder- und Jugendhilfe. Bonn

Corbin JM, Strauss A (2005) Weiterleben lernen. Hans Huber, Bern

Dahlgaard K, Stratmeyer P (2003) Kooperationsanforderungen an Pflege und Medizin im Krankenhaus der Zukunft. Das Krankenhaus 95/2:131–138

Dahlgaard K, Stratmeyer P (2004) Kooperatives Prozessmanagement im Krankenhaus. Das Krankenhaus 96/8:634–640

Deutsche Gesellschaft für Evaluation (DeGEval) (Hrsg) (2004) Empfehlungen zur Anwendung der Standards für Evaluation im Handlungsfeld der Selbstevaluation. Alfter. ► http://www.degeval.de/calimero/tools/proxy.php?id =172

Deutsches Netzwerk für Qualitätsentwicklung in der Pflege (DNQP) (Hrsg) (2008) Expertenstandard Pflege von Menschen mit chronischen Wunden. Sonderdruck, Fachhochschule Osnabrück

Donabedian A (1980) The definition of quality and approaches to its assessment, exploration in quality, assessment and monitoring. Volume I, Ann Arbor, Michigan

Doppler K, Lauterburg C (2000) Change Management. Den Unternehmenswandel gestalten. 9. Aufl. Campus, Frankfurt a. M., New York

Doppler K, Lauterburg C (2002) Change Management. Den Unternehmenswandel gestalten. 10. Aufl. Campus, Frankfurt a. M., New York

Ewers M (1996) Case Management. Angloamerikanische Konzepte und ihre Anwendbarkeit im Rahmen der bundesdeutschen Krankenversorgung. Discussion Paper 208, Berlin: Wissenschaftszentrum, Berlin. ► http://bibliothek.wz.berlin.de/pdf/1996/p96-208.pdf

Ewers M, Schaeffer D (2000) Case Management in Theorie und Praxis, 1. Aufl. Hans Huber, Bern. S. 73

Ewers M, Schaeffer D (2005) Case Management in Theorie und Praxis. Hans Huber, Bern

Gaede K (2005) Starke Schwestern. kma 1, 38–40

Greiling M (2004) Prozessbrüche vermeiden. Das Krankenhaus der Zukunft ist prozessorientiert, prozessstrukturiert und workflowbasiert. Krankenhaus Umschau 73:879–881

Hannappel U, von Reibnitz C (2012) Versorgungsbrüche vermeiden. Häusliche Pflege 12:52–55

Hensen P, Schwarz T, Luger TA, Roeder N (2004) Veränderungsmanagement im DRG-Zeitalter: Anpassungsprozesse müssen integrativ bewältigt werden. Das Krankenhaus 96:88–92

Hildebrandt R (2001) – Ziele und Nutzen klinischer Pfade. In: Hellmann W (Hrsg) Praxis klinischer Pfade. Ecomed, Landsberg

Höhmann U (2007) Das Assessment im Spannungsfeld zwischen face to face Interaktion und Programmzielen. Case Management 5, 1:5–14

Jackson CL, de Jong I, Oats J (2000) Clinical pathways involving general practice – a new approach to integrated health care? Australian Health Care 23:88–95

Kessler H, Winkelhofer G (2002) Projektmanagement – Leitfaden zur Steuerung und Führung von Projekten. Springer, Berlin, Heidelberg

Kreitel WA (2008) Ressource Wissen – Wissensbasiertes Projektmanagement erfolgreich im Unternehmen einführen und nutzen. Wiesbaden

Kröber E, Thumser K (2005) Lehrveranstaltungen evaluieren. In: Berendt B, Voss H-P, Wildt J (Hrsg) Neues Handbuch Hochschullehre. Lehren und Lernen effizient gestalten. Kap. I 1.8. Berlin

Kuster J, Huber E, Lippmann R, Schmid A, Schneider E, Witschi U, Wüst R (2008) Handbuch Projektmanagement. Springer, Berlin, Heidelberg

Litke H-D (2007) Projektmanagement – Methoden, Techniken, Verhaltensweisen. München

Löcherbach P (N.N.) Assessment im Case Management. 4. CM-Forum, Deutsche Gesellschaft für Care und Case Management. Vortrag, Freiburg

Ministerium für Wirtschaft und Arbeit des Landes Nordrhein-Westfalen (MWA) (2003) (Hrsg) Case Management. Theorie und Praxis. Düsseldorf

Müller HP, Schmid K, Conen D (2001) Interne Leitlinien und Patientenpfade. Medizinische Klinik 96:692–697

Nagel E (2008) Zur Frage der stärkeren Einbeziehung von (nicht-ärztlichen) Gesundheitsberufen in Versorgungskonzepte am Beispiel Case Management. Bundesärztekammer, Berlin

Nemeth K, Graham J, Harrison M (2003) The Measurement of leg ulcer pain: Identification and appraisal of pain assessment tools. Advance in Skin & Wound Care 16, 5:34–46

Orem D (1997) Strukturkonzepte der Pflegepraxis. Bekel G (Hrsg) Ullstein Mosby, Berlin, Wiesbaden

Panfil EM, Schröder G (2008) Pflege von Menschen mit chronischen Wunden. Huber Verlag, Bern

Panfil EM, Schümmelfeder F (2005) Klinische Behandlungspfade Ulcus cruris venosum. Unveröffentlichte Literaturstudie, Hessisches Institut für Pflegeforschung (HessIP), Frankfurt a. M.

Price P, Harding K (2004) Cardiff Wound Impact Schedule: the development of a condition-specific questionnaire to assess health-related quality of life in patients with chronic wounds of the lower limb. Int Wound J. 1, 1:10–7

Raiff N, Shore B (1997) Fortschritte im Case Management. Lambertus, Freiburg

Rastinehad D (2006) Pressure ulcer pain. In: Journal of Wound, Ostomy and Continence Nursing 33, 3:252–257

Reuschenbach B, Mahler C (2006): ► http://www.pflegeassessment.de (Zugriff am 23.03.2015)

Roeder N, Hindle D, Loskamp N, Juhra C, Hensen P, Bunze-
meier H, Rochell B (2003) Frischer Wind mit klinischen
Behandlungspfaden II. Das Krankenhaus 2, 124–130

Schels I (2008) Projektmanagement mit Excel 2007. Addison
Wesley, München

Schmid E, Weatherly JN, Meyer-Lutterloh K, Seiler R, Lägel
R (2008) Patientencoaching, Gesundheitscoaching und
Case Management. Medizinische Wissenschaftliche
Verlagsgesellschaft, Berlin

Seiffert H (2004) Einführung in die Wissenschaftstheorie.
Beck, München

Spech E (2003) Lebensqualität bei Patienten mit chronisch
venösen und arteriellen Ulcera cruris [Quality of life in
patients with chronic venous and arterial leg ulcers].
URN: urn:nbn:de:bvb:20- opus-7125. ▸ http://opus.
bibliothek.uni-wuerzburg.de/volltexte/2003/712/ (Zugriff am 23.03.2015)

Steinhagen-Thiessen E (Hrsg) (1998) Das geriatrische Assessment. Schattauer, Stuttgart

Stockmann R (2004) Was ist gute Evaluation. Saarbrücken.
▸ http://www.ceval.de/de/downloads/workpaper/
workpaper9.pdf (Link nicht mehr erreichbar)

Teigeler B (2008) Case Management. Manager der Prozesse.
In: Die Schwester der Pfleger 47, 10:890–895

Trill R (2000) Krankenhaus Management. Aktionsfelder und
Erfolgspotentiale. Luchterhand, Neuwied

van Riet N, Wouters H (2002) Case Management: Ein Lehr-
und Arbeitsbuch über die Organisation und Koordination von Leistungen im Sozial- und Gesundheitswesen.
Interact-Verlag für Soziales und Kulturelles, Luzern

van Santen E, Seckinger M (2003) Kooperation: Mythos und
Realität einer Praxis. Eine empirische Studie zur interin-
stitutionellen Zusammenarbeit am Beispiel der Kinder-
und Jugendhilfe. Leske und Buderich, Leverkusen

Volker W (2006) Projektmanagement – Projekte planen,
überwachen und steuern, Norderstedt

von Reibnitz C (2009a) Versorgungspfade unterstützen
Homecareversorgung. In: von Reibnitz C (Hrsg) Homecare 2. Auflage, Hans Huber, Bern, 109–118

von Reibnitz C (2009b) Case Management. In: Panfil M-E,
Schröder G (Hrsg) Pflege von Menschen mit chronischen Wunden. Hans Huber, Bern. 473–484

von Reibnitz C, Hermanns PM (2004) Clinical Pathways. In:
Hermanns PM (Hrsg) drg-line 2004, G-DRG-Kommentar.
Ratiopharm Medicaltext, Ulm, 425–457

von Reibnitz C, Miessen M (2012) Gemeinsam die Richtung
festlegen. Häusliche Pflege 9:35–39

von Reibnitz C, Sonntag K (2012) Praxisheft Case Management. DBfK Nordost e.V. Potsdam

Weidner F, Isfort M (2001) ▸ http://www.dip.de/fileadmin/
data/pdf/material/bericht-pflegeleistung1.pdf o
Initiates file download" \t "_top" Pflegeleistungen und
Pflegequalität. Zwischenbericht I Köln, Freiburg (Zugriff
am 23.03.2015)

Wendt W R (2001) Case Management im Sozial- und Gesundheitswesen. Lambertus, Freiburg im Breisgau

Wheeler K (2000) Interdisziplinäre Behandlungspfade in der
ambulanten Pflege. In: Dykes PC, Wheeler K: Critical
Pathways – Interdisziplinäre Behandlungspfade. Hans
Huber, Bern. 137–158

Wuttke R (2001) Behandlungspfade führen Patienten, Personal und die Klinik zum Erfolg. Führen & Wirtschaften im
Krankenhaus 1:60–64

▸ https://www.stellenbeschreibungen.com/case-manager/
(Zugriff am 23.03.2015)

Sektion III: Fallbeispiele, Aus Fehlern lernen

Case Management in der Praxis

Christine von Reibnitz, Katja Sonntag, Anke Heßler, Iris Zota-Gebel, Cordula Lober, Christiane Schilling

C. von Reibnitz (Hrsg.), *Case Management: praktisch und effizient*,
DOI 10.1007/978-3-662-47155-5_5, © Springer-Verlag Berlin Heidelberg 2015

Umfangreiche Fortschreibungen der strukturellen Gesetzgebung im Gesundheitswesen beeinflussen die Versorgungsstrukturen im Krankenhaus und den nachversorgenden Einrichtungen nachhaltig. Mit der Abrechnung nach DRGs gewinnt zudem der Wettbewerbsfaktor in den Krankenhäusern zunehmend an Bedeutung. Qualitätsgesicherte Leistungen wirken dabei dem Finanzdruck entgegen. Die genannten Faktoren werden die Notwendigkeit verstärken, Krankenhäuser noch mehr als bisher nach wirtschaftlichen Prinzipien zu führen. Das Prinzip der Wirtschaftlichkeit im Gesundheitswesen ist dabei immer vor dem Hintergrund einer optimalen bzw. angemessenen medizinischen Versorgung zu betrachten. Die Implementierung von Case Management stellt eine Strategie dar, um diesen neuen Anforderungen im Krankenhaus gewachsen zu sein. Die praktische Umsetzung in den Einrichtungen des Gesundheitswesens verläuft sehr unterschiedlich. In diesem Kapitel werden verschiedene Aspekte der Umsetzung von Case Management beschrieben.

In der praktischen Umsetzung von Case Management existieren nach wie vor »operative« Lücken wie:

- Verbesserung des Informationsflusses im Hinblick auf den Zeitpunkt
- Verbesserungspotenzial vor allem qualitativ wie auch quantitativen Inhalts
- Verstetigung der Mitgabe von Arznei und Verbandmitteln bei Entlassungen insbesondere an Wochenenden und Feiertagen
- Einbindung der niedergelassenen Ärzte in die Überleitung
- Intensivierung von Kooperationen zwischen Krankenhaus, Dienstleistern und vor allem zu den niedergelassenen Hausärzten sowie
- Unterschiedliches Wissen und Verständnis in den einzelnen Sektoren

Diese Lücken des »unzureichenden Informationsflusses« müssen durch einen kontinuierlichen Austausch wie auch durch Vernetzung und gemeinsame Kommunikationsstrukturen geschlossen werden.

Wissensinhalte

Nach der Lektüre dieses Kapitels leiten Sie ab,

- wie ein strukturiertes Case Management für demenziell erkrankte Menschen gestaltet sein kann
- wie Case Management in der Praxis, in der Gynäkologie und Viszeralchirurgie, umgesetzt werden kann,
- wie eine Patientenüberleitung in ein Seniorenstift vonstatten geht,
- wie Strukturierung und Vorgehensweise eines Beratungsgesprächs aussehen.

5.1 Case Management für Menschen mit Demenz – ein Fallbeispiel

Katja Sonntag

5.1.1 Einführung

In Deutschland leben derzeit ca. 1,5 Mio. Menschen mit einer Demenz. Das Risiko für eine demenzielle Erkrankung steigt mit dem Lebensalter an, die Prävalenz verdoppelt sich ab dem 60. Lebensjahr ca. alle fünf Jahre. So liegt die Auftretenshäufigkeit in der Gruppe der 65- bis 69-Jährigen noch unter 1%, steigt bei den über 90-Jährigen aber auf ca. 40%. Aufgrund der immer weiter steigenden Lebenserwartung und insbesondere der Zunahme hochaltriger Personen wird die Zahl der Erkrankten bis zum Jahr 2050 auf ungefähr 3 Mio. ansteigen. Jährlich werden aktuell 300.000 Neuerkrankungen diagnostiziert, während weniger Sterbefälle als Neuerkrankungen auftreten, obwohl eine Demenz die verbleibende, altersübliche Lebenserwartung verkürzt (Deutsche Alzheimer Gesellschaft 2014).

Die Konfrontation mit der Diagnose Demenz schockiert nicht nur den Betroffenen selbst, sondern auch das gesamte Umfeld. Die in unserer kognitiven Gesellschaft so wichtige Autonomie fußt auf der kognitiven Leistungsfähigkeit des Einzelnen und ist mit dem Fortschreiten der Erkrankung immer weiter eingeschränkt. Die Person mit Demenz ist zunehmend auf Hilfe bei der Bewältigung des Alltags angewiesen (Sonntag u. von Reibnitz 2014, S. 110).

Die Krankheitsdauer bei einer Demenz schwankt sehr stark, mit zunehmender Schwere der Demenz sind die Erkrankten in der Regel pflegebedürftig. Die Pflegebedürftigkeit besteht dabei häufig über einen längeren Zeitraum als bei anderen Erkrankungen, wobei der Großteil der Menschen mit Demenz in der eigenen Häuslichkeit und durch Angehörige gepflegt wird. Es entwickeln sich häufig sehr intensive und zeitaufwändige Pflegebeziehungen, die pflegende Angehörige an die Grenzen ihrer körperlichen, psychischen, emotionalen und sozialen Belastbarkeit führen können (Sonntag u. Klare 2014, S. 110).

Wenn es nicht gelingt, eine Therapie oder wirksame Präventionsmaßnahmen gegen demenzielle Erkrankungen zu entwickeln, werden Demenzen zu einer noch größeren Herausforderung für das Gesundheitssystem als sie dies heute schon sind (Sonntag et al. 2014, S. 5ff.).

Die Symptome einer Demenz machen mit zunehmendem Schweregrad ein selbstständiges Leben unmöglich. Erkrankte Personen leiden aufgrund des in der Regel hohen Alters zudem zeitgleich an weiteren chronischen Erkrankungen und sind auf die Einnahme verschiedenster Medikamente angewiesen. So verwundert es nicht, dass Schätzungen zufolge 12% aller Patienten unter einer Demenz leiden (Der Paritätische 2009, S. 5). Ein Krankenhausaufenthalt erfolgt bei Menschen mit einer Demenz meist nicht wegen der Demenz selbst, sondern aufgrund einer internistischen Erkrankung wie einer Lungenentzündung oder eines schlecht eingestellten Diabetes mellitus, als Folge eines Sturzes oder wegen einer erforderlichen Operation. Die fremde Umgebung mit den ungewohnten Abläufen verstärkt häufig die Symptome der Demenz, gleichzeitig kann der Betroffene oft keine adäquaten Aussage zu seiner Krankheitsgeschichte sowie den Beschwerden machen. Bei vielen Menschen mit Demenz fehlt auch die Einsicht, welche persönlichen Einschränkungen durch die Demenz vorliegen (Landesinitiative Demenz-Service Nordrhein-Westfalen 2014).

Die Methode des Case Managements eignet sich besonders gut für den Personenkreis von demenziell erkrankten Menschen. Der Case Manager lotst den Betroffenen durch das Gesundheitssystem und wählt je nach Krankheitsstadium, persönlicher Situation sowie Krankheitsverlauf die individuell passenden Leistungen für den Erkrankten aus. Versorgungsbrüche oder eine unzureichende Betreuung können so vermieden werden, ebenso wie eine vollständige Überforderung der pflegenden Angehörigen. Dies gelingt allerdings nur, wenn sich die Versorgungsplanung an den individuellen Wünschen und Bedürfnissen orientiert sowie fortlaufend entsprechend dem Bedarf angepasst wird.

Dies wird anhand des nachfolgend beschriebenen Fallbeispiels verdeutlicht.

> **Die Anzahl demenziell erkrankter Menschen wird in den nächsten Jahren aufgrund der zunehmenden Lebenserwartung stark ansteigen. Da derzeit keine Heilung möglich ist und die Fähigkeiten des Erkrankten im Krankheitsverlauf immer weiter abnehmen, gleichzeitig viele Erkrankte wegen ihres Alters unter weiteren chronischen Krankheiten leiden, eignet sich die Methode des Case Managements besonders gut für die individuelle Begleitung. Passgenaue Hilfen durch ein interdisziplinäres Team können festgelegt, gesteuert und entsprechend den jeweiligen Bedürfnissen angepasst werden.**

5.1.2   Ist-Zustand

Herr M. ist 81 Jahre alt und lebt gemeinsam mit seiner Ehefrau in einer kleinen Wohnung in einer Kleinstadt. Als ehemaliger Küster der Kirchengemeinde ist er in seinem Heimatort vielen Menschen bekannt. Der Sohn des Ehepaares lebt mit seiner Familie aus beruflichen Gründen im Ausland. In einer Winternacht wird Herr M. notfallmäßig im Krankenhaus der Kleinstadt aufgenommen, da er nur leicht bekleidet und stark unterkühlt von einem Passanten am Rand einer Landstraße aufgefunden wird. Bei der Aufnahme macht Herr M. einen stark verwirrten Eindruck. Nur aufgrund der von ihm mitgeführten Brieftasche ist es möglich, ihn zu identifizieren und seine Ehefrau zu informieren.

5.1.3 Screening und Assessment

Bei der Patientenaufnahme von Herrn M. wurde vermerkt, dass dieser stark desorientiert war. Durch diese Tatsache wird der Case Manager des Krankenhauses informiert, welcher am folgenden Tag den Kontakt zu Herrn M. und seiner Ehefrau aufnimmt.

In einem ersten Gespräch, welches in ruhiger, störungsfreier Atmosphäre in den Räumen des Case Managers stattfindet, informiert der Case Manager das Ehepaar über seine Funktion und die Aufgaben, falls der Betreuung durch ihn zugestimmt wird. Diese Kontaktaufnahme dient dem Aufbau einer Vertrauensbasis sowie zur Definition des Auftrages an den Case Manager.

Der Case Manager möchte sich zudem ein möglichst genaues Bild über die persönliche Lebenssituation des Betroffenen, die Ressourcen von Herrn M. sowie seines Umfeldes und den individuellen Hilfe- und Betreuungsbedarf verschaffen.

Frau M. wirkt zunächst sehr abweisend und zurückgezogen auf den Case Manager, stimmt aber zögernd einer Betreuung durch ihn zu. Herr M. scheint die Situation selbst nicht zu verstehen und äußert nur wiederholt, dass er nicht viel Zeit habe, sondern endlich die Kirche für den Gottesdienst vorzubereiten habe.

Im Rahmen des pflegerischen Assessments werden nun durch den Case Manager detaillierte Informationen über Herrn M. gesammelt. So erfährt er, dass Herr M. außer seiner Ehefrau keine weiteren Angehörigen oder Bezugspersonen in der Nähe hat. Der einzige Sohn lebt mit seiner Familie im Ausland und kommt nur ca. einmal im Jahr zu Besuch. Eine Vorsorgevollmacht oder Betreuung für Herrn M. wurde noch nicht erstellt, die Kontaktdaten des behandelnden Hausarztes werden erfasst. Eine Pflegestufe oder ein Schwerbehindertenausweis ist nicht vorhanden. Eine Patientenverfügung liegt nicht vor, ebenso wenig sind Allergien oder Unverträglichkeiten laut Aussage der Ehefrau bekannt. Herr M. trägt eine Brille, eine leichte Schwerhörigkeit wird nicht durch Hilfsmittel kompensiert, da er diese nicht akzeptiert. Der Hausarzt von Herrn M. übermittelt eine aktuelle Aufstellung der bekannten Diagnosen sowie der Medikation an den Case Manager. Herr M. erhält derzeit nur aufgrund einer bekannten Hypertonie blutdrucksenkende Medikamente, eine Demenz wurde bislang nicht diagnostiziert. Herr M. äußert auf Nachfrage keinerlei Schmerzen, Wunden sind nicht vorhanden, der Ernährungszustand ist adäquat. Da die Mobilität nicht eingeschränkt ist, besteht kein erhöhtes Sturz- oder Dekubitusrisiko. Beim durchgeführten Mini Mental Status-Test erreicht Herr M. 19 von 30 möglichen Punkten, auch die Ergebnisse des Uhrentestes sind auffällig. Der Barthel-Index ergibt 80 von 100 Punkten.

Geeignete Assessmentinstrumente für Menschen mit Demenz (Ballsieper et al. 2012, S. 100)

- Activities of Daily Living Score (ADL)
- Barthel-Index
- Pflegeabhängigkeitsskala
- Mini Mental Status
- Uhrentest
- Cognitive Rating Scale nach Reisberg
- Mini Nutritional Assessment
- Kontinenzprofil entsprechend dem Expertenstandard »Förderung der Harnkontinenz«
- Braden-Skala zur Erfassung des Dekubitus-Risikos oder pflegefachliche Expertise
- STRATIFY zur Sturzrisikoerfassung oder pflegefachliche Expertise
- Numerische Ratingskala zur Schmerzerfassung
- ECPA-Schmerzskala oder BESD (Beurteilung von Schmerzen bei Demenz) zur Fremdeinschätzung von Schmerzen

---

Der Case Manager spricht das Ehepaar M. darauf an, dass der Verdacht auf die Diagnose Demenz bei Herrn M besteht. Frau M. berichtet dem Case Manager weinend, dass ihr Mann in den vergangenen Jahren zunehmend vergesslicher geworden sei. Sie müsse ihn an die regelmäßige Nahrungs- und Flüssigkeitsaufnahme erinnern sowie an den Wechsel der Kleidung. Er finde sich außerhalb der Wohnung nicht mehr zurecht und könne sich nicht mehr selbst beschäftigen, obwohl er doch immer so gern gelesen und Kreuzworträtsel gelöst habe.

Fortlaufend frage er sie, was er nun machen solle. Sie schließt die Wohnungstür immer ab und trägt den Schlüssel bei sich, damit er die Wohnung nicht unbemerkt verlassen könne. Es wäre doch auch schrecklich, wenn Herr M. sich verlaufe und alte Bekannte aus der Kirchengemeinde ihn in seinem jetzigen Zustand sehen würden. Sie schäme sich für ihren Mann, der einfach jeden ansprechen würde und auch sehr persönliche, intime Aspekte einfach laut aussprechen würde. Ihr war es furchtbar peinlich, dass ihr Mann einmal quer über die Straße gerufen habe, was für eine hübsche Frau eine vorbeispazierende Dame doch sei und dass er sie gern einmal zum Tanzen ausführen wolle. Dabei sei er schließlich verheiratet und die junge Frau sicher 50 Jahre jünger gewesen. Frau M. äußert gegenüber dem Case Manager, dass sie am Ende ihrer Kräfte angelangt sei. Sie habe das Gefühl, gar nicht mehr zur Ruhe kommen zu können.

Während des Krankenhausaufenthaltes wird die Diagnose Demenz des Alzheimer-Typs anhand einer Computertomographie sowie einer Konsultation durch einen Neurologen bestätigt.

Der Case Manager bittet das Ehepaar M. zu einem erneuten längeren Gespräch, um das weitere Vorgehen mit ihnen abzusprechen.

Informationssammlung im Rahmen des Assessments bei Menschen mit Demenz (Angelehnt an Ballsieper et al. 2012, S. 98f)

- Adressen und Telefonnummern von Angehörigen, Betreuern, Bevollmächtigten, Bezugspflegekräften sowie behandelnden Haus- und Fachärzten
- Informationen zu eventuell vorhandenen Patientenverfügungen, Vollmachten oder vorliegenden Betreuungen sowie freiheitseinschränkenden Maßnahmen mit richterlicher Genehmigung
- Vorhandene Hilfsmittel
- Aktuelle Medikation und bekannte Diagnosen
- Bekannte Allergien und Unverträglichkeiten
- Beschreibung des Hautzustandes sowie detaillierte Wundbeschreibung, falls Wunden vorhanden sind

- Detaillierte Informationen zu auftretenden Schmerzen
- Beschreibung der Fähigkeiten sowie der benötigten Unterstützung im Bereich der Mobilität inklusive des vorhandenen Sturz- und Dekubitusrisikos
- Angaben zur Orientierung in der vertrauten Umgebung (persönlich, zeitlich, räumlich, situativ)
- Information zu vorhandenen Kommunikations- und Wahrnehmungsfähigkeiten (Sprachvermögen und -verständnis, Seh- oder Hörbeeinträchtigungen, Hilfsmittel, Muttersprache, vertraute Anrede)
- Detaillierte Beschreibung des Hilfsbedarfs bei der Körperpflege sowie beim An- und Auskleiden
- Erforderliche Hilfestellung bei der Nahrungs- und Flüssigkeitsaufnahme; Angaben zu bevorzugten und abgelehnten Speisen und Getränken, Kostform, mögliche Kau- oder Schluckstörungen)
- Hinweise auf bestehenden Hilfebedarf bei der Ausscheidung (benötigte Hilfsmittel und Hilfestellungen)
- Informationen zu den Ruhe- und Schlafgewohnheiten
- Weitergabe bislang gezeigter herausfordernder Verhaltensweisen und möglicher Strategien im Umgang
- Angaben zur Biografie (Rituale, Hobbys, religiöse Zugehörigkeit)
- Informationen zum sozialen Umfeld (wichtige Bezugspersonen und ihre vorhandenen Ressourcen)
- Ermittlung des Willens des Betroffenen selbst sowie seiner Angehörigen, wie die Versorgung zukünftig aussehen soll

5.1.4 Interdisziplinäre Entwicklung des Versorgungsplans

In diesem zweiten Gespräch fasst der Case Manager die von ihm gesammelten Informationen zusammen und berichtet, dass sich die Diagnose einer Demenz des Alzheimertyps durch verschiedene Untersuchungen während des Krankenhausaufenthalts bestätigt habe. Er erklärt dem Ehepaar M. behutsam die Bedeutung dieser Diagnose, die noch fehlenden Heilungsmöglichkeiten sowie den groben Verlauf der Erkrankung. Der Case Manager möchte gemeinsam mit dem Ehepaar M. die Versorgungsplanung für Herrn M. erstellen, um eine möglichst hohe Lebensqualität für beide zu erreichen. Er bezieht dabei die gewonnenen Informationen des Ehepaares selbst, des Hausarztes, der behandelnden Krankenhausärzte sowie der betreuenden Pflegekräfte mit ein.

Gemeinsam mit Herrn und Frau M. wird das operative Ziel definiert, dass Herr M. möglichst lange bei seiner Ehefrau in der häuslichen Umgebung leben kann. Damit dies gelingen kann, werden folgende operationalisierten Ziele mit entsprechenden Maßnahmen festgelegt:

1. Vorliegen einer Pflegestufe sowie einer eingeschränkten Alltagskompetenz bis zur Krankenhausentlassung
   - Beantragung einer Pflegestufe durch den Case Manager mit Zustimmung durch Herrn und Frau M.
   - Durchführung der Eilbegutachtung im Krankenhaus durch den MDK
2. Sicherstellung der zukünftigen Rechtsvertretung entsprechend den Wünschen von Herrn M.
   - Unterstützung von Herrn M. bei Ausstellung einer Vorsorgevollmacht für seine Ehefrau durch den Case Manager
   - Telefonische Information des Sohnes von Ehepaar M. über den Gesundheitszustand seines Vaters sowie den Wunsch seiner Eltern, ihn als Stellvertreter in der Vollmacht zu benennen
   - Hinterlegen der Vorsorgevollmacht beim Hausarzt, der Bank, der Kranken- sowie der Pflegekasse durch die Ehefrau
3. Sicherstellung der zukünftigen medizinischen Betreuung von Herrn M.
   - Weiterleitung des Arztbriefes am Entlasstag an den behandelnden Hausarzt
   - Terminvereinbarung in der nahe gelegenen Memory Klinik zur weiteren fachärztlichen Betreuung von Herrn M. durch den Case Manager

   - Weiterleitung der medizinischen Informationen von Herrn M. an die Memory Klinik durch den Case Manager
4. Herr M. wird zu Hause entsprechend seinen Wünschen und Erfordernissen betreut und gepflegt
   - Frau M. nimmt zeitnah nach dem Krankenhausaufenthalt ihres Mannes an einer Schulung für pflegende Angehörige mit dem Schwerpunkt Demenz teil, welche von der Pflegekasse angeboten wird (Anmeldung über Case Manager)
   - Herr M. besucht einmal wöchentlich die Tagespflege unweit seiner Wohnung (Kontaktaufnahme und Informationsweitergabe schon während des Krankenhausaufenthaltes von Herrn M.)
   - Eine Alltagsbegleiterin besucht Herrn M. zweimal in der Woche für jeweils zwei Stunden und geht mit ihm spazieren, besucht die Kirche als ehemaligen Arbeitsplatz oder löst einfache Kreuzworträtsel mit ihm
5. Frau M. erhält ausreichend Freiräume sowie konkrete Ansprechpartner, um die Pflege und Betreuung ihres Mannes möglichst lange fortführen zu können
   - Kontakt zur Selbsthilfegruppe für Angehörige von Menschen mit Demenz wird durch den Case Manager hergestellt
   - Frau M. nimmt an den Treffen der Selbsthilfegruppe alle vier Wochen teil, während ihr Mann durch die Alltagsbegleiterin betreut wird
   - der Case Manager vermittelt den Erstkontakt zur Pflegeberaterin der zuständigen Pflegekasse
   - Frau M. wird in den halbjährlichen persönlichen Gesprächen mit der Pflegeberaterin nach ihrer persönlichen Belastung gefragt, so dass frühzeitig weitere Entlastungen geplant werden können

Dieser Versorgungsplan, dem das Ehepaar M. zustimmt, wird nun mit genauen Zeitangaben und Zuständigkeiten verschriftlicht, bevor der Case Manager mit der Implementierung beginnt.

5.1.5 Implementierung des Versorgungsplans

Der gemeinsam mit Herrn und Frau M. erstellte Versorgungsplan wird nun umgesetzt, dies beginnt schon während des Krankenhausaufenthaltes von Herrn M. Der Case Manager übernimmt in dieser Phase die Vermittlungs- und Verbindungsfunktion zwischen Herrn M., seiner Ehefrau, dem sozialen Umfeld sowie den verschiedenen Kostenträgern und Leistungserbringern. Er dient als Lotse durch das Gesundheitssystem und steht als Anwalt für seinen Klienten ein.

Der Case Manager veranlasst unter anderem, dass die Pflegebegutachtung für Herrn M. noch während des Krankenhausaufenthaltes stattfindet. Der Medizinische Dienst der Krankenversicherung (MDK) bestätigt Pflegestufe 1 sowie eine erheblich eingeschränkte Alltagskompetenz.

Er unterstützt zudem Herrn M. beim Erstellen einer Vorsorgevollmacht, indem er das entsprechende Formular vorbereitet und Herrn M. dessen Bedeutung erklärt. Er unterstützt Frau M. darin, die Kopien der Vollmacht an die entsprechenden Stellen weiterzuleiten.

Der Case Manager telefoniert außerdem mit Herrn M.s Sohn, um ihn über den Gesundheitszustand seines Vaters aufzuklären sowie um ihm einen Überblick über die geplanten Maßnahmen zu geben. Der Sohn will sich zukünftig bemühen, mehrmals im Jahr zu Besuch zu kommen. Außerdem will er telefonisch engen Kontakt zu seiner Mutter halten.

Um die medizinische Weiterversorgung von Herrn M. sicherzustellen, faxt der Case Manager den Entlassbrief einen Tag vor der Entlassung an den behandelnden Hausarzt. Auch die Memory Klinik, mit der ein Termin zwei Wochen nach der Entlassung vereinbart wird, erhält die Unterlagen an diesem Tag. Frau M. wird über diesen Termin schriftlich informiert, sie erhält zudem eine Informationsbroschüre der Klinik.

Des Weiteren meldet der Case Manager Frau M. zur Schulung für pflegende Angehörige bei der Pflegekasse an und informiert sie auch hier über den zeitlichen Ablauf.

Er vermittelt zudem den Erstkontakt zur Tagespflege, zur Pflegeberaterin, zur Selbsthilfegruppe sowie zur Alltagsbegleiterin, welche Herrn M. betreuen soll.

Alle eingeleiteten Maßnahmen sollen eine möglichst lange ambulante Versorgung von Herrn M. sowie eine Entlastung von Frau M. als Hauptpflegeperson ermöglichen.

5.1.6 Monitoring des Versorgungsplans

Die nächste Phase im Rahmen des Case-Management-Prozesses beinhaltet nun die Überwachung der eingeleiteten und geplanten Maßnahmen. Hier geht es nicht nur darum, ob alle Leistungserbringer entsprechend dem vorher festgelegten Versorgungsauftrag gehandelt haben und die Qualität der Leistungen den Erwartungen entspricht. Der Schwerpunkt liegt vielmehr darauf, ob der gemeinsam vereinbarte Versorgungsplan wirklich zur Zufriedenheit des Klienten sowie der Hauptpflegeperson beiträgt. So kann es vorkommen, dass sich die Wünsche und Bedürfnisse des Klienten oder seines Umfeldes in der Zwischenzeit gewandelt haben, so dass der Versorgungsplan abgeändert werden muss.

Der Case Manager nutzt für das Monitoring eine Checkliste. So erfährt er in einem telefonischen Gespräch mit der Ehefrau 24 Stunden nach der Entlassung von Herrn M., dass alle Leistungserbringer ihre Arbeit entsprechend dem Auftrag aufgenommen haben.

Weitere Telefonate vier Wochen nach der Entlassung verdeutlichen aber, dass Herr M. die Betreuung durch die ausgewählte Alltagsbegleiterin ablehnt. In der Tagespflege habe er sich dagegen gut eingelebt. Da die Ehefrau sich über weitere Entlastung freuen würde, soll Herr M. die Tagespflege ab sofort an drei Tagen in der Woche besuchen, die Besuche durch die Alltagsbegleiterin werden eingestellt.

Herr M. soll zudem nach der Vorstellung in der Memory Klinik weitere Medikamente einnehmen, so dass sich Frau M. mit dem Medikamentenmanagement überfordert fühlt. Hier wird ein ambulanter Pflegedienst beauftragt, ihr einmal wöchentlich die

Medikamente für Herrn M. in einen Dispenser zu stellen, damit Frau M. ihren Mann an die korrekte Einnahme erinnern kann.

5.1.7 Evaluation

Die letzte Phase des Case-Management-Kreislaufs beinhaltet die Wirksamkeitsüberprüfung der eingeleiteten Maßnahmen unter Berücksichtigung vorher festgelegter Kennzahlen. Die Evaluation erfolgt dabei nicht nur am Ende, sondern schon in regelmäßigen Abständen während der Begleitung des Klienten. Diese fortlaufende Evaluation im Zusammenspiel mit dem Monitoring ermöglicht es dem Case Manager und den anderen beteiligten Leistungserbringern, den Versorgungsplan zeitnah an eventuelle Veränderungen anpassen zu können.

So gelingt es dem Case Manager sehr schnell, die Zufriedenheit des Ehepaars M. zu steigern, indem eine Betreuung durch die abgelehnte Alltagsbegleiterin beendet wird, dafür aber der zeitliche Umfang der Versorgung in der Tagespflege aufgestockt wird.

Eine Überforderung von Frau M. als Hauptpflegeperson kann durch die Unterstützung eines ambulanten Pflegedienstes im Rahmen des Medikamentenmanagements von Beginn an vermieden werden.

Im Rahmen der Abschlussevaluation lädt der Case Manager das Ehepaar M. zu einem ausführlichen Gespräch acht Wochen nach dem Krankenhausaufenthalt ein. Anhand eines standardisierten Fragebogens ermittelt er die Zufriedenheit mit dem Case-Management-Prozess. Gleichzeitig wird nach der empfundenen Qualität der beteiligten Leistungserbringer erfragt. Unter anderem enthält der Fragebogen folgende Fragen:

- Waren Sie in die Erstellung des Versorgungsplans durch den Case Manager eingebunden?
- Wurden die Medikamente einmal wöchentlich vom Pflegedienst für Sie gestellt und entsprechende Rezepte vorher besorgt?
- Wurde Herr M. dreimal wöchentlich zu einer vorher abgesprochenen Uhrzeit mit dem Bus der Tagespflege abgeholt und zu einer festgelegten Uhrzeit zurückgebracht?

- Haben Sie sich gut von allen Berufsgruppen versorgt gefühlt?
- War der Case Manager für Sie gut erreichbar?
- Hat der Case Manager sich am Tag nach der Entlassung sowie nach einer und vier Wochen bei Ihnen gemeldet, um die aktuelle Versorgungssituation zu besprechen?

Der Case Manager hat zu diesem Gespräch im Rahmen der Abschlussevaluation auch die Pflegeberaterin der Pflegekasse eingeladen. Diese hatte sich schon einmal telefonisch bei Frau M. vorgestellt. Eine weitere Betreuung und Begleitung von Herrn M. soll durch sie erfolgen, daher erhält sie den aktuellen Versorgungsplan ausgehändigt. Frau M. soll sich zukünftig mit ihren Fragen an sie wenden, außerdem sollen halbjährliche persönliche Gespräche mit der Pflegeberaterin geführt werden.

5.1.8 Fazit

Anhand des geschilderten Fallbeispiels wurde verdeutlicht, welche Vorteile der Einsatz von Case Management bei der Begleitung von Menschen mit Demenz mit sich bringt. Besonders ein in der Regel über Jahre andauernder Krankheitsverlauf sowie eine große Belastung durch die Pflegepersonen erfordern die Inanspruchnahme unterschiedlichster Unterstützungs- und Entlastungsangebote, um eine vollstationäre Versorgung zu vermeiden oder zumindest hinauszuzögern. Den Betroffenen sind mögliche Hilfsangebote in der Regel nicht ausreichend bekannt, Schamgefühle und Ängste verhindern oft die Inanspruchnahme verschiedener Dienstleistungen. Der progrediente Krankheitsverlauf erfordert zudem häufig eine Anpassung des Versorgungsplanes im Laufe der Begleitung.

Case Management eignet sich aber auch deshalb so gut für Menschen mit Demenz, da die Diagnose Demenz heute noch häufig zu einer Fremdbestimmung führt. Entscheidungen werden nicht mehr mit dem Erkrankten selbst, sondern über seinen Kopf hinweg getroffen. Der Case Manager kann sich hier als Anwalt des Betroffenen dafür einsetzen, dass die Wünsche und Bedürfnisse des Betroffenen selbst die Ziele und Maßnahmen des Versorgungsplanes bestimmen.

5.2 Case Management in der Gynäkologie

Anke Heßler

In der Gynäkologie gibt es einige bösartige und auch pflegerisch anspruchsvolle Erkrankungen. Dazu gehört auch das Mammakarzinom. Es ist in Deutschland die häufigste bösartige Tumorerkrankung bei Frauen. Es erkranken derzeit jährlich über 57.000 Frauen an Brustkrebs. Es ist die häufigste Krebsneuerkrankung bei Frauen. Diese Erkrankung ist für 27,8% aller Krebserkrankungsfälle und damit für deutlich mehr als ein Viertel aller Krebserkrankungen bei Frauen verantwortlich (Robert Koch Institut 2008). Anhand des vorgestellten Fallbeispiels soll aufgezeigt werden, wie man mit Hilfe des Case Managements zu lange Liegezeiten reduzieren kann und durch eine bessere Vorbereitung zur Entlassung auch der »Drehtüreffekt« zu vermeiden ist.

Da die poststationäre Versorgung noch teilweise große Lücken in der Nachsorge aufweist, kommt es dabei auch oftmals bei pflegeaufwändigen Mammakarzinom-Patienten zu unnötig langen Liegezeiten im Krankenhaus. Es gibt zwar inzwischen viele unterschiedliche Hilfsangebote, die den nachstationären und ambulanten Bedarf abdecken sollen, aber insbesondere die Patienten und ihre Angehörigen, die auf derartige Hilfen angewiesen sind, haben es mitunter sehr schwer, sich in der Vielfalt der für sie oft undurchschaubaren Hilfsangebote zurechtzufinden.

Sie benötigen jemanden, der sie durch dieses Versorgungsnetz lotst und diese Aufgabe mit ihnen bzw. für sie übernimmt, den Case Manager.

5.2.1 Darstellung des Fallbeispiels/ Intake

Folgendes Fallbeispiel beschreibt eine Patientin mit einem exulzerierten metastasierenden Mammakarzinom links.

Die Patientin ist 59 Jahre alt, sie hatte 1998 bereits ein Mammakarzinom auf der rechten Seite, welches durch eine Ablatio mit Axillarevision operiert wurde. Im Anschluss erhielt sie eine Chemo-

therapie sowie eine Radiatio der betroffenen Seite. Sie ist verheiratet und hat keine Kinder. Bis jetzt wurde sie zu Hause alleine durch ihren Ehemann versorgt. Die Patientin wird als Notfall, liegend per Krankentransport, auf die gynäkologische Abteilung eingewiesen. Sie wird begleitet von ihrem Ehemann.

Jetzige Problematik der Patientin besteht aus folgenden Krankheitssymptomen:

- *Aszites*=Ansammlung von Flüssigkeit in der freien Bauchhöhle. Meist Symptom einer fortgeschrittenen Erkrankung mit schlechter Prognose (Pflege Heute 1998). *DRG=R18*
- *Pleuraerguss mit leichter Dyspnoe*=Flüssigkeitsansammlung in der Pleurahöhle (Brustfell), dadurch bedingt erschwerte Atmung (Pschyrembel, Klinisches Wörterbuch 1982). *DRG=J91*
- *Reduzierter Allgemeinzustand durch fortschreitende Tumorkachexie*=Zeichen der Tumorkachexie (Auszehrung, hochgradige Abmagerung »Kräfteverfall«) sind die eingefallene Wangenhaut, die reduzierte Hautspannung und in der Regel starker Kräfteverfall (Pflege Heute 1998). *DRG=R64*
- *Knochenmetastase am Oberschenkelhals links*=Durch Metastasenbildung (Tochtergeschwülste) entstandene sekundäre Knochenmalignome. Besonders oft bei metastasierenden Mammakarzinomen. *DRG=C79.5*
- *Große offene Wundfläche an der linken Brust*=bedingt durch das Mammakarzinom. *DRG=T89.02 6*
- *Schmerzen*=Bedingt durch die Grunderkrankung und deren Folgeerscheinungen
- *Ödeme*=Bedingt durch Aszites, wenig Harnausscheidung

Es erfolgt die ärztliche Anamnese sowie danach das pflegerische Aufnahmegespräch durch das examinierte Pflegepersonal der Station. Dabei ergibt sich schon im Aufnahmegespräch ein erhöhter Betreuungsbedarf auch nach dem Krankenhausaufenthalt, der nicht mehr alleine vom Ehemann geleistet werden kann. Dieses wird von dem Ehepaar auch gemeinsam so formuliert. Die Patientin ist durch ihre Erkrankung sehr geschwächt, braucht zum Teil Unterstützung und Hilfe bei den täglichen ATLs, die bis jetzt alleine von ihrem Ehemann übernommen worden sind. Die Patientin ist überwiegend bettlägerig und kann sich nur noch kurzzeitig belasten. Daraufhin wird in Absprache mit dem Ehepaar die Beauftragung des Case Managers für die weitere Betreuung in die Wege geleitet; die Station informiert den Case Manager mittels eines Konsil-Formulares innerhalb von 48 h.

> Der Case Manager muss von den Ärzten sowie von den Pflegekräften der Station anerkannt und akzeptiert sowie in seiner Arbeit/Aufgabe voll unterstützt werden.

5.2.2 Patienten-Assessment, Erhebung des Versorgungsbedarfs

Innerhalb von 24 h nach der Aufnahme im Krankenhaus wird mittels der hausinternen, vorhandenen Assessmentinstrumenten Informationen über die Patientin gesammelt. Vorhandene Assessmentinstrumente können z. B. Arztaufnahmebögen, pflegerische Erstgespräch-Aufnahmebögen, Braden-Skala usw. sein. Die Assessmenterhebung kann nur mit Unterstützung der Patientin und ihres Ehemannes stattfinden. Der Case Manager kommt innerhalb der ersten 48 h mit dem Ehepaar ins Gespräch.

Der Case Manager erfragt wichtige Daten für den Assessmentprozess, dazu gehören z. B.:

- Persönliche Daten wie z. B. Name, Adresse, Alter, Krankenkasse, Hausarzt, einweisender Arzt, Angehörige, Aufnahmedatum, Aufnahmenummer
- Pflegeanamnese wie z. B. Sicherheit, Kommunikation, Mobilität, Nahrungs- und Flüssigkeitsaufnahme, Körperpflege, Ausscheidung, Atmung, Vitalzeichen
- Sozialanamnese wie z. B. Pflegestufe, Familienstand, Religion
- Ärztliche Anamnese wie z. B. Therapieverlauf, Medikamente, Wundbeurteilung, Begleiterkrankungen

Die 59-jährige Patientin ist ansprechbar und voll orientiert, sie hat keine Allergien. Sie kann sich gut mitteilen, hat keine Probleme mit dem Hörvermögen und kann mit Unterstützung einer Brille gut sehen. Sie braucht Unterstützung in ihrer Mobilität, d. h. sie kann teilweise auf einem Toilettenstuhl sitzen, kann sich mit Hilfe an die Bettkante setzen, ist sonst überwiegend bettlägerig. Bei der Körperpflege braucht sie Hilfe bei z. B. Beine-, Rückenwaschen und eincremen. Sie nimmt noch kleine Mahlzeiten und genug Flüssigkeit zu sich. Bedingt durch die teilweise reduzierte Flüssigkeitsausscheidung reagiert der Körper der Patientin mit Ödemen.

Die ärztliche Anamnese zeigt, dass die Patientin an Gewichtsverlust, Schwäche, Dyspnoe bei Belastung und im Ruhezustand leidet. Außerdem hat sie eine offene Wundfläche an der linken Brust. Bis jetzt erhielt sie von ihrem Hausarzt ein Schmerzmittel, Durogesic 25 µg Pflaster, sowie zur Unterstützung der Darmtätigkeit Movicol täglich 1 Beutel.

5.2.3 Interdisziplinäre Entwicklung des Versorgungsplans

Bei der Entwicklung des Versorgungsplanes werden die Maßnahmen und die Netzwerkpartner festgelegt. Basierend auf den Informationen, die der Case Manager über den Patienten erhalten hat, erfolgt in enger Kooperation mit dem Patienten und seinen Angehörigen die Entwicklung und schriftliche Dokumentation des Versorgungsplans.

Der Case Manager berücksichtigt dabei Selbstversorgungsdefizite und -kompetenzen des Klienten/Patienten, definiert individuelle, patientenbezogene Versorgungsziele, erstellt eine Liste aller Dienstleistungen, die geeignet sind, diese Ziele zu erreichen und klärt nicht zuletzt die Verantwortlichkeit der einzelnen (in-)formellen Helfer (Quinn 1993, S. 68; Ewers u. Schaeffer 2005).

Es müssen sowohl kurz- als auch langfristige Versorgungsziele formuliert werden. Dabei muss der Case Manager drei Punkte berücksichtigen:

- Kriterium der Operationalisierbarkeit
- Kriterium der Gesundheitsförderung
- Patientenpartizipation

Die Ziele müssen realistisch und erreichbar sein, sie müssen vom Patienten zu berichten und von Pflegenden zu beobachten sein.

Nachdem das Gespräch mit dem Ehepaar stattgefunden hat, werden die Maßnahmen und die dazugehörigen vorhandenen Netzwerkpartner festgelegt.

> **Tipp**
>
> Um als Case Manager für den Patienten und die Angehörigen die optimale Versorgung gewährleisten zu können, muss ein effizientes Netzwerk vorhanden sein.

Basierend auf den Informationen, die der Case Manager über die Patientin erhalten hat, erfolgt in enger Kooperation mit dem Ehepaar die Entwicklung und schriftliche Dokumentation des Versorgungsplanes.

Der Case Manager definiert individuelle, patientenbezogene Versorgungsziele, die wie folgt aussehen:

- Sicherstellung der häuslichen Versorgung
- Kontinuierliche Versorgung bei Übergang vom Krankenhaus in die häusliche Versorgung
- Sicherstellung der Wundversorgung zu Hause
- Arznei- und Verbandmittel sollen am Entlassungstag bei der Patientin vor Ort sein
- Medizinische Hilfsmittel sollen am Entlassungstag vor Ort sein
- Schmerzfreiheit bzw. Schmerzreduzierung
- Sicherstellung der Atmung → Verbesserung der Dyspnoe
- Sicherstellung der Ernährung → Anbieten von eiweißreicher Kost → Tumorkachexie
- Regelmäßige Medikamentengabe

Die beteiligten Netzwerkpartner innerhalb und außerhalb des Krankenhauses bestehen aus folgenden Berufsgruppen:

- Pflegekräfte
- Krankenhausärzte
- Sozialarbeiter
- Case Manager
- Interner Wundmanager
- Hausarzt
- Ambulanter Pflegedienst mit Wundmanager
- Apotheke
- Sanitätshaus

Folgende Maßnahmen finden während des Krankenhausaufenthaltes statt:

- Versorgung der linken Brustwunde durch den internen Wundmanager
- Unterstützung der Atmung durch eine Pleurapunktion und Sauerstoffgabe
- Erhöhung bzw. Anpassung der Schmerzmitteldosierung
- Vermeidung des Wundliegens durch eine spezielle Matratze und regelmäßige Lagerung, je nach Zustand und Akzeptanz der Patientin
- Erleichterung beim Aufstehen durch ein höhenverstellbares Motorenbett
- Aszitespunktion

5.2.4 Implementierung des Versorgungsplans

Der mit dem Patienten und dessen Angehörigen gemeinsam erstellte Versorgungsplan wird nun umgesetzt. Der Case Manager hat hier die Aufgabe, die Verhandlungen mit den Leistungsanbietern und den Kostenträgern zu führen. In dieser Phase wird im Case Management die Verbindungsfunktion zwischen dem Patienten und seinem sozialen Umfeld und den Dienstleistungsorganisatoren deutlich. Es kommt zu einem dynamischen Kommunikations- und Interaktionsprozess.

Die Patientin und ihr Ehemann haben schriftlich die Zustimmung zu ihrem individuell erstellten Versorgungsplanes gegeben (◘ Tab. 5.1).

Im nächsten Schritt nimmt der Case Manager, je nach Ausrichtung des jeweiligen Krankenhauses, in Zusammenarbeit mit dem Sozialarbeiter Kontakt zur Krankenkasse auf und stellt den Antrag zur Kostenübernahme. Weiterhin nimmt er Kontakt zu den anderen Netzwerkpartnern auf. Er informiert den ambulanten Pflegedienst, den Wundmanager, den Hausarzt, die Apotheke und das Sanitätshaus.

5.2.5 Monitoring des Versorgungsplans

Der Versorgungsplan ist implementiert und die weitere Arbeit im Case Management beinhaltet nun die Überwachung der eingeleiteten Maßnahmen. Wird

◻ Tab. 5.1 Individueller Versorgungsplan der Patientin

Wer	Was	Wann	Rückmeldung
Pflegekräfte	Wundversorgung nach Anordnung	Täglich	Wunddokumentationsbogen
	Wunddokumentation	24 h vor der Entlassung	Überleitpflegebogen
	Regelmäßige Medikamentengabe	Täglich	Kurve
	Unterstützung bei den ATLs	Täglich	Kurve, Pflegebericht
	Überwachung der O_2-Gabe	Täglich	Kurve
Stationsarzt	Therapie der erschwerten Atmung → Pleurapunktion, Sauerstoffgabe	Einmalig, bei Aufnahme	Kurve
	Erhöhung/Anpassung der Schmerzmitteldosis	Bei Aufnahme, tägliche Überprüfung	Kurve
	Anordnung einer speziellen Matratze gegen das Wundliegen	Am Aufnahmetag	Kurve, Visitenblatt
	Therapie der Aszites → Aszitespunktion	Am Aufnahmetag und bei Bedarf	Kurve Arztblatt
Sozialarbeiter	In Zusammenarbeit mit dem Case Manager erstellen und Implementierung des Versorgungsplans	Innerhalb von 48 h nach der Aufnahme	Checkliste
Case Manager	Informationsaustausch mit der Patientin/Ehemann, Erstellen des Versorgungsplanes, Informationsaustausch mit den Pflegekräften	Innerhalb von 48 h nach der Aufnahme und 24 h vor der Entlassung	Checkliste
	Informationsaustausch mit dem Stationsarzt	24 h nach der Aufnahme und 24 h vor der Entlassung	Checkliste
	Ansprechpartner für alle beteiligten Berufsgruppen	Täglich während der Arbeitszeit	Telefonate, Fax, Gespräche
	Information des Hausarztes über Medikamente, Materialien und der folgenden Behandlungspflege	24 h vor der Entlassung	Checkliste
	Information des Ehemannes über das Abholen und Einlösen des Rezeptes → Hausarzt, Apotheke	24 h vor der Entlassung	Checkliste
	Information des Sanitätshauses über benötigte Hilfsmittel → spezielle Matratze, Toilettenstuhl	48–72 h nach der Aufnahme	Checkliste
	Kontrolle des Versorgungsplans	24 h nach der Entlassung, 1./3./6./8. Woche nach der Entlassung	Telefonat, Checkliste
	Information des ambulanten Pflegedienstes mit Wundmanager	48–72 h nach der Aufnahme und 24 h vor der Entlassung	Telefonat, Checkliste

◻ Tab. 5.1 Fortsetzung

Wer	Was	Wann	Rückmeldung
Interner Wundmanager	Beratung in der Wundversorgung	24 h nach der Aufnahme	Telefonat, Checkliste
Hausarzt	Ausstellen der Rezepte und Verordnungen	Am Entlassungstag	Checkliste, Rückruf nach 24 h bei der Patientin
Ambulanter Pflegedienst mit Wundmanager	Vorstellen des Wundmanagers im Krankenhaus	24 h vor Entlassung	Checkliste
	Wundversorgung, Kontrolle und Dokumentation der Wunde	24 h nach Entlassung	Rückruf nach 24 h bei der Patientin
	Unterstützung bei den täglichen ATLs	24 h vor der Entlassung	Checkliste, Rückruf nach 24 h bei der Patientin
Apotheke	Bereitstellung der benötigten Medikamente und Verbandsmittel und eiweißreiche Kost	Am Entlassungstag	Rückruf nach 24 h bei der Patientin
Sanitätshaus	Bereitstellung der benötigten Hilfsmittel ⊠ spezielle Matratze, Toilettenstuhl	24 h vor der Entlassung	Checkliste, Rückruf nach 24 h bei der Patientin

◻ Tab. 5.2 Checkliste zum individuellen Versorgungsplan

Patientenname:___
Station:___
Erstellungsdatum:___
Geplantes Entlassungsdatum:___

Wundversorgung	– Bereitstellen der Wundverbandsmittel durch den Hausarzt → Rezeptanforderung – Abholung der Verbandsmittel organisieren – Wunddokumentationsbogen → Hausarzt und ambulanter Pflegedienst zur Verfügung stellen	Case Manager	– Fax versandt am: Datum, Uhrzeit: – Abholung durch: Name, Adresse, Telefonnummer – Fax versandt am: Datum, Uhrzeit
Arzneimittel	– Bereitstellen der Arzneimittel durch den Hausarzt → Rezeptanforderung – Bereitstellen der benötigten Arzneimittel, Verbandsmittel und eiweißreicher Kost → Apotheke – Abholung der Arzneimittel, Verbandsmittel und Kost organisieren	Case Manager	– Fax versandt am: Datum, Uhrzeit: – Fax versandt am: Datum, Uhrzeit: Telefonat: – Abholung durch: Name, Adresse, Telefonnummer
Häusliche Pflege	– Ambulanter Pflegedienst ermittelt	Case Manager	– Name, Adresse, Telefonnummer des Pflegedienstes:
Hilfsmittel	– Passendes Sanitätshaus ermittelt – Liefertermin abgesprochen	Case Manager	– Name, Adresse, Telefonnummer des Sanitätshauses: – Liefertermin: Datum, Uhrzeit: – Lieferung vereinbart mit:

der Versorgungsauftrag erfüllt? Sind alle Leistungsanbieter zeitgerecht und mit den abgesprochenen Leistungen involviert? Ist die Zufriedenheit des Patienten gewährleistet? Um diese Anforderungen zu erfüllen, muss im Case Management eine enge Zusammenarbeit mit dem Patienten und seinem sozialen Umfeld stattfinden. Ebenso müssen mit den Leistungsanbietern die Versorgungsangebote überprüft werden. In dieser Phase des Case Managements werden auch eventuelle Qualitätsmängel festgestellt und der Versorgungsplan entsprechend angepasst (Re-Assessment).

Während die Patientin noch im Krankenhaus liegt, bleibt der Case Manager weiter mit ihr und ihrem Ehemann persönlich in Kontakt. Sobald die Patientin zu Hause ist, findet das erste Monitoring, durch ein Telefonat 24 h nach der Entlassung, statt. Dieses wird in einer hausinternen Checkliste vermerkt (◻ Tab. 5.2).

Weiterhin findet das Monitoring durch Telefonate mit der Patientin in der 1./3./6./8. Woche nach

der Entlassung statt, auch diese Telefonate werden in der Checkliste vermerkt. Dabei kann sich einerseits herausstellen, dass die Patientin Probleme mit einem Netzwerkpartner hat, wobei der Case Manager in diesem Moment aktiv wird und den Versorgungsplan überprüft und eventuell abändern muss. Andererseits kann sich dabei auch herausstellen, dass bei der Patientin das Netzwerk gut funktioniert und kein weiterer Behandlungsbedarf durch den Case Manager besteht.

5.2.6 Evaluation

Die Evaluation des Versorgungsplans beinhaltet die Überprüfung der Wirkung von eingeleiteten Maßnahmen. Dies geschieht unter zu Hilfenahme von qualitätsbezogenen Kennzahlen.

Der Case Manager nimmt in regelmäßigen Abständen Evaluationen vor. Sie helfen ihm und den anderen Berufsgruppen zu erkennen, ob gegebenenfalls Veränderungen des Versorgungsplanes vorgenommen werden müssen. Im Krankenhaus findet die Evaluation der Patientin kontinuierlich täglich statt, wobei dokumentiert wird, welche Ziele die Patientin schon und auch wann erreicht hat und welche noch nicht.

Es wird täglich evaluiert, wie es mit den Fortschritten der Patientin steht und ob sie weiterhin gut auf die Behandlung und Pflege anspricht. Sollten Ziele zum vorgesehenen Zeitpunkt nicht erreicht werden, müssen die störenden Faktoren gefunden und die Planung verändert werden.

Nachdem die Patientin in die häusliche Betreuung entlassen wurde, erhält das Ehepaar ca. 12 Wochen nach der Entlassung einen Evaluationsbogen zugeschickt, den sie ausfüllen müssen, damit die Abschlussevaluation erfolgen kann. Durch einen extra dafür erarbeiteten Abschluss-Evaluationsbogen wird überprüft, ob die vorher im Versorgungsplan festgelegten Maßnahmen und Ziele erreicht worden sind oder nicht.

Dieser Bogen enthält z. B. Fragen wie:
- Ist der ambulante Pflegedienst regelmäßig 2-mal täglich bei Ihnen erschienen?
- Hatten Sie Probleme mit dem ambulanten Pflegedienst?
- Haben Sie sich gut von allen beteiligten Berufsgruppen versorgt gefühlt?
- Sind Sie mit den für Sie zur Verfügung gestellten Hilfsmitteln zurecht gekommen, z. B. Toilettenstuhl?
- War für Sie der Ansprechpartner – Case Manager – im Krankenhaus während der Arbeitszeit zu erreichen?
- Wenn Probleme auftraten, wurden diese ernst genommen und auch abgeändert?
- Was könnte Ihrer Meinung nach noch verbessert werden?

5.2.7   Fazit

Anhand dieses Fallbeispiels ist aufgezeigt worden, wie vorteilhaft es ist, einen Case Manager im Krankenhaus einzusetzen, um eine gute Zusammenarbeit mit externen Netzwerkpartnern zu implementieren und auch umsetzen zu können.

Dafür müssen klare Kooperationsvereinbarungen zwischen den Netzwerkpartnern über Ziele, die

Zielgruppen und auch das Angebot der Dienstleistungen festgelegt werden. Der Case Manager muss aber auch bestimmte Voraussetzungen mitbringen, wie z. B. Gesprächsführungskompetenz, Konfliktfähigkeit, fachliche Kompetenz, Aushandlungskompetenz, Kenntnisse über das regionale Netzwerk. Der Case Manager ist verantwortlich für die Koordination und die Überleitung zwischen stationärem und ambulantem Bereich. Dabei müssen immer der Patient und seine Angehörigen sowie alle Berufsgruppen im stationären wie auch im ambulanten Bereich mit einbezogen werden.

Dieses ist auch in diesem Fallbeispiel dargestellt worden.

Die Ausbildung und Einstellung eines Case Managers hat viele Vorteile: Die Patienten und Angehörigen werden kompetent beraten, es wird eine Vertrauensbasis aufgebaut, da der Case Manager als fester Ansprechpartner fungiert, so dass die Ängste und Unsicherheiten der Patienten und der Angehörigen vor der Betreuung zu Hause abgebaut werden können. Die Patientenzufriedenheit wird dadurch erhöht und verbessert.

Der Case Manager betreut die Patienten bis zu 12 Wochen nach der Krankenhausentlassung, um dadurch den sog. »Drehtüreffekt« zu verhindern. Die Vorteile für die externen Netzwerkpartner, wie z. B. der ambulante Pflegedienst, ist, dass sie eine rechtzeitige Information über das Entlassungsdatum erhalten und dadurch die Einsatzplanung für die Mitarbeiter besser gestalten können.

Aus Sicht der Krankenhausverwaltung bewirkt die Arbeit mit Hilfe eines Case Managers eine Verkürzung der Krankenhausverweildauer, bzw. die Patienten müssen nicht länger als unbedingt notwendig im Krankenhaus verbleiben.

5.3   Case Management in der Viszeralchirurgie

Iris Zota-Gebel

Der Dickdarmkrebs gehört zu den häufigsten bösartigen Erkrankungen in der Bundesrepublik Deutschland. Diese Diagnose wird nach Schätzungen des Robert-Koch-Instituts Berlin jährlich bei rund 71.000 Menschen gestellt. Bei einem Drittel der Erkrankten liegt der Tumor im Mast- bzw.

Enddarm. In 15% dieser Fälle wird ein endgültiger künstlicher Darmausgang angelegt. Darüber hinaus ist zur zeitweiligen Entlastung des Dickdarms bei weiteren Patienten mit Kolonkarzinom oder auch bei schweren Entzündungen der Darmschleimhaut ein vorübergehender künstlicher Darmausgang notwendig (vgl. Deutsche Krebshilfe e.V. 2008). Patienten mit künstlichem Darmausgang, auch Anus praeter oder Stoma genannt, zählen zu einer relevanten Hauptdiagnosegruppe, die meist durch komplexe Versorgungsleistungen vor, während und nach stationärem Aufenthalt gekennzeichnet sind. Zum Zeitpunkt der Patientenaufnahme lässt sich bereits anhand medizinischer, häufig aber auch pflegerischer und sozialer Kriterien, der Versorgungsbedarf erkennen.

Im Fokus dieses Kapitels wird anhand des Case-Management-Regelkreislaufs (Ewers 2000, Fries 2003, dip 2004, von Reibnitz 2009) eine patienten- sowie prozessorientierte stationäre und poststationäre Patientenversorgung aufgezeigt.

Die Analyse des folgenden Patientenfallbeispiels verdeutlicht, wie wichtig eine enge Verzahnung des Aufnahme- und Entlassungsmanagements ist.

> ❯ Aufnahme und Entlassung sind ein Dreh- und Angelpunkt klinischer Prozesse und weisen zudem eine Vielzahl von Schnittstellen zu den ambulant involvierten Berufsgruppen auf (vgl. Müller 2007). Dies belegt, dass die systematische Koordination sowie Kooperation aller stationären und poststationären Beteiligten durch einen Case Manager sinnvoll ist. Durch derartige Zusammenarbeit erhält der Patient eine individuell angemessene Unterstützung, die seine Lebensqualität sowie Compliance fördern und ihn nicht nur auf den chirurgischen Eingriff der Grunderkrankung reduzieren.

5.3.1 Falldarstellung: Ist-Zustand

- **Patientendaten**
- Frau M., 59 Jahre, evangelisch, verwitwet, Pflegestufe 2

- Lebt mit Lebensgefährten in einem Haushalt (beide im Vorruhestand), ein Sohn (wenig Kontakt), Eigentumswohnung mit Terrasse im Mehrfamilienhaus
- Krankenhausverweildauer: jetzt 20 Tage, bereits mehrfach stationär

- **Diagnosen**
- Ausgeprägtes Fistelsystem zwischen terminalem Ileum und Rektum/K63.2
- Hoher Flüssigkeits- und Elektrolytverlust über Ileostoma/Z93.2
- Ausgeprägter Verwachsungsbauch/K66.0

- **Erkrankungen**
- Zustand nach Analkarzinom, Erstdiagnose 03/2006
- Zustand nach Radiochemotherapie 03/2006
- Anlage eines doppelläufigen Ileostomas bei Dünndarmmileus 03/2006
- Sekundäre narbige Ösophagusstenose nach massiver blutiger Ösophagitis
- Verminderter Allgemeinzustand (Kachexie, Mobilitätseinschränkung, Elektrolytentgleisung)
- Urin- und Stuhlinkontinenz
- Schmerzpatientin, reaktive Depression, teils aggressive Verstimmungen

- **Jetziger Krankenhausaufenthalt**
- Rückverlegung des Ileostomas
- Bei Bedarf Anlage eines Kolostomas mit Rektumexstirpation

- **Stationärer Aufenthalt zur präoperativen Diagnostik**
Mitte Januar 2008 stellt sich Frau M. in der chirurgischen Ambulanz zur Anus praeter (AP) Rückverlagerung vor. Im Februar befindet sie sich zur stationären präoperativen Diagnostik acht Tage in stationärer Behandlung. Anhand des Aufnahmeformulars wird ersichtlich, dass Frau M. in Pflegestufe 2 eingeordnet ist, mit ihrem Lebensgefährten zusammenlebt und eine AP-Anlage besitzt. In der Pflegeanamnese sind die Unterstützung in der Körperpflege, Urin- und Stuhlinkontinenz (Schutzhose, AP-System), Mobilisation mit Hilfe eines Rollators, Heparinallergie und die AP-Versorgung durch den

5

Partner abzulesen. Aufgrund ihrer Kachexie und Mobilitätseinschränkung wird die Norton-Skala ausgefüllt. Zurzeit besteht keine Dekubitusgefahr. Im Laufe des stationären Aufenthaltes werden diagnostische und therapeutische Maßnahmen durchgeführt. Vor ihrer Entlassung wird das Datum zur Wiederaufnahme festgelegt. Der behandelnde Arzt gibt den OP-Termin für einen Montag Ende Februar um 8.00 Uhr in das intern benutzte Computerprogramm/OP-Planung ein.

- **Stationäre Aufnahme zur OP**

Ende Februar wird Frau M. an einem Freitagmittag auf der Station begrüßt. Die Anamnesebögen werden unvollständig durch das Pflegepersonal ausgefüllt. Die Pflegestufe, das Dekubitusrisiko, Urininkontinenzhilfsmittel und die Benutzung des Rollators werden nicht erfasst.

Die Patientin wird erst am Samstag vom Operateur ärztlich aufgenommen. Unter anderem wird das Anzeichnen eines Kolostomas durch die Stomatherapeutin des ansässigen Sanitätshauses angeordnet. Nach mehreren Telefonaten erklärt diese sich bereit, das mögliche Stoma am Wochenende anzuzeichnen.

Sonntagnachmittag stellt das Pflegepersonal fest, dass die Anästhesie präoperativ eine Blutgasanalyse und ein EKG wünscht. Die Blutgasanalyse wird mit dem Vermerk »Notfall« für Montag 7.30 Uhr datiert, da sonntags keine Blutgasanalyse mehr stattfindet. Die diensthabende Ambulanzkraft leitet das EKG ab und der diensthabende Internist befundet dieses. Der Lebensgefährte äußert den Pflegekräften gegenüber, dass der ambulante Pflegedienst nach der Entlassung vermehrt kommen müsste.

- **Postoperativ**

Frau M. ist sehr unglücklich, weil sie ein Kolostoma mit Rektumexstirpation erhalten hat. Während des gesamten stationären Aufenthaltes erhält sie über die Port-Anlage zusätzlich Flüssigkeit und Elektrolyte. Ihre Schmerzsituation wird von einem Anästhesisten überwacht. Sie klagt über Völlegefühl und Übelkeit. Nach einer Woche ist sie in Begleitung der Physiotherapie zu mobilisieren. Die Rektumnaht infiziert sich, wird täglich gespült und locker tamponiert.

- **Nach 20 Tagen stationärem Aufenthalt**

Frau M. wird mit Wundheilungsstörungen, erträglichen Schmerzen, leichter Übelkeit, einem relativ stabilen Elektrolythaushalt und reduziertem Allgemeinzustand entlassen. Der Hausarzt wird durch den vorläufigen Entlassungsbrief über die Situation von Frau M. informiert. Ergebnisse der Operation und Untersuchungen, aktuelle Laborwerte, Therapieempfehlungen bezüglich der Laborparameter und zurzeit verabreichte Medikamente sind dokumentiert. Der tägliche Verbandswechsel der infizierten Rektumnaht soll zunächst in der chirurgischen Ambulanz stattfinden. Die Anus-praeter-Versorgung wird über die Stomatherapeutin des Sanitätshauses organisiert. Die ambulante pflegerische Nachsorge ist ungeklärt. Am Entlassungstag wird die Patientin von ihrem Lebensgefährten abgeholt.

- **Kodierung**

Die Hauptdiagnose »ausgeprägtes Fistelsystem zwischen dem terminalen Ileum und dem Rektum/K63.2« ergibt zusammen mit dem führenden Haupt-OP-Code »tiefe anteriore Rektumresektion unter Sphinktererhaltung, offen chirurgisch mit Enterostoma und Blindverschluss« die DRG G17Z »andere Rektumresektion«. Diese DRG hat eine untere Verweildauer von 4 Tagen und eine obere von 30 Tagen. Die durchschnittliche Verweildauer beträgt 16,2 Tage. Die zwei stationären Aufenthalte von Frau M. werden unter der gleichen Hauptdiagnose geführt. Mit insgesamt 28 Tagen liegt sie damit im erlaubten oberen Drittel der Verweildauer.

5.3.2 Fallsteuerung mit Case Management: Soll-Zustand

Ausgehend vom Case-Management-Regelkreis wird nun die Fallsteuerung beschrieben.

Identifikation des Patienten

Vor der stationären Aufnahme wird der Case Manager über den neuen Fall durch den aufnehmenden Arzt oder das Personal der chirurgischen Ambulanz informiert (vgl. Luisardi 2004). So ist gewährleistet, dass dem Case Manager alle Daten der Patientin bereits vor dem Erstkontakt vorliegen.

Die Identifikation von Frau M. als Patientin mit komplexem Versorgungsbedarf kann aufgrund ihres umfassenden Krankheitsbildes, der jetzigen Einweisungsdiagnose und der bestehenden Pflegestufe 2 erfolgen. Im Fallbeispiel muss der Case Manager berücksichtigen, dass das Bestehen beziehungsweise Entfernen der AP-Anlage erst postoperativ entschieden sein wird und so eine endgültige Versorgungsplanung vorgenommen werden kann.

> Bei der Identifikation der Patienten mit erhöhtem Versorgungsbedarf werden medizinische, pflegerische und soziale Aspekte berücksichtigt. Der Einsatz des Case Managers findet nach krankenhausintern festgelegten Kriterien statt.

Assessment

Mit Hilfe verschiedener Erhebungsinstrumente ermittelt der Case Manager den gegenwärtigen Versorgungsbedarf und die Ressourcen der Patientin.

Das *initiale Assessment* findet in den ersten 24 Stunden nach der Aufnahme durch die Pflegekräfte/Ärzte der chirurgischen Station statt. Das Patientenetikett, die vollständig ausgefüllten Formulare (Aufnahmeformular mit Sozialanamnese/Pflegeanamnese) und die medizinische Anamnese dienen dem Case Manager als *allgemeine Informationssammlung.*

Mit einem *differenzierten Assessment* werden der gegenwärtige und poststationäre Versorgungsbedarf von Frau M. identifiziert. Im Fallbeispiel finden kriteriengestützte Gespräche mit der Patientin, dem Lebensgefährten, dem zuständigen Krankenhausarzt und den betreuenden Pflegekräften statt. Zur Vervollständigung der *speziellen Informationssammlung* informiert der Case Manager sich beim ambulanten Pflegedienst, dem Hausarzt und der Stomatherapeutin über die bisherige Versorgung. Mit Auftreten der infizierten Rektumnaht findet zusätzlich ein Wundassessment statt.

Während des stationären Aufenthaltes kann der Case Manager den Stomaversorgungs- und später den Wundprotokollbogen inklusive Fotodokumentation einsehen und bei der weiteren Versorgungsplanung beachten.

5.3.3 Interdisziplinäre Entwicklung des Versorgungsplans

Der Case Manager kann nach der Analyse der standardisierten Daten- und Informationssammlung einen individuellen Versorgungsplan für die Patientin erstellen.

Tipp

An einer Versorgungsplankonferenz sollten möglichst alle beteiligten Berufsgruppen sowie Patient und Angehörige teilnehmen.

Beteiligte Akteure sind: Patient, Lebensgefährte, Case Manager, Krankenhausarzt, Pflegekraft, Sozialarbeiterin, Physio- und Stomatherapeutin, Wundmanagerin, psychoonkologische Therapeutin, Ernährungsberaterin, Hausarzt, Facharzt, ambulanter Pflegedienst.

Anhand der Problemfeststellungen bei Frau M. werden kurz- und langfristige Versorgungsziele formuliert. Wichtig ist, dass neben den medizinischen, pflegerischen und sozialen Aspekten auch rehabilitative und präventive Bereiche in den Versorgungsplan aufgenommen werden.

Die Ergebnisse der Versorgungsplankonferenz müssen transparent sein und dokumentiert werden. Der Versorgungsplan sollte standardisiert sein. Notwendige Maßnahmen werden schriftlich vereinbart.

Bei Frau M. lautet das übergeordnete Ziel: »Verbesserung der physischen, psychischen und sozialen Situation der Patientin mit Anus-praeter-Anlage.« Das heißt, dass Frau M. ihre häusliche Selbstständigkeit verbessern kann, ohne dass sie aufgrund ihres Elektrolythaushaltes, des Kolostomas oder der sekundär heilenden Wunde erneut ins Krankenhaus aufgenommen werden muss. Zudem wird ihre Behandlung am Entlassungstag ohne Versorgungsunterbrechung ambulant fortgeführt.

In Anlehnung an die im Krankenhaus eingesetzten Formulare (z. B. Pflegeanamnese), wird ein individueller tabellarischer Versorgungsplan inklusive Checkliste erstellt. Wichtig ist es, im Vorfeld die interne Aufgabenverteilung zu klären. Jede der eingeleiteten Maßnahmen ist auf dem Versorgungsplan abzuzeichnen bzw. vom Case Manager auf einer separat geführten Checkliste zum Versorgungsplan zu überwachen.

Inhalte eines Versorgungsplanformulars
- Problemfeststellungen zu den verschiedenen Bereichen wie Ernährung, Körperpflege, Haut- und Wundmanagement, Atmen, Ausscheidung, Mobilität, Psyche, Medikamente, Heil- und Hilfsmittel, medizinische Versorgung, Sprache und Kommunikation, soziales Umfeld
- Kurz- und langfristige Versorgungsziele
- Geeignete Maßnahmen
- Beteiligte Akteure
- Zeitlicher Rahmen
- Einleitung/Durchführung
- Kontrolle/Bewertung der durchgeführten Maßnahmen mittels Checkliste, Telefonaten, Bewertungsbogen
- Unterschrift des Patienten/Case Managers

In den ersten beiden Abschnitten des Soll-Konzepts »Identifikation des Patienten/Assessment« wurden die Versorgungsprobleme der Patientin ermittelt. In diesem Abschnitt wird nun neben den Zielvereinbarungen der detaillierte Maßnahmenkatalog zur Lösung der Probleme erstellt.

Die Ziele werden in Prozess- und Ergebnisziele unterteilt. Die erste Zielformulierung benennt das Prozess- und die folgende das Ergebnisziel. Die Maßnahmen beziehen sich sowohl auf die stationäre als auch auf die Entlassungs- und poststationäre Versorgungsphase.

Zur Verdeutlichung werden im Anschluss die fallbezogenen Problemstellungen in verschiedenen Bereichen der Patientenversorgung, die Zielformulierungen und Maßnahmenplanung, mit denen das übergeordnete Ziel erreicht werden kann, ausführlich aufgelistet (◘ Abb. 5.1).

Bereich Ernährung – Problem 1   Blähungen/Völlegefühl mit leichter Übelkeit/kachektische Patientin.
Ziele 1
- Verbesserung des Ernährungszustandes
- Gewichtszunahme

Maßnahmen ad 1   Kontaktaufnahme zur Diätassistentin, um eine ausgewogene, vitamin- und kalorienreiche sowie stomageeignete Ernährung zu sichern.

Bereich Körperpflege – Problem 2   Patientin hat zu Hause einen Pflegebedarf entsprechend der Pflegeversicherung/Partner fühlt sich zurzeit mit der Versorgung überfordert.
Ziele 2
- Vermehrte Übernahme der Körperpflege durch den ambulanten Dienst
- Erlangen der selbstständigen Körperpflege/ gleichzeitig Entlastung des Partners

Maßnahmen ad 2   Der Sozialdienst wurde zeitnah nach der Aufnahme der Patientin im Krankenhaus informiert und hat telefonisch die weitere Betreuung durch den ambulanten Dienst organisiert:
- Information des Pflegedienstes über voraussichtlichen Entlassungstermin, Bestätigung 2 Tage vor Entlassung
- Pflegeüberleitungsbogen wird vollständig von der Pflegekraft ausgefüllt
- Verordnung zur Wiederaufnahme der Grundpflege für den ambulanten Dienst

Bereich Haut- und Wundmanagement – Problem 3   Sekundäre rektale Wundheilungsstörung.
Ziele 3
- Verbesserung der rektalen Wundverhältnisse
- Die Wunde ist innerhalb von 4 Wochen verschlossen

Maßnahmen ad 3   Der hausinterne Wundmanager wurde informiert. Die Therapie ist mit dem Stationsarzt abgesprochen:
- Wunddokumentation in Kopie wird dem Überleitungsbogen beigefügt
- Empfohlene Wundtherapie an den Hausarzt (Entlassungsbrief)
- Rezeptierung der Verbandmaterialien durch den Hausarzt
- Organisation der Verbandmaterialien vor Ort durch den Lebensgefährten

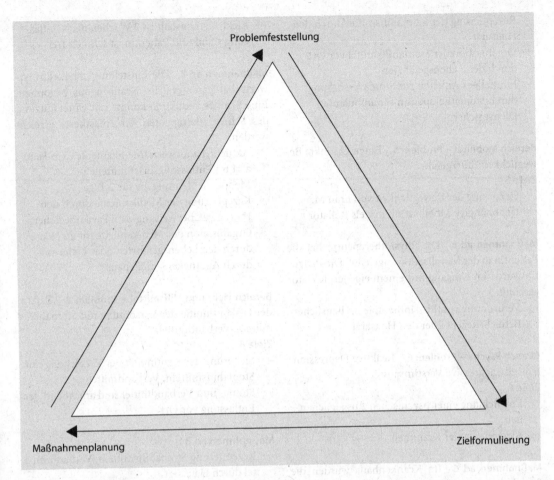

Abb. 5.1 Zielkontext

- Verordnung von Behandlungspflege für den ambulanten Dienst durch den Hausarzt sichern
- Einmaliges Anleiten zur Wundversorgung durch Wundmanager für ambulanten Dienst sichern
- Bei Bedarf Einschaltung eines ambulant tätigen Wundmanagers oder Wiedervorstellung in der chirurgischen Ambulanz des Krankenhauses

Bereich Ausscheidung – Problem 4 Patientin kann ihr Stoma nicht selbstständig versorgen/Abhängigkeit von Lebensgefährten.
Ziele 4

- Steigerung der Eigenständigkeit in der Stomaversorgung
- Frau M. versorgt ihr Stoma nach 4 Wochen eigenständig

Maßnahmen ad 4 Die hausinterne Sanitätshauszweigstelle wurde bereits vor der Operation informiert, so dass eine zügige Anleitung/Schulung postoperativ beginnen konnte:

- Sicherstellung der Anleitung zur Stomaversorgung nachstationär (Stomatherapeutin/ambulanter Dienst/Lebensgefährte)
- Stomaprotokoll in Kopie wird dem Überleitungsbogen beigefügt

- Rezeptierung der Stomahilfsmittel durch den Hausarzt
- Organisation der Stomahilfsmittel vor Ort durch den Lebensgefährten
- Einmaliges Anleiten zur Stomaversorgung durch Stomatherapeutin für ambulanten Dienst sichern

Bereich Mobilität – Problem 5   Eingeschränkte Beweglichkeit/Sturzgefahr.
Ziele 5
- Steigerung der Beweglichkeit von Frau M.
- Unabhängige Mobilisation mittels Rollator

Maßnahmen ad 5   Die Physiotherapeutin hat die Patientin in der Mobilisation angeleitet. Die Patientin wurde im Umgang mit einem eigenen Rollator geschult.
- Verordnung von Physiotherapie im häuslichen Bereich/Rezept über den Hausarzt

Bereich Psyche – Problem 6   Reaktive Depression/teilweise aggressive Verstimmung.
Ziele 6
- Entwicklung einer psychischen Ausgeglichenheit
- Akzeptieren der Krankheit

Maßnahmen ad 6   Im Krankenhaus wurden die Sozialarbeiterin, die ansässige Psychoonkologin und die evangelische Seelsorgerin über Frau M. informiert. Patientengespräche haben bereits zweimal stattgefunden.
- Organisation von Selbsthilfegruppenadressen
- Anregung psychologischer Unterstützung mittels Psychotherapie/Rezeptierung Hausarzt
- Anregung von Rehabilitation
- Anregung von Besuchen ehrenamtlicher Gemeindehelfer/kirchlicher Gesprächskreis

Bereich Medikamente – Problem 7   Instabiler Elektrolythaushalt; Schmerzpatientin.
Ziele 7
- Wiederherstellung physiologischer Elektrolytwerte bei instabilem Elektrolythaushalt und Verringerung der Schmerzen

- Elektrolythaushalt ist 2 Wochen nach Entlassung stabil und Patientin ist schmerzfrei

Maßnahmen ad 7   Die Einstellung der Elektrolytwerte hat parenteral im Krankenhaus begonnen. Eine Schmerzreduktion konnte mit Unterstützung des Schmerztherapeuten der Anästhesie erreicht werden.
- Aktuelle Laborwerte/Medikamente dem Hausarzt im Entlassungsbrief mitteilen
- Medikamentenmitgabe für 2 Tage
- Rezeptierung der Medikamente durch den Hausarzt/Überweisung zum Facharzt sichern
- Organisation der Medikamente für zu Hause durch den Lebensgefährten oder Lieferung durch Apotheke/Sanitätshaus

Bereich Heil- und Hilfsmittel – Problem 8   Gefahr der Diskontinuität der Versorgung mit Stomahilfsmitteln, Verbandmittel.
Ziele 8
- Sicherung der Kontinuität der Versorgung mit Stomahilfsmitteln, Verbandmittel
- Stoma- und Verbandmittel sind am Abend der Entlassung vor Ort

Maßnahmen ad 8
- Rezeptierung Stomahilfsmitteln, Verbandmittel durch Hausarzt
- Organisation der Stomahilfsmitteln, Verbandmittel vor Ort durch Lebensgefährten oder Lieferung durch Apotheke/Sanitätshaus

Bereich medizinische Versorgung – Problem 9   Gefahr von Versorgungsengpässen beim Übergang von der stationären in die ambulante Behandlung.
Ziele 9
- Sicherung der Behandlungskontinuität beim Übergang in den ambulanten Bereich

Maßnahmen ad 9   Der Stationsarzt erstellt einen Therapie- und Behandlungsplan.
- Übermittlung des Plans, inklusive Kopie des Stomaprotokollbogens und der Wunddokumentation, 24 Stunden vor Entlassung an den Hausarzt

5.3.4 Implementierung des Versorgungsplans

Mit der schriftlichen Einverständniserklärung von Frau M. und dem Datum der Erstellung wird der Versorgungsplan umgesetzt. Der Case Manager hat den Überblick über den gesamten Ablauf.

> ❯ Der Case Manager fungiert sowohl als Initiator/Ansprechpartner als auch als Koordinator/Informator für den Patienten, Angehörige und die verschiedenen internen und externen Dienstleister.

Anhand des individuellen tabellarischen Versorgungsplans arbeitet er nun die vereinbarten Maßnahmen ab, kontaktiert die verschiedenen Berufsgruppen und sichert durch deren Unterschrift die Verbindlichkeit der Maßnahmen. Der Versorgungsplan der Patientin steht allen Akteuren zur Verfügung. Alle Gespräche und Vereinbarungen müssen mit Datum und Uhrzeit dokumentiert werden. Eine EDV-technische Vernetzung (intern/extern) der Beteiligten sorgt für eine kontinuierliche und gesicherte Zusammenarbeit.

Zwei Tage vor der Entlassung teilt der Case Manager der ambulanten Pflege und der Stomatherapie den endgültigen Entlassungstermin von Frau M. mit.

24 Stunden vor Entlassung informiert sich der Case Manager nochmals über den aktuellen Zustand der Patientin und kontrolliert, ob der Überleitungsbogen, die Wunddokumentation, das Stomaprotokoll und der Therapie- und Behandlungsplan des Stationsarztes vorliegen. Wichtige Informationen über Medikamente, Heil- und Hilfsmittel, Verordnung über Grund- und Behandlungspflege nach SGB V und SGB XI, die Wund- und Stomadokumentation sowie Vorschläge für weitere Therapiemaßnahmen werden dem Hausarzt per Fax mitgeteilt.

Am Entlassungstag erhält Frau M. einen Entlassungsbrief für den Hausarzt, einen Überleitungsbogen mit Wund- und Stomadokumentation für den ambulanten Pflegedienst und Medikamente für die ersten 2 Tage nach der Entlassung. Der Lebensgefährte sorgt für den Transport nach Hause und kümmert sich um die Beschaffung der Medikamente, Verbandmaterialien und Stomaversorgungshilfsmittel, so dass dem ambulanten Pflegedienst am Abend die nötigen Verordnungen und Materialien vorliegen.

Die Stomatherapeutin bzw. Wundmanagerin des Sanitätshauses wird spätestens am nächsten Tag den ambulanten Dienst bezüglich der Stoma- bzw. Wundversorgung einmalig anleiten, um eine kontinuierliche und hochwertige Versorgung zu sichern. Die Physiotherapie findet in der ersten Woche nach Entlassung zu Hause statt.

Acht Tage nach der Entlassung erhält die Patientin bei ihrem ersten persönlichen Hausarztbesuch eine Überweisung zum Facharzt für Schmerztherapie (alternative Behandlungsformen) und zur Psychotherapie. Eine rehabilitative Maßnahme ist angedacht, sobald Frau M. körperlich und psychisch gestärkt ist.

Die Patientin kann sich nach 3 Wochen sicher ohne Rollator in der Wohnung bewegen. Ehrenamtliche Gemeindehelfer und auch ihr Sohn besuchen Frau M. Nach 4 Wochen nimmt sie am kirchlichen Gesprächskreis teil. Sowohl Frau M. als auch ihr Lebensgefährte fühlen sich umfassend unterstützt. Sie setzen sich vermehrt mit der endgültig veränderten Lebenssituation auseinander und überlegen unterstützende Hilfsmöglichkeiten durch Selbsthilfegruppen gemeinsam in Anspruch zu nehmen.

5.3.5 Monitoring des Versorgungsplans

Die Leistungserbringung für Frau M. wird über den gesamten stationären und poststationären Versorgungsablauf durch den Case Manager überwacht. So stellt er sicher, dass möglichen Veränderungen im Versorgungsbedarf entsprochen wird, Qualitätsmängel verhindert werden und Frau M. mit ihrer Versorgung zufrieden ist. Eine nötige Anpassung der Versorgungsleistung muss detailliert dokumentiert werden und transparent sein.

Der Case Manager kontrolliert die Zuverlässigkeit/Zusammenarbeit der beteiligten Akteure stationär und ambulant, die Dokumentation der gesamten Patientenversorgung, die Einhaltung/ Qualität der Zielerreichung bezüglich der Ernährung, Körperpflege, die Wund- und Stomaversorgung, Mobilität, die psychische Verfassung, die Medikamenten- und Heil- und Hilfsmittelversorgung sowie die ärztliche und ehrenamtliche Betreuung. Ebenso achtet er auf die Einhaltung des festgelegten Finanzrahmens.

Zur Überwachung nutzt der Case Manager die Checkliste des Versorgungsplans, Telefonate mit der Patientin und den verschiedenen Akteuren nach 24 und 72 Stunden sowie 3 Wochen nach der Entlassung. Der Case Manager steht im Kontakt mit der Patientin. Eine überschaubare separate poststationäre Checkliste (Daten der Recalls, Verschicken des Fragebogens) können ihn darüber hinaus in seiner Kontroll- und Bewertungsfunktion unterstützen (◘ Tab. 5.3).

Inhalte eines Checklistenformulars als Ergänzung zum Versorgungsplan

- Patientenname, Bezugsperson, Hausarzt, Entlassungsdatum
- Bereiche mit Problemfeststellungen – Wo?
- Durchzuführende Aufgaben – Was?
- Interne und externe Ansprechpartner mit Telefonnummern/Fax/E-Mail sowie Daten der Gespräche/Termine von Schulungen – Wer? – Wann?
- Kontrolle durch Unterschrift des Case Managers

5.3.6 Evaluation

Vier Wochen nach der Entlassung aus dem Krankenhaus ist die rektale Wunde von Frau M. abgeheilt, sie kann ihr Stoma eigenständig versorgen, ihre physische und psychische Situation festigt sich weiter und eine soziale Integration beginnt. In Abstimmung mit dem Case Manager wird die Patientin aus seinem Wirkungsbereich entlassen.

Der Case Manager kontrolliert und bewertet abschließend die Wirkung der erbrachten Leistungen (vgl. Beywl u. Schepp-Winter 2000). Mit Hilfe von Struktur-, Prozess- und Ergebnisindikatoren (Qualitätsindikatoren) werden die Angemessen-

heit und Umsetzung des Versorgungsplans bzw. des gesamten CM-Prozesses überprüft und abgeschlossen.

Ein Fragebogen wird an alle Beteiligten versandt.

Im Fallbeispiel werden die Maßnahmen, Ziele, Wirtschaftlichkeit und Dokumentation des Versorgungsplans sowie Kompetenzen des Case Managers und die Patienten- und Mitarbeiterzufriedenheit, eventuell auch Ursachen für Misserfolge, anhand eines Evaluationsbogens beurteilt.

Zusätzlich kann die Arbeit des Case Managers gegenüber der Krankenhausbetriebsleitung, anderen Mitarbeitern des Krankenhauses, niedergelassenen Berufsgruppen und Frau M. anhand der evaluierten Daten dargestellt werden (◘ Abb. 5.2).

Mögliche Inhalte eines Evaluationsbogens

- Anschreiben mit Begründung
- Eindeutige Bewertungsgrößen
- Gezielte Auswahl von Beurteilungsmerkmalen
- Freifläche für Verbesserungsvorschläge
- Frankierter Rückumschlag
- Unterschrift des Case Manager

5.3.7 Fazit

Im Krankenhaus müssen die Versorgungsabläufe bei chirurgischen Patienten mit komplexen Problemlagen so geplant werden, dass in einem abgestimmten Prozess die individuell notwendigen Gesundheitsleistungen zeitnah zur Verfügung gestellt werden können. Der prä- und postoperative Aufenthalt des Patienten ist so kurz wie medizinisch vertretbar zu halten. Ziel ist es, alle Prozesse bei der Behandlung eines Patienten dahingehend zu koordinieren, dass ihm eine ganzheitliche und lückenlose Versorgung ermöglicht und die Nachsorge geregelt wird.

Die Implementierung einer Steuerungsinstanz erfordert eine Umstrukturierung der bisherigen Aufnahme- und Entlassungspraxis. Im gesamten Prozess sind die Arbeit jeder einzelnen Berufsgruppe und deren Kooperationen von Bedeutung.

◘ Tab. 5.3 Checkliste des Versorgungsplans für Case Manager

Checkliste für: _____

Bezugsperson: _____

Entlassungsdatum: _____

Hausarzt: _____

Bereich	Was? Aufgaben	Wer? Wann? Termin	Erledigt? Hdz./Datum
Ernährung	Info Diätassistentin (intern) Schulung	Diätassistentin (intern) Schulungstermin:	
Körperpflege	Info Sozialdienst (intern) Passender Pflegedienst (extern) Info Pflegedienst Überleitungsbogen vollständig ausgefüllt Mitgabe für ambulanten Dienst und Hausarzt (Kopie zum Entlassungsbrief) Verordnung von Grundpflege (Hausarzt)	Sozialdienst (intern) Ansprechpartner extern: Tel./Fax/E-Mail: Termin: Ansprechpartner extern: Tel./Fax/E-Mail: Termin:	
Haut- und Wundmanagement	Info Wundmanager (intern) Therapievorschlag durch Wundmanager Wundprotokoll vollständig ausgefüllt Wunddokumentation mit an Überleitungsbogen (Kopie für Hausarzt) Verordnung von Behandlungspflege (Hausarzt) Einmaliges Anleiten des ambulanten Dienstes	Wundmanager (intern) Ansprechpartner extern: Tel./Fax/E-Mail: Termin:	
Atmen	–	–	
Ausscheidung	Info Stomatherapie (intern/extern) Schulung am: Stomaprotokoll vollständig ausgefüllt Stomadokumentation mit an Überleitungsbogen (Kopie für Hausarzt) Einmaliges Anleiten des ambulanten Dienstes	Stomatherapie (intern/extern) Ansprechpartner: Tel./Fax/E-Mail: Termin: Schulungstermin: Ansprechpartner extern: Tel./Fax/E-Mail: Termin:	

Tab. 5.3 Fortsetzung

Checkliste für: _____
Bezugsperson: _____
Entlassungsdatum: _____
Hausarzt: _____

Bereich	Was? Aufgaben	Wer? Wann? Termin	Erledigt? Hdz./Datum
Mobilität	Info an Physiotherapie (intern) Rezept häuslicher Physiotherapie durch Hausarzt anfordern Info Physiotherapie (extern)	Physiotherapie (intern) Ansprechpartner extern: Tel./Fax/E-Mail: Termin:	
Psyche/Selbst- und Fremdhilfe	Info Psychoonkologie/Sozialdienst/Sto-matherapeut/Seelsorger (intern) Erstgespräch Adressen von Selbsthilfegruppen Info Kirchengemeinde Rehabilitation andenken Überweisung Psychotherapie durch Hausarzt	Psychoonkologie, Sozialdienst, Stoma-therapeut, Seelsorger (intern) Termin: Ansprechpartner extern: Tel./Fax/E-Mail: Termin:	
Medikamente Heil- und Hilfsmittel	Entlassungsbrief inklusive aktuellem Labor/Medikamenteneinnahme Medikamentenmitgabe für 2 Tage Rezeptanforderungen an Hausarzt (extern) Überweisung Facharzt durch Hausarzt Abholung der Medikamente, Heil- und Hilfsmittel oder Belieferung	Ansprechpartner intern: Tel./Fax/E-Mail: Termin: Ansprechpartner extern: Tel./Fax/E-Mail: Termin: Ansprechpartner extern: Tel./Fax/E-Mail: Termin:	
Medizinische Versorgung	Übermittlung Therapie- und Behand-lungsplan (inklusive Wunddokumenta-tion und Stomaprotokollbogen) ‒	Ansprechpartner intern: Tel./Fax/E-Mail: Termin: ‒	
Sprache/Kommunikation			

Evaluationsbogen

Lieber Patient, Angehöriger und beteiligter Akteur,

um eine hochwertige und ganzheitliche Patientenversorgung mit Case

Management (CM) zu gewährleisten, werden fortlaufend die abgeschlossenen

Versorgungsprozesse unserer Patienten bewertet. Ihre Rückmeldungen sind uns

wichtig, bitte nehmen sie sich die Zeit fur die Beurteilung.

1= ausgezeichnet =100%   2= gut=75%   3= genügend=50%   4= ungenügend=25%

Sie sind in den Versorgungsprozess eingebunden, als:

<> Patient   <> Bezugsperson   <>Akteur (Arzt, Pflege, Therapeut)

1. Beurteilungsmerkmale: <u>Ziele / Maßnahmen des Versorgungsplans</u>

1-1. Die Ziele sind nachvollziehbar, realistisch, patientenorientiert, messbar   1- 2- 3- 4

1-2. Die Zielformulierungen waren alien Akteuren verständlich und bekannt   1- 2- 3- 4

1-3. Die gesetzten Ziele wurden erreicht   1- 2- 3- 4

  wenn Antwort gleich (3) oder (4), Ziele wurden nicht erreicht, weil:

  <> Informationen zur gezielten Versorgungsplanung fehlten

  <> Ziele waren nicht mit dem Patient, Bezugsperson, Akteuren besprochen

  <> Probleme, Ressourcen wurden falsch eingeschätzt

  <> Sonstiges: ....

1-4. neue Ziele müssen gesetzt werden (Vorschläge):

....

1-5. Maßnahmenkriterien (was, wie, womit, wie oft, wann?) sind erkennbar   1- 2- 3- 4

1-6. Maßnahmen zur Problemreduzierung / Zielerreichung werden genannt   1- 2- 3- 4

1-7. Alle Beteiligten waren mit den Maßnahmen einverstanden   1- 2- 3- 4

1-8. Alle Personen wurden bei der Gestaltung aktiv beteiligt   1- 2- 3- 4

1-9. Maßnahmen wurden nach Art, Häufigkeit, Umfang durchgeführt   1- 2- 3- 4

1-10. Die durchgeführte Versorgung kann als geeignet angesehen werden   1- 2- 3- 4

  wenn Antwort gleich (3) oder (4), Versorgung kann als nicht geeignet angesehen werden:

  <> wechselnder Versorgungsbedarf besteht

  <> Versorgungsbedarf nicht mehr vorhanden ist

  <> Maßnahme ungeeignet oder nicht wirkungsvoll

  <> Sonstiges: ....

1-11. Neue Maßnahmen müssen entwickelt werden (Vorschläge):

....

2. Beurteilungsmerkmale: <u>Patientenzufriedenheit / Mitarbeiterzufriedenheit</u>

2-1. Die Prioritaten des Patienten wurden berücksichtigt   1- 2- 3- 4

2-2. Ressourcen wurden berücksichtigt und ausgebaut   1- 2- 3- 4

2-3. Die Netzwerkpartner agierten kooperativ / adressatenorientiert   1- 2- 3- 4

◘ **Abb. 5.2**   Muster eines Evaluationsbogens für das Fallbeispiel Frau M. (Seite 1 und 2)

2-4. Der Zustand des Patienten entwickelte sich in die gewünschte Richtung

    2-4a. Die Selbstständigkeit wurde gefördert / verbessert   **1- 2- 3- 4**

    2-4b. Zunahme der Zufriedenheit / verbesserter Lebensqualität erreicht   **1- 2- 3- 4**

2-5. Information über den voraussichtliche Entlassungstag war rechtzeitig   **1- 2- 3- 4**

2-6. Die Versorgungskontinuität (stationär / ambulant) war gewährleistet   **1- 2- 3- 4**

2-7. Die Koordination der Leistungserbringung war zeitlich abgestimmt   **1- 2- 3- 4**

2-8. Mitarbeiter sind im CM geschult bzw. Akteuren ist CM bekannt   **1- 2- 3- 4**

2-9. Der Case Manager stand als Ansprechpartner zeitnah zur Verfügung   **1- 2- 3- 4**

2-10. Die Unterstützung durch CM war hilfreich   **1- 2- 3- 4**

3. Beurteilungsmerkmale: Wirtschaftlichkeit / Dokumentation Versorgungsplan

3-1. Die Dokumentation war übersichtlich, vollständig und verständlich   **1- 2- 3- 4**

3-2. Alle Beteiligten erhielten die Informationen per (Mehrfachnennung möglich)

    <> Telefon   <> E-Mail   <> Post   <> EDV- Netzverbund

3-3. Die Information war zeitnah und umfassend   **1- 2- 3- 4**

Verbesserungsvorschläge:..

3-4 Maßnahmen-, Mitteleinsatz. . .

    3-4a. . . .entsprach den zeitlichen Rahmenbedingungen   **1- 2- 3- 4**

    3-4b. . . .entsprach den finanziellen Rahmenbedingungen   **1- 2- 3- 4**

    3-4c. . . .entsprach den personellen Rahmenbedingungen   **1- 2- 3- 4**

3-5. Behandlungs- bzw. Therapiedauer wurde eingehalten   **1- 2- 3- 4**

    wenn Antwort gleich (3) oder (4), wurde die Therapiedauer verändert, weil:

    <> eine Komplikation aufgetreten ist

    <> die Kranken-, Pflegeversicherung die Kosten nicht übernahm

    <> der bisherige Versorgungsplan abgelehnt wurde

    <> Sonstiges: ....

Verbesserungsvorschläge:..

4. Beurteilungsmerkmale: CM - Kompetenzen

4-1. Fachkompetenz   **1- 2- 3- 4**

4-2. Beratungskompetenz (Gesprächsführung, Vermittlung)   **1- 2- 3- 4**

4-3. Organisationskompetenz (Kooperation, Koordination)   **1- 2- 3- 4**

4-4. Soziale Kompetenz (Empathie, Zuhören)   **1- 2- 3- 4**

Weitere Hinweise und Anregungen:

....

Bitte senden Sie den Fragebogen an das Krankenhaus. Verwenden Sie hierfür

den beiliegenden Rückumschlag.

Vielen Dank!   Ihr Case Manager, Krankenhaus

      Unterschrift

◨ **Abb. 5.2**   Fortsetzung

Langfristiger Erfolg ist dabei nur möglich, wenn für alle Mitarbeiter des Krankenhauses notwendige Erneuerungen transparent und verständlich dargelegt werden. Eine funktionierende interne Kommunikation bildet die Grundlage einer erfolgreichen betrieblichen Zusammenarbeit.

5.4 Patientennahe Überleitung in ein Seniorenstift

Cordula Lober

Mit Blick auf die wachsende Anzahl alter, sogar hochaltriger und damit auch pflegebedürftiger Menschen ist die Gesundheitspolitik gezwungen, sich mit neuen Handlungsmöglichkeiten zur Begegnung der Probleme auseinanderzusetzen.

Ein qualifiziertes Case Management trägt dazu bei, den konkreten Hilfs- und Pflegebedarf besonders eines älteren Menschen und seiner Angehörigen langfristig, aber auch kurzfristig (z. B. nach Krankenhausentlassung) zu ermitteln, das Angebot an professionellen und ehrenamtlichen Hilfeleistungen auf seinen Hilfebedarf abzustimmen und dabei die soziale Lebenssituation und seine Wohnsituation zu berücksichtigen. Besonders in der Altenhilfe stehen die hilfebedürftigen Menschen einem immer unübersichtlicheren Angebot an Dienstleistungen und dem Problem der fehlenden Vernetzung gegenüber. Mit Hilfe eines Case Managements kann ein individuelles Angebot ermöglicht werden.

Eine besondere Belastung tragen die Angehörigen der stetig steigenden Anzahl von demenzerkrankten Menschen. Immer öfters stößt die ambulante Versorgung an ihre Grenzen und ein Umzug in stationäre Versorgungseinrichtungen wird somit unerlässlich.

Im folgenden Kapitel wird die Vernetzung der ambulanten Pflege und der stationären Versorgung in einen Seniorenstift durch den Einsatz von Case Management vorgestellt. Hervorzuheben sind hierbei die besonderen Anforderungen an die Umsetzung von Case Management für demenzkranke Menschen. Gemeint ist die *gerontopsychiatrische Qualifikation* des Case Managers, ohne die die angemessene Hilfeplanung für demenzkranke Men-

schen nicht gewährleistet werden kann. Das dargestellte Praxisbeispiel zeigt besonders die daraus resultierenden, positiven Folgen für die Pflegebedürftigen, die Angehörigen und für das System der Leistungserbringer insgesamt.

5.4.1 Darstellung des Fallbeispiels

Herr G. Junior lebt seit 9 Jahren mit seiner Frau und seinen Eltern gemeinsam in einem Zweifamilienhaus. Seit 2 Jahren werden die Eltern von einem örtlichen Pflegedienst zweimal täglich versorgt. Herr G. ist 97 Jahre alt, blind und nicht mehr in der Lage, sich aus eigener Kraft fortzubewegen. Er sitzt im Rollstuhl. Seine Frau ist bereits 88 Jahre alt und dementiell erkrankt. Die beiden sind seit 61 Jahren verheiratet.

Frau G. ist seit einigen Wochen zunehmend hilfebedürftig. Besonders in den Nachtstunden treten Unruhe und Orientierungslosigkeit auf. Ihre kognitiven Fähigkeiten nehmen rapide ab. Herr G. Junior beschließt, nach langem Überlegen, für die Eltern eine stationäre Pflegeinrichtung zu suchen. Er sieht sich nicht mehr in der Lage (seine Ehefrau ist schwer erkrankt), trotz Haushaltshilfe und ambulantem Pflegedienst, die Eltern zu Hause zu versorgen. Er bittet den ambulanten Pflegdienstleiter um Kontaktherstellung mit einem geeigneten Seniorenstift.

5.4.2 Intake und Assessment

Der Pflegedienstleiter des Seniorenstifts leitet nach einer kurzen Einschätzung den Fall an den mit dem Haus kooperierenden Case Manager weiter, da er eine strukturierte Überleitung mit erhöhtem Versorgungsbedarf für notwendig erachtet. Es kommt zu einer Kontaktherstellung mit dem zuständigen Case Manager des nahe gelegenen Seniorenstifts.

Der Case Manager beginnt mit der allgemeinen Informationssammlung. Im Idealfall beginnt diese beim Hilfesuchenden zu Hause. Dabei kommt es zu einer persönlichen Kontaktaufnahme des Case Managers mit dem Ehepaar G. und ihrem Sohn in der Wohnung der Pflegebedürftigen. In einem möglichst ungestörten Gespräch stellt sich der Case Manager nicht nur persönlich vor, sondern es kommt auch zu einer Entscheidung, ob das Ehepaar der Betreuung durch den Case Manager zustimmt. Weiterhin informiert er über seine Funktion als Case Manager und seine Aufgaben. In diesem ersten Gespräch ist es besonders wichtig, eine Vertrauensbasis aufzubauen und den genauen Auftrag des Case Managements gemeinsam zu definieren und festzulegen (Dörpinhaus 2004), gegebenenfalls ist eine schriftliche Erklärung dazu notwendig.

Ziel dieser ersten Kontaktaufnahme ist es auch, sich einen möglichst genauen Überblick über die Lebensumstände, die Lebenssituation, die vorhandenen Ressourcen der Pflegebedürftigen, sowie über deren individuellen Hilfe- und Pflegebedarf zu verschaffen. Der Vorteil der Erhebungssituation im Privathaushalt der Pflegebedürftigen liegt in der Möglichkeit, über die standardisiert erfassten Daten hinaus weitere Informationen gewinnen zu können (z. B. Eindrücke von der Wohnung, Stimmungen zwischen des Ehepartnern und Familienangehörigen).

Mit Hilfe eines Gesprächsleitfadens (auch Checkliste) sind diese Informationen zu dokumentieren.

Ein ausführliches Beratungsgespräch mit dem Sohn über die unterschiedlichen Wohnformen im Seniorenstift sowie die Betreuungsmöglichkeiten speziell auch für Demenzerkrankte ist, nach einer Kontaktaufnahme mit der Leitung des Seniorenstifts zwecks Feststellung freier Kapazitäten, zu einem späteren Zeitpunkt zu planen (vgl. Sonntag u. von Reibnitz 2014, S. 80ff.).

Nach Absprache mit der Leitung des betreuenden Pflegedienstes ist zeitgleich ein Überleitungsbogen des Pflegedienstes zu verlangen, der die Stammdaten, die Sozialanamnese, die Pflegeanamnese (im Idealfall durch die zuständige Bezugspflegeperson ausgefüllt) und die medizinische Anamnese des zuständigen Hausarztes enthält.

Weiterhin sind die Ergebnisse der gegebenenfalls durchgeführten Assessmentinstrumente abzufragen und zu dokumentieren. Eine doppelte Durchführung des Assessments ist aus Zeitgründen und im Sinne der extremen Belastung der Patienten (hohe Lebensalter, Demenz) genau abzuwägen (vgl. von Reibnitz 2015, S. 105f.).

5.4.3 Ergebnisse: Ist-Zustand

Das Ehepaar ist privat versichert sowie beihilfeberechtigt. Herr G. hat seit einem Jahr die Pflegestufe 2, seine Frau seit erst einem halben Jahr die Pflegestufe 1. Die fortschreitende dementielle Erkrankung von Frau G. bedingt eine getrennte Betrachtung der zukünftigen Versorgungsplanung. Trotzdem soll eine räumliche Trennung des Ehepaares, aufgrund der intensiven Bindung, vermieden werden. Aus gleichem Grunde treten viele zu berücksichtigende Aspekte in den Hintergrund, z. B. die Entscheidung, ob es nicht sinnvoll ist, Frau G. sofort in die Wohngemeinschaft für dementiell erkrankte Menschen des Stiftes umziehen zu lassen.

Bei Herrn G. stehen die körperlichen Beschwerden im Vordergrund. Die vorhandene Geh- und Stehschwäche zwingt ihn zu ständigem Sitzen im Rollstuhl. Sein Diabetes Typ IIa und seine bestehende Emphysem-Bronchitis sind medikamentös eingestellt, der Herzschrittmacher ist vor kurzem implantiert worden. Er äußert selber keine Beschwerden. Sein geistiger Zustand ist altersgerecht, er ist voll orientiert.

Die Körperpflege, das Umsetzen sowie das An- und Auskleiden kann er nur mit Hilfe der Pflegeperson verrichten. Er macht einen gepflegten Eindruck, sein Hautzustand ist altersgemäß und es sind keine nennenswerten Defizite festzustellen.

Bei Durchsicht der Pflegeplanung, die mit Hilfe der im Aufnahmegespräch nachgefragten Aktivitäten und existenziellen Erfahrungen des Lebens (AEDL nach Monika Krohwinkel, vgl. Löser 2004) festgelegt wurden, sind vorerst keine gravierenden Veränderungen festzustellen. Er ist jedoch sehr besorgt um den Zustand seiner Frau.

Die vom Pflegedienst durchgeführte modifizierte Norton-Skala ergibt ein erhöhtes Dekubitusrisiko und die Ergebnisse des Mini-Nutritional-Tests sind altersgerecht und insgesamt unauffällig. Der Erhebung des Sturzrisikos ist nichts hinzuzufügen. Der Case Manager entschließt sich, ein differenziertes Assessment bei Herrn G. anzuwenden. Das Resident Assessment Instrument (RAI) bietet sich z. B. an, um die künftige Versorgungssituation des Patienten noch besser einzuschätzen und dokumentieren zu können.

Der körperliche Zustand von Frau G. ist durch ihre fortschreitende Demenz zu erklären. Sie ist nur noch mit Hilfe eines Rollators in der Wohnung mobil. Nach Angaben von Ehemann und Sohn sitzt sie vorwiegend im Sessel. Die Kommunikation ist sehr reduziert. Frau G. bevorzugt eine Bezugspflegeperson des ambulanten Dienstes, die die Verrichtung der Körperpflege, die Inkontinenzversorgung und das An- und Auskleiden, trotz Aktivierung, fast vollständig übernimmt. Sie klammert sich an die Anwesenheit ihres Mannes, jede Veränderung führt zur totalen Verunsicherung, sie wirkt dann hilflos und gereizt.

Die Durchführung des Basisassessments (Norton-Skala, Nutritional Assessment, Ermittlung des Sturzrisikos) ergeben jeweils ein erhöhtes Risiko.

Der Case Manager entscheidet nun *die differenzierten Assessments für dementiell Erkrankte zu einem späteren Zeitpunkt durchzuführen*, da der bisherige Pflegedienst nicht über die Weiterbildung zur Durchführung eines speziellen Assessments für dementiell Erkrankte verfügt.

> **Tipp**
>
> Das Assessment sollte von geschultem und erfahrenem Personal nach Umzug in das Seniorenstift durchgeführt werden, wenn sich die Pflegebedürftige etwas akklimatisiert hat. Hier werden auch die bisherigen Lebensgewohnheiten beider Pflegebedürftiger aufgenommen, denn die Selbstbestimmung ist den Mitarbeitern des Seniorenstifts besonders wichtig. Der Tagesablauf richtet sich nach den Gewohnheiten des Bewohners und nicht nach dem Rhythmus des Pflegepersonals. Die ganzheitliche Betreuung der Pflegebedürftigen, d. h. die aktivierende Pflege und die Förderung der Selbstständigkeit für die Pflegebedürftigen, ist ein besonders wichtiges Anliegen der Mitarbeiter im Seniorenstift.

Die Verwertbarkeit des später durchgeführten Assessments hängt im Wesentlichen von dem Aufbau einer tragfähigen, vertrauensvollen Beziehung zum zuständigen Bezugspflegepersonal ab. Eine *intensive Biographiearbeit* ist dabei mit eingeschlossen. Die Einsicht in die Notwendigkeit der unterstützenden Hilfen muss erst »erarbeitet« werden (Kuhlmann 2005).

Mit Abschluss dieser Informationssammlung ist die Beantwortung mehrerer Fragen zusammen mit dem Ehepaar G. und dem Sohn zu klären:

- Welcher zeitliche Rahmen ist möglich?
- Welche finanziellen Mittel stehen zur Verfügung?
- Welche persönlichen Wünsche des Ehepaares stehen im Vordergrund?
- Welche Wohnkonzepte werden angestrebt und stehen im stationären Pflegeheim zur Verfügung?
- Von welchen beteiligten Berufsgruppen möchte das Ehepaar weiterhin betreut werden?

Die Beantwortung dieser Fragen dient der vorrangigen Bedarfsermittlung und mündet in die Formulierung der Ziele und in die Aufstellung des Versorgungsplanes.

5.4.4 Versorgungsplan

Das übergeordnete strategische Ziel des Versorgungsplans lautet:

Das Ehepaar fühlt sich in seiner neuen Umgebung wohl und wird fachgerecht gepflegt und versorgt.

Der Auftrag des Case Managers ist es nun, das *Ehepaar gemeinsam*, innerhalb von 2 Wochen (zum Monatsende), *ohne Versorgungsunterbrechung*, fachgerecht in den betreuten Wohnkomplex des Seniorenstifts umsiedeln zu lassen. Dazu ist die Zusammenarbeit nicht nur mit dem Ehepaar und den Angehörigen wichtig, sondern auch die Kontaktaufnahme mit den zuständigen Netzwerkpartnern unerlässlich.

Als Formalziel sind die Abklärung der finanziellen Möglichkeiten festzuhalten sowie die Absteckung der zeitlichen Planung. Der Case Manager nimmt Kontakt mit der Pflegekasse bzw. auch der Beihilfestelle auf. Anschließend kommt es zu einem Gespräch mit der Heimleitung des Seniorenstifts, um über die angemessene Wohnform für das Ehepaar zu beraten.

Diese beiden Schritte haben Priorität, denn erst nachdem eine definitive Entscheidung der Familie G. (Sohn und Ehepaar) für die Umsiedlung in den betreuten Wohnkomplex des Seniorenstifts gefallen ist und die finanzielle Zuzahlung trotz Pflegeversicherung bekannt und dieser zugestimmt wird, kann der Vertrag zwischen Seniorenstift und der Familie G. unterschrieben werden.

5.4.5 Maßnahmenplanung

Nahziele – Sollzustand

Die Pflegebedürftigen benötigen vor Ort mehrere Hilfsmittel (Toilettenstuhl, Rollstuhl, Rollator, Anti-Dekubitusmatratze sowie Sitzkissen). Dazu nimmt der Case Manager Kontakt mit dem Sanitätshaus auf, welches in Kooperation mit dem Seniorenstift steht.

Herr G. möchte in seiner Zwei-Zimmer-Wohnung von einem neuen, mit dem Seniorenstift kooperierenden, ambulanten Pflegedienst gepflegt werden und damit auch die Leistungen des Seniorenstifts in Anspruch nehmen. Der Case Manager nimmt Kontakt mit der Pflegedienstleitung auf.

Herr G. entscheidet, auf Anraten des Case Managers, in Absprache mit seinem Sohn, dass er zukünftig von einem renommierten Internisten und Gerontologen betreut werden möchte. Der Case Manager stellt den Kontakt her.

Um Herrn G. eine möglichst angstfreie Umsiedlung zu ermöglichen, sind beruhigende und vorbereitende Gespräche, zwischen ihm und dem Case Manager, unerlässlich. Er möchte genauestens informiert werden, denn er fühlt sich noch immer für das Befinden seiner Frau verantwortlich.

Frau G. benötigt eine erfahrene Bezugspflegeperson des neuen beauftragten ambulanten Pflegedienstes, die speziell für die Pflege von dementiell erkrankten Patienten geschult ist (z. B. Weiterbildung in der integrativen Validation). Der Case Manager stellt einen Kontakt zwischen der bisherigen und der zukünftigen Pflegekraft her, um ein gemeinsames Gespräch zu veranlassen, in dem die Eigenheiten und Vorlieben der Pflegebedürftigen weitergegeben werden. Ein Hausbesuch ist eben-

falls geplant. Dieses dient bei dementiell Erkrankten besonders der Vertrauensbildung.

Frau G. benötigt professionelle Hilfe zur Sicherung ihrer Lebenszufriedenheit. Auf die besonderen Bedürfnisse und Eigenheiten muss gezielt eingegangen werden. Die bisher geleistete Biographie-Arbeit muss lückenlos weitergegeben werden. Der Case Manager informiert daher die Leitung des sozialen Dienstes, um die Teilnahme von Frau G. bei Aktivitäten der Wohngemeinschaft für dementiell erkrankte Menschen einzuleiten. Ein Hausbesuch von z. B. ehrenamtlichen Betreuern zum Aufbau einer Vertrauensbasis ist hier ebenso zu planen.

Das Ehepaar möchte so lange wie möglich zusammen wohnen. Dazu sind folgende Maßnahmen zusätzlich notwendig:

- Bei beiden Pflegebedürftigen ist eine Bewegungstherapie, für Herrn G. zusätzlich eine Atemtherapie, hilfreich. Es kommt zur Kontaktherstellung mit einer Praxis für Krankengymnastik, die mit dem Seniorenstift kooperiert.
- Das Ehepaar soll sich möglichst schnell heimisch fühlen. Es wird beraten, welche eigenen Möbelstücke, Bilder oder Kleinmobiliar sie in ihrer neuen Umgebung bevorzugen. Räumliche Maße und Möglichkeiten werden vom Case Manager an die Familie weitergegeben.
- Das Ehepaar möchte vorerst noch gemeinsam in ihrer neuen Wohnung essen. Die Versorgung soll das hausinterne Restaurant (bzw. Küche) übernehmen. Die Küchenleitung nimmt mit der Ernährungsberatung des Seniorenstifts Kontakt auf, nachdem der Case Manager die dazu nötigen Informationen weitergeleitet hat (Diabetes Typ II, Besonderheiten, Vorlieben).
- Der Internist benötigt einen Übergabebericht des bisher behandelten Hausarztes beider Pflegebedürftigen. Außerdem müssen die nötigen Verordnungen für Krankengymnastik und die häusliche Pflege veranlasst werden. Beides organisiert der Case Manager in Absprache mit den Ärzten. Die Rezeptierung der Hilfs- und Heilmittel (Inkontinenzeinlagen) und der erforderlichen Medikamente ist ebenfalls notwendig.

Fernziele

- Das Ehepaar wird nach einer Eingewöhnungszeit im Seniorenstift vom betreuten Wohnkomplex (durch den ambulanten Pflegedienst) auf die Wohngemeinschaft für dementiell Erkrankte umziehen müssen.
- Aufgrund des fortschreitenden Krankheitsverlaufs von Frau G. und des damit benötigten erhöhten gerontopsychiatrischen Betreuungsbedarfs sowie der zu erwartenden Abnahme der körperlichen Leistungsfähigkeit beider Pflegebedürftigen, ist die Kontaktaufnahme mit der Heimleitung zur Planung eines Umzuges innerhalb des Seniorenstifts sinnvoll.
- Das Ehepaar hat bislang keine Patientenverfügung erstellt. Darüber hinaus hat der Sohn keine Vorsorgevollmacht seiner Eltern. Im Beratungsgespräch müssen alle Beteiligten vom Case Manager über die Wichtigkeit dieser Schriftstücke beraten werden. Ein Antrag auf Erteilung einer Betreuungsvollmacht für Frau G. beim Amtsgericht ist daher ebenfalls anzudenken und zu besprechen. Herr G. ist noch im Besitz seiner vollen geistigen Kräfte. Dies ist für das weitere Verfahren unabdingbar.
- Eine schriftliche Einverständniserklärung zur sofortigen Verlegung im Notfall vom Seniorenstift ins nächste Krankenhaus ist notwendig. Diese etwas zeitaufwendigere Beratung kann, mit Blick auf das hohe Lebensalter, die bereits außerordentliche Belastung durch andere Beratungsgespräche und den Umzug zunächst verschoben werden.

5.4.6 Implementierung des Versorgungsplans

Der Versorgungsplan wird nun vom Case Manager schriftlich fixiert. Den festgelegten Maßnahmen stimmen beide Pflegebedürftige mit ihrer Unterschrift zu. Als Nächstes erfolgt die Umsetzung der vereinbarten Maßnahmen. Die einzelnen Akteure dabei sind: das Ehepaar G. bzw. der Sohn, die Heimleitung des Seniorenstifts, der bisher pflegende ambulante Pflegedienst, der dem Seniorenstift angegliederte ambulante Pflegedienst, der Haus-

arzt, der Gerontologe bzw. Internist, das Sanitätshaus, die krankengymnastische Praxis, die Sozialberatung des Seniorenstifts und die Ernährungsberatung des Seniorenstifts.

Nachdem die Finanzierung mit der Krankenkasse und der entsprechende Wohnraum im Seniorenstift festgelegt sind, ist die Verbindungsaufnahme zum neu gewählten Pflegedienst die nächste Aufgabe. Hier muss abgeklärt werden, ob eine Übernahme der Pflegebedürftigen möglich ist. Anschließend ist die Kontaktaufnahme mit den Ärzten, dem Sanitätshaus, mit der Krankengymnastik und dem Sozialarbeiter notwendig. Allen beteiligten Leistungsanbietern müssen der Versorgungsplan sowie die Kontaktadressen der anderen Akteure bekannt sein. Erst so kann es zur optimalen Umsetzung des Versorgungsplanes kommen.

Es bietet sich an, den Versorgungsplan auf elektronischem Weg zu versenden, somit sind alle Akteure auf dem aktuellsten Stand der Umsetzung (◘ Tab. 5.4).

5.4.7 Monitoring des Versorgungsplans

Die nun beginnende Kontrolle der erledigten Maßnahmen erfolgt also auf elektronischem Weg, aber auch durch telefonische Nachfrage oder auf Kontrollbögen und durch persönliche Begutachtung.

Im Sinne einer *patientennahen Überleitung*, ist ein stetiges Gespräch mit den Pflegebedürftigen und den Angehörigen selbstverständlich. Durch den engen Kontakt zur Vertrauensperson (gemeint ist der Case Manager) fühlen sich die Pflegebedürftigen *als ganze Personen wertgeschätzt* (vgl. Döhner 2002).

Mit Hilfe einer Checkliste werden die ausgeführten Maßnahmen mit Datum, Zeit und Handzeichen dokumentiert. Allen Akteuren steht diese Liste jederzeit zur Verfügung, um eventuellen Abweichungen begegnen zu können. Sollte sich der Zeitplan des Umzuges beispielsweise um nur einen Tag verzögern, ist eine sofortige Benachrichtigung aller Netzwerkpartner einzuleiten. Dieses übernimmt der Case Manager genauso, wie er bei einer Zustandsverschlechterung oder Verbesserung der Pflegebedürftigen ein Re-Assessment durchführt.

□ Tab. 5.4 Versorgungsplan

Ablaufnr.	Beteiligte Berufsgruppen/Einzelpersonen	Maßnahme	Zeitrahmen	Bewertung der Maßnahme durch
1	CM mit Kranken-/Pflegekasse und zuständiger Angehöriger	Erstellen eines Finanzierungsplans	1. Schritt möglichst sofort	Persönliche Einbindung und Teilnahme
2	CM mit Leitung des Seniorenstifts	Feststellung der Wohnraumkapazität und Verfügbarkeit	Parallel zum 1. Schritt	Durch Vertragsabschluss des Mietvertrags
3	CM mit zuständigem Angehörigen (Sohn)	Info über geplanten Umzugstag, Info über räumliche Aufteilung	Möglichst früh	Checkliste und Telefon
4	Sohn mit bisherigem Pflegedienst	Kündigung des bestehenden Pflegevertrags	Zum Monatsende	Telefonische Nachfrage und Kopie
5	CM und Sohn mit Pflegekasse	Umleitungsantrag der Leistungen der Pflegekasse stellen	Unmittelbar nach Nr. 3	Bestätigung per Fax an CM
6	CM mit ambulantem Pflegedienst	(1) Pflegeübernahme des Patienten – voraussichtlichen Umzugstermin mitteilen (2) Planung des Übergabegesprächs zwischen beiden Bezugspflegekräften (3) Planung des Hausbesuchs – Bezugspflegeperson des ambulanten Dienstes/Seniorenstift	Innerhalb der 1. Woche	Durch Vertragsabschluss des Patienten (da noch keine Generalvollmacht an Angehörige) Persönliche Einbindung und Gesprächsteilnahme; Rückruf beim zuständigen Angehörigen
7	CM mit Hausarzt/Internist	Rezeptierung der Arznei- und Hilfsmittel Verordnung von Krankengymnastik und Atemtherapie sowie der häuslichen Pflege	Bis spätestens 24 h vor Umzugstag	Telefonische Nachfrage
8	CM mit Sanitätshaus	Bereitstellung aller angeforderten Hilfsmittel	Spätestens am Umzugstag geliefert	Checkliste/Lieferungsbestätigung per Fax; Besuch vor Ort am Umzugstag
9	CM mit Sozialdienst des Seniorenstifts	Info über fehlende Patientenverfügung Koordination von Hausbesuch der ehrenamtlichen Mitarbeiter Ankündigung der dementen Patientin	Mindestens 1 Woche vor dem Umzug	Telefonische Nachfrage
	Beteiligte Berufsgruppen Einzelpersonen	Maßnahme	Zeitrahmen	Bewertung der Maßnahme durch
10	CM mit Ernährungsberatung	Abklärung von Ernährungsbesonderheiten (Diabetes, Vorlieben etc.)	Ca. 1 Woche vor dem Umzug	Telefonische Zusage
11	CM mit Physiotherapie	Terminabsprache zur Bewegungstherapie/Atemtherapie	Ca. 1 Woche vor dem Umzug	Telefonische Nachfrage

Insbesondere das Verhalten von Frau G. ist, aufgrund der dementiellen Erkrankung, engmaschig während der Implementierung des Versorgungsplanes zu kontrollieren. Günstigerweise bedient sich der Case Manager hierbei der Datenverbindung als modernen Mediums (E-Mail).

5.4.8 Evaluation

Es erfolgt als Abschluss nun die Auswertung des gesamten Prozesses durch den Case Manager. Die Evaluation beinhaltet die Bewertung der erhobenen Daten sowie die Bewertung der im Vorfeld festgelegten Maßnahmen. Vorher festgelegte Kriterien helfen, den für das Ehepaar abgestimmten Versorgungsplan auf Angemessenheit und Umsetzung zu überprüfen und abzuschließen.

Mit Hilfe eines Evaluationsbogens sollen folgende Bereiche überprüft werden:

- Fachkompetenz des Case Managers
- Qualität des Versorgungsplans
- Wirtschaftlichkeit des Versorgungsplans
- Veränderungs- oder Verbesserungsmöglichkeiten

Der Fragebogen wird folgenden Personen ausgehändigt (per Mail oder Post):

Patienten, Angehörige, Leitung des Seniorenstifts, Gerontologe bzw. Internist, beiden Leitungen der ambulanten Dienste, Sanitätshaus, Sozialberatung des Seniorenstifts, Ernährungsberatung des Seniorenstifts und die krankengymnastische Praxis.

> **Tipp**
>
> Die Auswertung der Fragebögen spiegelt die Effektivität und die Effizienz des neuen Konzepts wider. Außerdem ist nun im dargestellten Fallbeispiel eine konkrete Prüfung des strategischen Ziels möglich:
>
> - Ist die Versorgung des Ehepaares fachgerecht und gesichert?
> - Kann man von einem Wohlergehen der Betroffenen sprechen?
> - War das Verfahren angemessen und lückenlos?

> Eine transparente Darstellung der erbrachten Leistungen gegenüber dem Auftraggeber und den beteiligten Akteuren ist ein wichtiges Indiz für die positiven Folgen der Leistungen insgesamt.
> Ergebnisse und Erfahrungen sind mit Hilfe des Evaluationsbogens auf zukünftige Prozesse anzuwenden.

5.4.9 Fazit

Es ist deutlich geworden, dass es durch die konsequente Anwendung von Case Management zu *einer Verknüpfung des ambulanten und stationären Versorgungssektors* kommt. Das Ziel der integrierten Versorgung ist erreicht. Durch die Kooperation und Koordination der Netzwerkpartner mit Hilfe der zentralen Instanz des Case Managers wurden *die Lebensqualität des Ehepaares gesteigert* und die *Compliance der Beteiligten gefördert*. Durch die lückenlose Betreuung und Überleitung wurden *unnötige Zusatzuntersuchungen vermieden*. Die gewählte *längerfristige Unterbringung erweist sich kostengünstiger*. Finanzielle und zeitliche Ressourcen werden dadurch effektiver ausgeschöpft.

Grundsätzlich ist festzustellen, dass stationäre Pflegeeinrichtungen im Wandel begriffen sind. Mit Einführung des Pflegeversicherungsgesetzes hat sich die Bewohnerstruktur verändert, der Grad der Pflegebedürftigkeit hat zugenommen und die Verweildauer der Bewohner hat abgenommen. Die Angebotspalette der Altenheime/Seniorenstifte hat sich im Bereich des Services stark erweitert, der Kostendruck hat zugenommen, die Ansprüche der Pflegedürftigen haben sich in jeder Hinsicht verändert.

Dem Leitprinzip »ambulant vor stationär« gilt es vonseiten der Trägerschaften mit qualitativ hochwertigen Leistungen entgegenzuwirken. Damit ist zum einen die Ausrichtung an einer bewohnerorientierten Versorgung gemeint. Zum anderen ist eine Ausrichtung adressatenorientierter Konzepte mit Blick auf Effizienz und Effektivität umzusetzen. Die Überforderung der pflegenden Angehörigen, besonders bei demenzerkrankten Menschen, gilt es zu erkennen, dort unmittelbar zu beraten und gegebenenfalls mit einer koordinierten Versorgungsplanung zu beseitigen.

Bei den im Fallbeispiel dargestellten Personen ist deutlich geworden, dass eine bedeutende Grundlage für die Lebensqualität der Personen in der Möglichkeit besteht, von denjenigen Personen umgeben sein zu können, mit denen sie Freud, Leid und besonders Nähe erlebt haben. Die beratende Tätigkeit des Case Managers, insbesondere der pflegenden Angehörigen, *wirkt einer drohenden Instabilität des familiären Systems bei Überlastung entgegen und führt damit zu einer Entlastung des gesellschaftlichen Systems.*

Die Ansiedlung eines Case Managers in einem, im Pflegeversicherungsgesetz vorgesehenen, Pflegestützpunkt wird allen beteiligten Berufsgruppen sowie Pflegebedürftigen und ihren Angehörigen eine sichere Möglichkeit geben, den bestehenden Anforderungen zu begegnen (vgl. Sonntag u. von Reibnitz 2014, S. 48ff.).

Die notwendigen strukturellen Veränderungen können aber nur mit einer breiten Akzeptanz auf gesellschaftlicher Ebene erreicht werden. Zudem ist die Schaffung einer tragfähigen Finanzierungsgrundlage für Case-Management-Leistungen dringend erforderlich.

5.5 Beratung verschiedener Zielgruppen im Case Management

Christiane Schilling

5.5.1 Einleitung

Wer eine Weiterbildung zum Case Manager absolviert, hat bereits einige Jahre Berufserfahrung – das bedeutet auch: er hat seit einigen Jahren unzählig viele Gespräche mit Patienten, Angehörigen, Kollegen und Mitarbeitern anderer Berufsgruppen geführt, dabei sicher auch viele mit dem Schwerpunkt »Beratung«. Wozu also hier ein eigenes Kapitel über ein Thema, das doch so selbstverständlich ist?

Deutlich soll werden, welch einen hohen Stellenwert die kommunikative Kompetenz neben dem Fachwissen einnimmt. Ganz besonders unter der erschwerenden Bedingung von Zeitknappheit ist es wichtig, ein Gespräch gut vorzubereiten und durchdacht zu führen. Der Grundsatz: »Jede Information hat genau den Inhalt und den Wert, den der Empfänger ihr gibt!« bedeutet für den Berater, dass er ein Höchstmaß an »Sendequalität« herstellen muss, um den Empfängerhorizont zu erreichen. Die Fachkompetenz ist zwar eine zwingende Grundlage, reicht jedoch alleine nicht aus, um Wissen und Erfahrung auch adäquat weitergeben zu können.

Jedes Missverständnis aber erzeugt doppelte Arbeit, ganz abgesehen von den persönlichen Enttäuschungen, die daraus entstehen.

Um dem vorzubeugen, kann der Case Manager von den Erkenntnissen der Kommunikationspsychologie und der Humanistischen Psychologie profitieren, die im Folgenden dargestellt werden.

In diesem Kapitel werden zum einen einige theoretische und praktische Grundlagen der Gesprächsführung skizziert, zum anderen die konkrete Beratungssituation mit Patienten und Angehörigen besprochen, Anregungen zur Vorbereitung und zum Ablauf eines Gespräches gegeben.

5.5.2 Beratungssituation aus Sicht der Betroffenen

Case Management ist ein Verfahren, Menschen mit komplexem Hilfebedarf zu unterstützen. Das bedeutet: der Case Manager trifft auf Patienten und Angehörige, die sich in einer völlig neuen, schwierigen, häufig auch für sie bedrohlichen Lage befinden – also in einer *Ausnahmesituation*. Sie sind konfrontiert mit der Tatsache, nach Meinung der behandelnden Ärzte und Pflegekräfte nicht (mehr) alleine für eine Lösung sorgen zu können. Und sie sehen ihre Situation häufig auch selbst als »ausweglos« an, sich selbst als überfordert.

Wie reagieren Menschen auf eine derartige Lage? Möglich sind Angst, Trauer, Hilflosigkeit, Gekränktheit, Rückzug – aber auch Wut, Widerstand, Ignoranz (nicht sehen wollen) oder Verleugnen (nicht wahrhaben wollen) der Hilfsbedürftigkeit; möglich ist das Mobilisieren aller Kräfte – aber auch das Aufgeben, ein Sich-hängen-Lassen; möglich ist die Öffnung für neue Ideen – aber auch die Abwehr jeglicher Hilfe von außen.

Was verbinden Patienten und Angehörige mit einer »Beratung« in dieser Situation?

Sicher erwarten sie konkrete Hilfe, Lösungsvorschläge, das Aufzeigen von Perspektiven, und damit etwas Positives, Beruhigendes.

Doch parallel gibt es die Angst vor dem Einblick in die Privatsphäre: Zur Sprache kommen vielleicht die finanzielle Lage, die sozialen Kontakte, die Beziehungen innerhalb der Familie; aufgedeckt werden eventuell die Vorstellungen des Patienten und der Angehörigen von Krankheit, Behinderung, Sterben und Tod – also jeweils höchst persönliche Themen.

Für manche Klienten erscheint die Situation derart aussichtslos, dass sie sich auch von einer noch so kompetenten Beratung keine Hilfe erhoffen. Sie werden entsprechend jede Bemühung sabotieren, die zu einer Veränderung der Lage führen könnte (siehe dazu: Phasen eines Beratungsgesprächs – 3. Lösungsmöglichkeiten).

5.5.3 Beratungssituation aus Sicht des Case Managers

Der Case Manager sieht sich Menschen gegenüber, die er im Allgemeinen erst jetzt kennenlernt und in deren Situation er sich in kurzer Zeit einarbeiten und einfühlen muss. Das Beratungsgespräch ist dabei zwar lediglich ein Teil seiner Aufgaben, jedoch der Schlüssel zur Zusammenarbeit mit den Betroffenen.

Was bedeutet Beratung?

In einem Beratungsgespräch findet zwischen dem Ratsuchenden und dem Berater ein Prozess statt, in dem zu den anstehenden Problemen Klärung und Lösungsmöglichkeiten gesucht werden. Das bedeutet nicht ein einseitiges »Ratschläge erteilen« oder jemandem »einen Rat geben«, sondern erfordert den Aufbau einer vertrauensvollen Beziehung, die eine Interaktion möglich macht, also einen partnerschaftlichen Dialog. Aus dem heraus wird der individuelle, für diese Situation und für diesen Menschen passende Weg gesucht.

Welche Rolle spielt ein Case Manager als Berater?

Da kommt es zunächst darauf an, wie die Begegnung initiiert wurde: Haben die Betroffenen selbst um Beratung nachgefragt, sich einverstanden erklärt mit dem Besuch – oder wurde ihnen das Gespräch »aufgenötigt«?

Im ersten Falle suchen Klienten den Fachmann, werden also mit einer gewissen Offenheit auf den Case Manager zugehen, vielleicht mit konkreten Anfragen und Anliegen, sicher mit der Bereitschaft, ein Beratungsziel zu erreichen. Die Position des Case Managers ist dann die eines Fachmannes in Sachen Pflege, Versorgung, Hilfsmöglichkeiten, Koordination. Für die persönlichen Belange bleiben Klienten und Angehörige immer selbst die Fachleute.

Sind jedoch Patient und/oder Angehörige der Meinung, eigentlich ohne »Einmischung« die Situation lösen zu können, dann verlangt das ein Vorgehen in zwei Schritten: Zunächst muss die Compliance der Betroffenen erlangt werden, dann erst kann die inhaltliche Arbeit beginnen. Der Case Manager ist also im ersten Schritt als Motivator, als Werbender für seine Initiative aktiv, erst dann folgt die Suche nach der passenden Lösung für die anstehenden Probleme.

Wie wird das Gespräch praktisch vorbereitet?

Im Vorfeld holt sich der Case Manager beim Behandlungsteam möglichst umfassende Informationen über Diagnose, bisherigen Verlauf, Prognose und bislang geführte Gespräche mit Patient und Angehörigen.

Mit den Ratsuchenden wird ein Termin vereinbart, beim Erstgespräch mit einem Zeitraum von ungefähr 60 Minuten. Die Einladung erfolgt an den Patienten und seine Vertrauensperson(en).

Das Gespräch findet in einer ruhigen Umgebung statt, möglichst ohne Zuhörer und ohne Unterbrechungen. Die Unterlagen sind griffbereit, ebenso Papier und Stift für eigene Notizen und zur Weitergabe an die Klienten.

> **Tipp**
>
> Für Patienten und Angehörige ist eine Be-
> ratungssituation – die Ausnahmesitua-
> tion – auch bei positiver Erwartung Stress! Das
> bedeutet: die Aufnahmekapazität, die Konzen-
> trationsfähigkeit, die Flexibilität, die Gedächt-
> nisleistungen sind deutlich verringert gegen-
> über dem Alltagsgespräch. Bei geriatrischen
> Patienten können diese Veränderungen auf-
> grund des Alters und der Erkrankung noch ver-
> stärkt sein. Das bedeutet für den Berater: Nur
> wenige konkrete Punkte thematisieren, immer
> wieder paraphrasieren (d. h. zusammenfassen),
> schriftliche Notizen verwenden, lieber mehrere
> kürzere Gesprächstermine wahrnehmen als
> eine lange Sitzung zu planen.

5.5.4 Grundlagen der Gesprächsführung

Kommunikationspsychologie

Die Frage, wie Menschen sich mit und ohne Worte miteinander verständigen und wie es dabei zu
Missverständnissen kommt, wurde in den Jahren
ab 1960 von Paul Watzlawick (Watzlawick et al.
2007) und Friedemann Schulz von Thun (Schulz
von Thun 2008) untersucht und als Teilgebiet der
Psychologie etabliert.

Sie fanden einige *Grundregeln:*

Man kann nicht nicht kommunizieren. Selbst
im Schweigen, im Nicht-Antworten, liegt eine Aussage.

1. Der Wert einer Aussage wird vom Empfänger
   entschieden. Der Sender kann lediglich vermuten, wie sein Signal aufgefasst wird, dazu
   stützt er sich z. B. auf bisherige Erfahrungen,
   die Beziehung der Sprechenden untereinander,
   die Situation.
2. Jede Kommunikation hat einen Inhalts- und
   einen Beziehungsaspekt. Die Sachaussage vermittelt Fakten, der Beziehungsaspekt, wie diese
   Fakten aufzunehmen sind. Je unproblemati-
   scher eine Beziehung ist, desto mehr steht der
   Inhaltsaspekt im Mittelpunkt, je schwieriger
   die Beziehung, desto unwichtiger wird die
   Sachaussage.

3. Noch weiter verfeinert wird der Punkt 3 in
   dem Vier-Ohren-Modell von Schulz von Thun
   (Schulz von Thun 2008). Er geht davon aus,
   dass in jeder Aussage vier Aspekte enthalten
   sind (im Uhrzeigersinn):
   a. Sachinhalt (worüber der Sprecher infor-
      miert)
   b. Appell (was der Sprecher möchte)
   c. Beziehungsaspekt (wie der Sprecher zum
      Gegenüber steht)
   d. Selbstoffenbarung (was der Sprecher damit
      über sich sagt)

Diese vier Aspekte sind in jeder Botschaft enthalten, werden so gesendet und empfangen, variieren
lediglich in ihrer Wertigkeit je nach Situation.

> **Tipp**
>
> Für eine Gesprächssituation zwischen Men-
> schen, die sich noch nicht kennen, haben die
> Regeln des Vier-Ohren-Modells mehrere Kon-
> sequenzen:
>
> - Jede Äußerung – verbal und nonverbal –
>   hat Gewicht, wird vom Gegenüber bewer-
>   tet und interpretiert.
> - Dabei wird zunächst der Beziehungsaspekt
>   hinterfragt: wie steht der Sprecher zu mir?
>   Was hält er von mir? Wie sieht er unser
>   Verhältnis? Gibt es eine Hierarchie? Gibt
>   es Kritik?
>
> Erst wenn die Beziehungsebene »stimmt«, wird
> der Hörer den sachlichen Inhalt der Aussagen
> aufnehmen. Das bedeutet: Jedes Gespräch
> muss mit der Herstellung einer »guten Bezie-
> hung« beginnen, erst dann können inhaltliche
> Fragen konkret besprochen werden.

Kommunikation in der Psychotherapie

Ebenfalls in der Zeit um 1960 fand das »Sprechen
und Zuhören« Eingang in die Psychotherapie als
Gesprächspsychotherapie: in Deutschland vertreten
durch Reinhard und Anne-Marie Tausch nach Carl
Rogers (Tausch u. Tausch 1990), in den USA später
erweitert durch Steve de Shazer (de Shazer 2006).
Die Idee ist, dass der Klient im Dialog Erkenntnisse über sich, seine Grundeinstellungen, Ängste

und Wünsche findet. Der Therapeut hat als aktiver Zuhörer lediglich die Rolle des Katalysators in dieser Selbstfindung, ist also dem Klienten nicht überlegen, sondern im partnerschaftlichen Miteinander ein Helfer auf der Suche nach dem individuellen Weg des Klienten Parallel entwickelte Eric Berne aus der klassischen Psychoanalyse die *Transaktionsanalyse* (Stewart u. Joines 2008). Dahinter verbirgt sich ein Modell, mit dem Menschen sich und andere besser kennenlernen und verstehen können, wenn sie die verbalen und nonverbalen Reaktionen in bestimmten Situationen genauer betrachten. Auch hierbei zeigt der Therapeut seine Kompetenz in der Unterstützung der Selbst-Erkenntnis des Klienten, nicht in der Durchsetzung seiner eigenen Vorstellungen.

Einen Überblick zu den unterschiedlichen Beratungsarten im Case Management geben Sonntag und von Reibnitz (2014, S. 121–124f.).

Nun ist das Beratungsgespräch im Case Management keine Psychotherapie und soll sie auch nicht ersetzen! Jedoch können einige Erkenntnisse aus der Humanistischen Psychologie hilfreich sein, denn Ausgangspunkt, Zielsetzung und die Rolle des Beraters sind sich ähnlich:

- Die Klienten sind in einer Situation, in der sie Hilfe brauchen und suchen.
- Sie müssen Entscheidungen treffen, die ihren höchstpersönlichen Lebensbereich verändern, zwar mit Unterstützung durch den Fachmann, letztlich aber aufgrund ihrer eigenen Überzeugung.
- Die Funktion des Beraters im partnerschaftlichen Dialog ist die des Gedankenlenkers, Ideengebers, nicht des Vordenkers und Entscheidungsträgers.

Grundannahmen der Humanistischen Psychologie

Die Humanistische Psychologie, aus der heraus die Gesprächspsychotherapie und die Transaktionsanalyse erwachsen sind, betrachtet den Menschen als ein Individuum mit einzigartigem, hohem Potenzial – und untersucht seinen Lebensweg nicht nach den bekannten Defiziten, sondern auf die Möglichkeiten hin. Eine Persönlichkeit ist zwar von der Vergangenheit geprägt, jedoch bleibt ihr

die Chance auf Neues, auf Veränderung und Entwicklung.

Was für die Zukunft optimistisch stimmt – die Betroffenen und seine Berater.

Die Thesen:

- Jeder Mensch ist grundsätzlich »in Ordnung«.
- Jeder Mensch hat die Fähigkeit zu denken (mit den bekannten Ausnahmen durch Erkrankungen).
- Jeder Mensch entscheidet selbst über sein Schicksal, diese Entscheidungen können verändert werden.
- Jeder Mensch braucht Anerkennung.
- Jeder Mensch verfügt über Ressourcen (wiederum mit krankheitsbedingten Ausnahmen).

Die *Grundhaltung des Beraters* ist entsprechend geprägt von

- Akzeptanz: der Berater muss nicht mit allem einverstanden sein, was der Klient sagt, es jedoch zunächst als dessen Aussage akzeptieren.
- Mitgefühl: der Berater erkennt und würdigt die schwierige Situation des Klienten.
- Trost: der Berater findet Worte und Gesten, die Empathie und Zuspruch vermitteln.

> - Der Berater betrachtet sich lediglich als in einigen Bereichen sachlich, nicht jedoch persönlich überlegen.
> - Der Berater kommuniziert offen, spricht also seine Überlegungen und Gedankengänge aus, gibt damit den Klienten die Möglichkeit zu reagieren.
> - Der Berater übt das aktive Zuhören, um den Klienten möglichst viel eigenen Entscheidungsraum zu ermöglichen.

5.5.5 Beratungsgespräch im Case Management

Patient Herr K., 84 Jahre alt, zeigt 3 Wochen nach einem Schlaganfall mit einer Hemiplegie rechts noch motorische Einschränkungen und Sprachstörungen. Ehefrau A., 78 Jahre alt, will ihn pflegen, ist selbst nur wenig beweglich bei Arthrosen in allen großen Gelenken. In der Nähe leben Sohn H. (53) und Schwiegertochter A. (52), beide berufstätig.

Im Raume steht die Entlassung aus der stationären Pflege.

Phasen eines Beratungsgespräches

1. Problemklärung
2. Festlegen des Beratungszieles
3. Lösungsmöglichkeiten
4. Umsetzung
5. Abschluss

▪ 1. Problemklärung

Ein Case Manager wird nur eingesetzt, wenn es sich um eine »komplexe Fragestellung« handelt. Das bedeutet: Patient und Angehörige stehen vor einer Fülle von Entscheidungen, die alle irgendwie miteinander zu tun haben. Die erste Aufgabe muss also sein, die bekannten Fakten zu sammeln, eventuell ergänzende Informationen einzuholen und zu klären, in welchen Bereichen Hilfe angebracht und erwünscht ist.

Dabei ist es wichtig, mögliche Unterschiede in der Sichtweise und Bewertung der Situation anzusprechen: die Betroffenen, vor allem medizinische Laien, setzen vielfach ganz andere Schwerpunkte in der Beurteilung, vergleichen mit Erfahrungen aus ihrem Umfeld, entwickeln eigene Fantasien über das Krankheitsbild und den Verlauf. Hier sind eventuell behutsame Korrekturen nötig, die den jeweiligen Kenntnisstand und die Auffassungsmöglichkeiten der Klienten berücksichtigen.

Herr K. und Frau A. wollen »auf keinen Fall« eine Heimübersiedelung, möchten aber auch für die berufstätigen Kinder »keine Belastung« sein. Sie wohnen im Erdgeschoss zur Miete, die Wohnung ist bislang nicht behindertengerecht. Ihre Rente lässt wenig Spielraum für finanzielle Eigenleistung. Pflegestufe 2 ist beantragt, bislang gibt es keine Haushaltshilfen. Ihre Vorstellung über die Entwicklung der Behinderungen ist sehr optimistisch.

▪ 2. Beratungsziel

Die Kunst ist es, aus dem umfangreichen Paket an Fragen und Themen nun die Punkte zu konkretisieren, an denen der Berater mit den Klienten arbeiten will und muss. Daraus wird das gemeinsame Beratungsziel für dieses Gespräch formuliert oder noch markanter: der Berater schließt mit den Klienten einen Vertrag über das heutige Beratungsziel.

Warum ein »Vertrag«? Die Idee des Vertragsschlusses ist in der Transaktionsanalyse (Gührs u. Nowak 2006) ein bewährtes Mittel, Gespräche in Verlauf und Ziel für alle Beteiligten transparent zu machen. Ein Vertrag hilft, den roten Faden im Auge zu behalten, die unterschiedlichen Rollen der Gesprächspartner zu beachten, schützt den Berater vor unrealistischen Erwartungen und Überforderung, den Klienten vor dem Gefühl, manipuliert und bevormundet zu werden. Verhindert wird auch, dass die Beteiligten auf einer verdeckten Ebene ein »klammheimliches« Ziel verfolgen, darum aneinander vorbeireden, weil jeder ein anderes Ergebnis erhofft, deshalb im Gespräch nur jeweils das hört und aufnimmt, was zu den eigenen Vorstellungen passt.

Warum ein Beratungsziel? In der beschriebenen komplexen Ausgangssituation ist es für Betroffene schwierig, manchmal nahezu unmöglich, sich konkret die Zukunft vorzustellen. Das führt häufig zu Angst und Lähmung der Gedanken. Woraufhin die Phantasie und die Ideenvielfalt, auch das Vertrauen in die eigene Handlungskompetenz erst recht zum Erliegen kommen. Natürlich ist es auch objektiv nicht möglich, den weiteren Verlauf einer Erkrankung oder Behinderung genau zu prognostizieren, doch lassen sich mit Unterstützung durch Fachleute einige mögliche Szenarien finden. Die Forschung um das, was einem Menschen zur Gesundung, zu einer eher optimistischen Betrachtung einer kritischen Situation hilft, die *Salutogenese* (Mittag 1996), fand dafür drei Bedingungen:

– Überschaubarkeit
– Beherrschbarkeit
– Lebenssinn

Wird nun in der Beratungssituation die Fülle der Fragen und Themen sortiert und reduziert auf – zunächst einmal – ein Beratungsziel, so erscheint die nahe Zukunft überschaubar, mit Hilfe des Case Managers dann auch beherrschbar. Die Klienten können daraufhin ihre eigenen Ressourcen wieder aktivieren, erleben sich als denkend und handelnd, sind somit aus der angstvollen Starre erwacht. Ein möglicher Lebenssinn kann bereits in der Umsetzung der entwickelten Ideen liegen. Er kann sich aber auch neu manifestieren, wenn im Verlaufe des

Gespräches überhaupt wieder eine »Zukunft« erscheint.

Merkmale eines Beratungszieles Es muss positiv, klar, eindeutig formuliert, realisierbar und überprüfbar sein.

> **Tipp**
>
> »Wir wollen heute die Möglichkeiten prüfen, wie Pflege zu Hause zu erreichen ist.« (Alternativ: »Wir wollen wichtige Bedingungen für die Wahl eines Heimplatzes sammeln.«
> »Wir wollen besprechen, welche Hilfen künftig im Haushalt nötig sind und wer die leisten kann.«)
> Nicht: »Wir wollen mal darüber reden, wie das nach der Entlassung weitergehen soll…«
> Diese Formulierung lädt zu unterschiedlichen Zielvorstellungen ein: die Betroffenen hoffen vielleicht auf Lösungsangebote für die häusliche Pflege, während der Case Manager auf eine Heimübersiedlung hinarbeiten möchte.

■ **3. Lösungsmöglichkeiten**

Um nun die anstehenden Fragen zu klären, werden Berater und Klienten alle Möglichkeiten in Betracht ziehen, dabei zunächst nicht auf die vermutliche Realisierbarkeit achten. Es geht also um eine Sammlung von Ideen, die von beiden Seiten unzensiert geäußert werden dürfen: ein kreatives Brainstorming.

Auch hier ist zu bedenken, dass die Betroffenen häufig ganz andere Vorstellungen vom weiteren Verlauf der Erkrankung oder der Behinderung haben. Als hilfreich hat sich gezeigt, parallel mit zwei Plänen zu arbeiten: Plan A für den Fall der Besserung, Heilung, Rehabilitation und Plan B für den Fall der weiteren Verschlechterung oder zumindest Stagnation. Für beide Entwicklungen werden Hilfsangebote gesucht, sodass Klient und Case Manager im Bedarfsfalle den jeweils passenden Plan aus der Schublade holen können.

Der Case Manager hat mit Frau A. und Herrn K. einige Möglichkeiten von baulichen Veränderungen, Hilfen in Haushalt und Pflege, auch durch Sohn und Schwiegertochter gefunden. Es fehlen

jedoch konkrete Zahlen und der Einbezug der Mitbetroffenen.

> ❯ »Vorsicht, Falle«: Die Beratungssituation ist für manchen Berater einladend, sich mit einem Großangebot von Ideen und Lösungsvorschlägen als besonders kompetent zu zeigen. Im Gegenüber lehnen sich manche Klienten zurück in der bereits lebenslangen Gewissheit, dass ihnen sowieso keiner helfen kann. Beide Konstellationen können zur sog. »Ja, aber…«-Situation führen: Was immer der Berater vorschlägt, der Klient wird es zurückweisen mit einem »Klingt ja ganz gut, aber …«, bis sich beide (der Berater enttäuscht, der Klient bestätigt) einig sind, dass hier wirklich jedes Angebot vergebens ist.

Ein Weg, um diese Situation zu vermeiden: Hört der Berater das »Ja, aber …« zum zweiten Mal, sollten seine Alarmglocken läuten! Seine Frage kann dann sein: »Was schlagen Sie denn vor als möglichen Weg?« Das heißt: er übergibt die Lösungskompetenz an den Klienten. Der dann entweder tatsächlich eigene Ideen vortragen kann oder, wenn nicht, dem Angebot des Beraters eher mit offenen Ohren lauscht.

■ **4. Umsetzung**

Um nun die Beratung wieder zu konkretisieren, kommen alle Ideen auf den Prüfstand.

Dazu werden die Informationen über mögliche Hilfen einbezogen: Familie, Nachbarschaft, professionelle Pflegedienste, Gemeinde, Wohlfahrtsverbände, Ehrenamtliche. Häufig gehen Betroffene dabei von sehr vagen Vorstellungen aus, wie groß die Leistungsbereitschaft und -möglichkeiten von Angehörigen sind: es empfiehlt sich von daher, recht bald ein Gespräch mit allen eventuell Beteiligten zu führen.

Die genaue Betrachtung der häuslichen und finanziellen Situation ist nötig, vielleicht unter Mitarbeit eines Sozialarbeiters.

An dieser Stelle kommen auch Überlegungen ins Spiel, gemeinsam ein Heim, ein Hospiz, eine Wohnung im »Betreuten Wohnen« zu besichtigen.

Der Case Manager vereinbart eine gemeinsame Wohnungsbesichtigung mit allen Angehörigen noch vor der Entlassung des Patienten, um dort die anstehenden Fragen zu besprechen.

■ **5. Abschluss**

Am Ende eines intensiven Gespräches stehen Zusammenfassung und Vorschau.

Mit Blick auf das vereinbarte Beratungsziel zieht der Berater Bilanz: Ist es erreicht? Sind alle Beteiligten dieser Meinung? Welche Fragen sind noch offen? Haben sich neue Fragen ergeben? Wer kann die beantworten? Daraus ergibt sich die Besprechung der nächsten Schritte, konkret mit Terminen. Woraufhin eventuell ein weiteres Beratungsgespräch, nun basierend auf einer bereits gelebten Beziehung, verabredet wird.

Bleibt zum Schluss der ausgesprochene Dank für das Vertrauen, das die Klienten dem Case Manager schenken, und noch einmal die Würdigung der bisherigen Leistung der Betroffenen.

5.5.6   Fazit

Das Beratungsgespräch ist im Case Management der Schlüssel – nämlich der zur Mitarbeit aller Betroffenen. Das ganze fachliche Know-how ist vergebens, wenn Patient und/oder Angehörige die Hilfe boykottieren. Das kann passieren, wenn sie sich überfordert fühlen, überrannt, nicht verstanden, nicht wahrgenommen in den eigenen Anstrengungen und Vorstellungen.

Um das zu vermeiden, lohnt es einigen Aufwand, nämlich die Investition von Zeit und Gedanken in das »Kunst-Handwerk Gesprächsführung«:

- Die Kunst liegt im Aufbau der Beziehung, der Einfühlung, der Kreativität in Sprache und Lösungsideen.
- Das Handwerk zeigt sich in der Aufmerksamkeit des zuhörenden Beraters, in der Sensibilität für das Nicht-Gesagte, im Aufbau und in der Leitung des Gespräches.

Je besser der Case Manager diese Techniken beherrscht, desto leichter wird er die Compliance der Betroffenen erhalten. Das wiederum führt zur Zeitersparnis und zu mehr eigener Arbeitszufriedenheit.

Für den Patienten entwickelt sich aus dem gelungenen Beratungsgespräch die Sicherheit, in seiner Situation die bestmögliche Hilfe zu erhalten. Das stützt ihn, gibt ihm eine Perspektive und damit dem Krankheitsverlauf positive Impulse.

Für Angehörige gibt das Gespräch die Möglichkeit, ihre Beteiligung an der Betreuung des Kranken zu überprüfen, damit einer Überforderung (mit den Folgen hoher Aggressivität dem Betroffenen gegenüber und eigenem Burnout) vorzubeugen. Auch unterstützt die Anwesenheit eines »neutralen Dritten«, der ja ein Case Manager ist, den Mut, manche Fragen anzusprechen, die im Familienkreis sonst zu konfliktbehaftet sind.

Für den Case Manager schließlich erwächst aus der Beratung die Gewissheit, so weit wie vertretbar im Sinne der Betroffenen zu handeln, damit seinen Auftrag umfassend zu erfüllen.

Zum Schluss sei noch ergänzt, dass die Anregungen und Vorschläge dieses Kapitels (mit den situationsbedingten Abwandlungen) natürlich genauso für Gespräche mit Kollegen und Mitarbeitern anderer Berufe gelten. Kommunikative Kompetenz als eine Grundlage pflegerischen Handelns bewährt sich auch im interdisziplinären Dialog, der gerade im Case Management eine wichtige Rolle spielt. Nur wenn Besprechungen gelingen, besteht die Chance für eine gute Kooperation. Und die wiederum ist die Basis des Erfolges!

Literatur

Ballsieper K, Lemm U, von Reibnitz C (2012) Überleitungsmanagement – Praxisleitfaden für stationäre Gesundheitseinrichtungen. Springer, Berlin, Heidelberg

Beywl W, Schepp-Winter E (2000) Zielgeführte Evaluation von Programmen – ein Leitfaden. Broschürenreihe des Bundesministeriums für Familie, Senioren, Frauen und Jugend

Der Paritätische – Gesellschaft für soziale Projekte (2009) Projekt »Blickwechsel – Nebendiagnose Demenz«. ▶ http://www.blickwechseldemenz.de/content/e964/e1583/ProjektBlickwechsel_A4.pdf (Zugriff am 07.01.15)

De Shazer S (2006) Das Spiel mit den Unterschieden. Carl-Auer–Systeme, Heidelberg

Deutsche Alzheimer Gesellschaft e.V. (2014) Das Wichtigste – Die Häufigkeit von Demenzerkrankungen. ▶ http://www.deutsche-alzheimer.de/fileadmin/alz/pdf/factsheets/infoblatt1_haeufigkeit_demenzerkrankungen_dalzg.pdf. (Zugriff am 02.01.15)

Deutsche Krebshilfe e.V. (09 / 2008) Darmkrebs Nr. 6. Ein Ratgeber für Betroffene, Angehörige und Interessierte

Dip Deutsches Institut für angewandte Pflegeforschung e.V. (2004) Überleitung und Case Management in der Pflege, 121–124

Döhner H, Bleich C, Kofahl C, Lauterberg J (2004) Schriftenreihe des Bundesministeriums für Familie, Senioren, Frauen und Jugend, Band 206 (Hrsg) Kohlhammer, Stuttgart. S. 27, 114–124

Dörpinghaus S, Grützmacher S, Werbke RS, Weidner F (2004) Schriftenreihe des Deutschen Instituts für angewandte Pflegeforschung e.V. Schlüterische Verlagsgesellschaft

Ewers M (2000) Case Management in Theorie und Praxis. Hans Huber, Bern. S. 53–90

Fries H (2003) Case Management. Luchterhand, München. S. 101–108

Gührs M, Nowak C (2006) Das konstruktive Gespräch. Limmer, Kiel

Hellmann W (2003) Praxis Klinischer Pfade. Ecomed, Heidelberg

Kuhlmann A (2005) Dortmunder Beiträge zur Sozial- und Gesellschaftspolitik, In: Naegele P (Hrsg) Case Management für demenzkranke Menschen, Band 54, Lit-Verlag. S. 10, 34–49, S. 89, 157

Landesinitiative Demenz-Service Nordrhein-Westfalen (2014): Menschen mit Demenz im Krankenhaus.
 ► http://www.demenz-service-nrw.de/demenz-im-krankenhaus.html (Zugriff am 07.01.15)

Löser AP (2004) Pflegekonzepte nach Monika Krohwinkel, Schlüterische Verlagsgesellschaft Hannover. S. 34ff

Luisardi S (2004) Überleitungsmanagement. Urban & Vogel, München. S. 39

Mennemann H (2006) Management Handbuch Pflege 2006, Case Management in der Altenarbeit – Einblicke in Bewährtes und Ausblicke auf Neues, Economica, 1–14

Miller W, Rollnick S (2005) Motivierende Gesprächsführung. Lambertus, Freiburg

Mittag O (1996) Mach´ ich mich krank? Hans Huber, Bern

Müller M (06 / 2007) Dreh- und Angelpunkt klinischer Prozesse. Krankenhaus Umschau

Pflege Heute (1998) Urban & Fischer, München

Pschyrembel, Klinisches Wörterbuch (1982) Walter de Gruyter, Berlin

Robert Koch-Institut (Hrsg) (2008) Krebs in Deutschland, 6. Aufl. ► http:www.gekid.de (Zugriff am 02.01.15)

Schulz von Thun F (2008) Miteinander Reden. Band 1–3; Rowohlt Taschenbuch, Reinbek

Sonntag K, Klare K (2014) Beratung. In: Sonntag K, von Reibnitz C. Versorgungskonzepte für Menschen mit Demenz. Springer, Berlin, Heidelberg. S. 109–137

Sonntag K, von Reibnitz C (2014) Versorgungskonzepte für Menschen mit Demenz. Springer, Berlin, Heidelberg

Stewart I, Joines V (2008) Die Transaktionsanalyse. Herder, Freiburg

Tausch R, Tausch A-M (1990) Gesprächs-Psychotherapie. Verlag für Psychologie, Göttingen

von Reibnitz C (2008) Case Management optimiert Patientenüberleitung. In: von Reibnitz C (2008): Homecare. 2. Aufl. Hans Huber, Bern. S. 83–90

von Reibnitz C (2009) Case Management. In: Panfil M-E, Schröder G (Hrsg) Pflege von Menschen mit chronischen Wunden. Hans Huber, Bern. S. 473–484

von Reibnitz C (2015) Case Management strukturiert die Überleitung dementiell erkrankter Menschen. In: Behr´s Jahrbuch Gesundheit und Pflege, Behr, Hamburg. S. 97–112

Watzlawick P, Beavin JH, Jackson DD (2007) Menschliche Kommunikation. Hans Huber, Bern

Watzlawick P, Weakland JH, Fisch R (2001) Lösungen. Hans Huber, Bern

 ► http://www.g-drg.de/fallpauschalen_katalog/fallpauschalen_katalog_2008 (Zugriff am 02.01.2015)

 ► https://www.krebsinformationsdienst.de/ (Zugriff am 02.01.2015)

Aus Fehlern lernen

Christine von Reibnitz, Frank Schümmelfeder, Carsten Hampel-Kalthoff

C. von Reibnitz (Hrsg.), *Case Management: praktisch und effizient*,
DOI 10.1007/978-3-662-47155-5_6, © Springer-Verlag Berlin Heidelberg 2015

Die Einführung von Case Management bedarf aufgrund der weiter reduzierten Verweildauer einer gezielten, strukturierten Modellierung des gesamten Behandlungsablaufs von der prästationären Phase bis zur geplanten Überleitung und Weiterversorgung im poststationären Bereich. Die Einführung und Umsetzung von fallorientierter Pflege und die damit verbundene Prozessreorganisation und -optimierung wird vor allem für das Personal zusätzliche, erhebliche Anforderungen mit sich bringen. Voraussetzung für eine Reorganisation der Versorgungsprozesse im Kontext von Case Management ist primär, eine Neu-Umverteilung der Aufgabenstellungen im Versorgungsprozess zu entwickeln. Neben einer prozessorientierten Patientenversorgung gilt es die begleitende medizinische, pflegerische und organisatorische Kompetenz aus einer Hand zu organisieren.

Hierfür gilt das Prinzip: Aufgabe, Verantwortung und Kompetenz müssen kongruent sein. Im Case Management ist es von besonderer Bedeutung, die Aufgaben und Abläufe – inklusive Kodierung – aller in der klinischen Patientenversorgung tätigen Professionen zu koordinieren. Das Ziel ist, die Leistungserbringung unter medizinischen, pflegerischen und ökonomischen Gesichtspunkten möglichst effizient und effektiv zu gestalten, zur Optimierung des Belegungs-, Behandlungs- und Überleitungsmanagements.

Wichtigste Grundsätze bei der Aufgabenneudefinition und -neuverteilung im Rahmen der Einführung von Case Management sind zunächst das Qualifikationsprinzip und die Bewertung der gesetzlichen und rechtlichen Rahmenbedingungen für die Arbeitsteilung in der Patientenversorgung. Darüber hinaus müssen im Rahmen der Delegation und Aufgabenneuverteilung regelmäßig eine Betrachtung des Gesamtprozesses und eine Zuordnung von Zeitanteilen, entsprechend der jeweiligen Aufgabe stattfinden, um auch die ökonomischen Effekte einer Neuorganisation ableiten zu können.

Durch die Delegation ärztlicher Aufgaben an Pflegende soll erreicht werden, dass diese Aufgaben kostengünstiger erbracht werden, die Mitarbeiterzufriedenheit wächst sowie Prozessoptimierungen entstehen (z. B. Verkürzung von Wartezeiten). Case Manager sollten Aufgaben übernehmen, die nicht zwingend einer ausschließlichen pflegerischen Ausbildung bedürfen und deren Übernahme eine Prozessoptimierung bewirkt, beispielsweise die Prüfung der zuvor ärztlich definierten Voraussetzungen zur stationären Aufnahme, die Zuordnung zu den entsprechenden Hauptdiagnosegruppen für ein entsprechendes Patienten-Screening sowie auch Vergabe von Terminen. Bereits die Zentralisierung von Aufgaben führt teilweise zu Verbesserungen. So werden in einigen Kliniken Termine an verschiedenen Stellen vergeben; entsprechend unkoordiniert ist das Aufnahmegeschehen. In der Folge entsteht ein hoher Aufwand für die interne Abstimmung, Informationsweitergabe oder Verschiebung von Terminen. Diese alltäglichen Probleme kann ein funktionierendes Case Management lösen, weitere Defizite im Patientenmanagement möglicherweise auch. Dennoch ist Case Management kein Allheilmittel und kann nicht alle organisatorischen und administrativen Aufgaben einer Klinik übernehmen. Um erfolgreich zu sein, ist es immer auf die Mitwirkung aller Beteiligten am Behandlungsprozess angewiesen.

Diese Aufgaben im Case Management sind mit den Chef- und Oberärzten der klinischen Bereiche, den jeweiligen Pflegedienstleitungen, dem Medizincontrolling und den Vorgaben des entsprechenden Qualitätsmanagementsystems abzustimmen. Die endgültige Zuordnung und Unterstellung bzw. organisatorische Ansiedlung des Case Managers im Krankenhaus ist während der Implementierungsphase zu klären.

Die Einführung von Case Management auf der Fallebene, in Organisationen und im vernetzten Zusammenwirken ist eine anspruchsvolle und durchaus langwierige Aufgabe, die besondere Sorgfalt verdient. Bei der Implementierung sind gewachsene Organisations- und Ablaufstrukturen zu berücksichtigen und weiter zu entwickeln.

Die nachfolgenden Beispiele zeigen auf, worauf bei der Einführung von Case Management zu achten ist.

6.1   Fehlerquellen vermeiden

Frank Schümmelfeder, Carsten Hampel-Kalthoff

Menschen mit chronischen Wunden sind in der Regel Menschen mit einer oder mehreren chronischen Erkrankungen. Hiervon sind meist ältere Menschen betroffen. Die Wunde selber stellt dann eine Spätfolge einer Erkrankung wie einer chronisch venösen Insuffizienz oder eines Diabetes dar. Eine chronische Wunde bedeutet für die Betroffenen tiefgreifende Veränderungen in deren täglichem Leben. Hierzu gehören wund- und therapiebedingte Einschränkungen, mit denen sich Betroffene konfrontiert sehen. Hiervon sind nicht nur die Patienten direkt betroffen, sondern auch deren Angehörige. In der Alltagsbewältigung sind körperliche, psychische, soziale und funktionale Aspekte eingeschränkt und führen zu einer erheblichen Reduzierung der Lebensqualität. Aus Patientenperspektive haben Schmerz, Mobilitätseinschränkungen, Geruchsbelästigung und Exsudatmanagement sowie Schlafstörungen besonders großen Einfluss auf ihr Leben. Beschrieben sind weiterhin ein Macht- und Kontrollverlust, Einschränkungen im sozialen Leben, finanzielle und berufliche Belastung und Änderungen im Körperbild und Körperschema. Die vielfältigen unterschiedlichen Belastungen und Einschränkungen stehen nicht nur im unmittelbaren Zusammenhang mit der Wunde, sondern bedingen und verstärken sich gegenseitig.

Das zugrunde liegende Fallbeispiel spiegelt eine typische Situation wider. Es handelt sich um Case Management bei einem 71-jährigen Patienten mit chronischer Wunde. Um das Vorgehen des Case Managements zu verdeutlichen, ist der vorliegende Fall von Herrn S. nach dem Problemlösungsprozess gegliedert. Die einzelnen Prozessschritte finden sich ebenso im Pflegeprozess wieder und beinhalten die folgenden Schritte:

Die Anamnese dient der Informationssammlung. Es erfolgt eine Diagnose und eine gemeinsame Festlegung der Ziele. Anschließend folgen die Maßnahmenplanung, die Durchführung der Maßnahmen und deren anschließende Evaluation.

6.1.1   Informationssammlung

Zur ersten Informationssammlung dienten ein ausführliches Gespräch mit Herrn S. (71 Jahre) und dessen Ehefrau. Bei diesem Gespräch war auch eine Pflegefachkraft des Pflegedienstes, die Herrn S. bisher betreut hat, anwesend. Ebenso wurde der Entlassungsbericht aus dem Krankenhaus zur Beurteilung herangezogen.

Hierbei wurden alle relevanten Daten, die zur vollständigen Erfassung und Einschätzung der Patientensituation und momentanen Problemlage dienen, systematisch zusammengetragen. Dazu gehörten u. a. der aktuelle Unterstützungsbedarf, die individuellen Bedürfnisse, Wünsche und Ziele des Patienten. Soziale Situation, psychisches Befinden, körperlicher Status und bestehende Ressourcen wurden ebenfalls ermittelt. Zur Beurteilung der Selbstmanagementfähigkeiten wurden der Patient und seine Ehefrau zu ihren Alltagsstrukturen, Anpassungsbemühungen und eigenen Lösungen befragt.

Das erste gemeinsame Gespräch diente dem gegenseitigen Kennenlernen und schuf die Grundlage für gegenseitiges Vertrauen. Dabei wurde bewusst auf medizinische Fachbegriffe verzichtet und Äußerungen des Patienten wurden aufgegriffen und in das Gespräch integriert. So sprach der Patient von seinem Beingeschwür und Wundwasser, welches ihm zu schaffen macht, und nicht vom Ulcus und Exsudat.

Herr S. leidet seit vielen Jahren unter einem Ulcus cruris venöser Genese rechts. Er kann sich nicht genau erinnern, wann das Beingeschwür das erste Mal aufgetreten ist. Ebenso war die Rezidivanzahl so hoch, dass er irgendwann aufgehört hat zu zählen.

Für den Patienten lag die ursprüngliche Ursache in einer kleinen Hautverletzung durch einen Stoß ans Bein und die Wunde sei dann einfach nicht mehr zugegangen. Die Ehefrau betonte, dass in der Familie ihres Mannes offene Beine öfters vorkommen.

Neben der chronisch venösen Insuffizienz besteht ein insulinpflichtiger Diabetes mellitus und eine leichte Adipositas per magna.

Wohn- und Versorgungssituation

Herr S. lebt seit 15 Jahren mit seiner Frau in der Wohnung im 1. Stock. Seit einigen Monaten kann Herr S. keine Treppen mehr steigen. Das Ehepaar hat zwei erwachsene Kinder, die jedoch nicht in der Nähe wohnen.

Auf Nachfragen erzählt die Ehefrau, dass sie sich um alles Nötige kümmert. Dazu gehören die Hausarbeit, Einkaufen, Essen bereiten und vieles mehr. Manchmal werden ihr die vielen Wege zu viel. Immer wieder müssen Rezepte vom Arzt abgeholt werden, Medikamente aus der Apotheke besorgt werden.

Das Ehepaar lebt von einer bescheidenen Rente und das Geld langt gerade so für die anfallenden Ausgaben. Die zu zahlenden Rezeptgebühren, durch den hohen Verbandstoffverbrauch, haben die finanzielle Situation in den letzten Monaten zusätzlich deutlich verschlechtert. Für eine Putzfrau oder Haushaltshilfe ist kein Geld übrig.

Medizinische Versorgungsstrukturen

- Therapie des Ulcus cruris venosum durch einen Facharzt für Phlebologie
- Verbandwechsel durch Pflegefachkräfte eines Pflegedienstes
- Therapie des Diabetes mellitus in einer Schwerpunktpraxis für Diabetes

Die tägliche Körperpflege führt Herr S. selbstständig durch, nur beim Waschen der Füße und Nagelpflege hilft ihm die Ehefrau.

Die Wundauflagen müssen täglich gewechselt werden, da der Verband bereits nach einigen Stunden erschöpft ist und das »Wundwasser« nebenher läuft. Oft verstärkt dann die Ehefrau den Verband, indem sie zusätzlich Haushaltspapier darüber wickelt.

Krankheitsverständnis

Herr S. reagiert leicht irritiert, als er nach den Ursachen seines Beingeschwürs befragt wird. Erst nach mehrmaligem Nachfragen antwortet er, dass das ganze Malheur von der kleinen Verletzung stammt als er sich bei der Gartenarbeit das Bein angestoßen hatte. Bisher hat noch niemand gesagt, dass die Venenschwäche ursächlich ist.

Das Körpergewicht von Herrn S. hat seine Ehefrau ganz gut im Griff. In den letzten Jahren ist das Gewicht immer weiter runtergegangen. Vor 5 Jahren wog Herr S. 98 kg und zurzeit beträgt sein Körpergewicht 85 kg.

Um den Diabetes kümmert sich Herr Dr. K. und ist sehr zufrieden mit den Werten. Seinen aktuellen Hba1c-Wert kennt Herr S. jedoch nicht.

Auf den Zusammenhang der Venenschwäche als Ursache für die Wunde hat Herrn S. bisher in all den Jahren noch nie jemand hingewiesen. Der Patient und seine Ehefrau können sich auch nicht erklären, warum die Wunde einfach nicht abheilen will. Den Begriff der Wundheilungsstörung ist unbekannt. Wann das letzte Mal die Durchblutung der Beine untersucht wurde, daran könne sich Herr S. und seine Frau nicht erinnern.

Bisher wurde sich immer von allen Seiten intensiv um die Wunde selbst gekümmert. Herr S. beklagt sich, dass sich weder die Ärzte noch die Pflegefachkräfte einmal Zeit für seine Fragen genommen haben. Zum Zuhören ist nie Zeit geblieben. Warum er eine Kompressionstherapie benötigt, damit die Wunde überhaupt abheilen kann, und in welchem Zusammenhang dabei die ausreichende Bewegung und Aktivierung der Muskelpumpe steht, ist nicht bekannt.

- **Mobilität**

Auf Nachfrage, warum Herr S. keine Treppen mehr steigen kann, reagiert er etwas ungehalten und antwortet. Was ist das für eine Frage? Natürlich weil er so höllische Schmerzen beim Laufen hat. Die Schmerzintensität beim Laufen gibt der Patient mit dem Wert 6 (Visuelle Analog Skala VAS) an. Neben der ausgeprägten Schmerzsymptomatik liegen Ödeme an beiden Unterschenkeln und im Knöchelbereich vor. Diese sind so stark ausgeprägt, dass ein physiologisches Abrollen des Fußes und eine Aktivierung der Muskelpumpe nicht mehr möglich sind. Die starke Exsudationsentwicklung ist neben dem Ödem sicherlich auch auf die Wundinfektion zurückzuführen. Innerhalb der Wohnung fährt Herr S. mit dem Toilettenstuhl durch die Wohnung. Ansonsten sitzt er überwiegend im Sessel oder liegt im Bett. Die Schmerzen, Ödeme, Wundinfektion, starke Exsudation und Immobilität stehen hier im direkten Zusammenhang. So kann die Immobilität auch als Kopingverhalten zum Schmerz verstanden werden.

■ **Schmerzen**

Neben den Schmerzen beim Gehen gibt Herr S. Schmerzen beim Verbandwechsel (VAS-Wert 7) an. In der Nacht wird er öfters durch das schmerzende Bein geweckt und kann nicht durchschlafen. Bezüglich der Schmerzlinderung hat Herr S. nicht die Fähigkeit, eigene Strategien zu entwickeln, z. B. die Beine hoch lagern. Die Schmerzen werden vom Hausarzt in Anlehnung an das WHO-Stufenschema therapiert. Eine regelmäßige Dokumentation der Schmerzsymptomatik erfolgt nicht.

■ **Psychische Verfassung**

Insgesamt macht Herr S. einen eher niedergeschlagenen Eindruck. Seine Frau bestätigt, dass in den letzten Wochen mit ihrem Mann nichts mehr los sei. Er sagt, das sei ja auch kein Wunder, bei all den Schmerzen. Jeden Morgen wache er auf und fühle sich unausgeschlafen und gerädert. Er hat keine Hoffnung mehr, dass das Bein je zugeht. Mittlerweile wäre er schon zufrieden, wenn er nicht mehr die ständigen Schmerzen hätte. Er berichtet, er schäme sich manchmal wegen der ganzen Malessen, die er allen macht.

■ **Ärztliche Therapie/Wundversorgung**

Die direkte Wundversorgung erfolgt mit Alginaten und einer Polyurethanschaum-Wundauflage. Aufgrund der starken Exsudatentwicklung durch Ödeme und einer Wundinfektion ist der bisher gewählte Verband jedoch nach 8-12 Stunden erschöpft. Die Umgebungshaut ist zum Teil mazeriert, schuppig und trocken. Die Pflegefachkraft des Pflegediensts betont, dass in letzter Zeit keine adäquate mechanische Wundreinigung und Reinigung der Umgebungshaut möglich war. Der Grund hierfür sind die starken Schmerzen und der Zeitmangel bei der Versorgung. Der Verbandwechsel erfolgt ein- bis zweimal täglich und dauert in der Regel ohne eine adäquate Reinigung der Wund- und Umgebungshaut ca. 30 Minuten.

Die Kompressionstherapie erfolgt zum Erhebungszeitpunkt nicht adäquat. Es fehlt beim Anlegen der Kompression eine Unterpolsterung. Das Rezept des Arztes erstreckte sich nur über vier

Kurzzugbinden und nicht über Polsterbinden. Der Kompressionsverband konnte aufgrund der Schmerzen nur »locker« angelegt werden. Dadurch wird keine effektive Entstauung der Beine erreicht.

Die vermeintliche Kompressionstherapie erfolgt ohne aktuelle Gefäßdiagnostik.

6.1.2 Diagnose

Die Analyse im Case Management dient dazu, die gewonnenen Informationen zu strukturieren. Anschließend erfolgt, wie im Case Management gefordert, eine Abstimmung über Ziele und zu planende Maßnahmen gemeinsam mit dem Patienten. Welche Ziele hat Herr S.?

Anschließend werden die ermittelten Probleme, Selbstpflegedefizite zu den vorhandenen Ressourcen und individuellen Ziele in Beziehung gesetzt. Daraus werden dann individuelle Strategien und Lösungsschritte abgeleitet.

Als besonders gravierend wurden folgende Diagnosen ermittelt.
- Schmerzen nachts, beim Verbandwechsel und bei Gehen
- Inadäquate Wundreinigung
- Inadäquate Wundauflage
- Ineffektiver Einsatz von Verbandstoffen und der Kompressionstherapie
- Fehlende Befreiung auf die Zahlung von Zuzahlungen z. B. Rezeptgebühren etc.
- Zeitmangel der Pflegefachkräfte
- Einstellung des Diabetes mellitus nicht geklärt
- Kein aktueller Gefäßstatus
- Fehlende Entstauung der Beine
- Stark eingeschränkte Mobilität
- Selbstpflegedefizite in folgenden Bereichen:
  - Wissen über Wundursache, Kompression als Kausaltherapie
  - Bewegung in Kombination mit Kompressionstherapie
  - Schmerzselbstmanagement

6.1.3 Planung

Die Planung und Veränderung des Versorgungsprozesses müssen in direkter Absprache aller am

Versorgungsprozess beteiligter Personen erfolgen. Somit auch mit dem Patienten und seiner unmittelbar betroffenen Angehörigen. Das übergeordnete Ziel ist immer die grundsätzliche Einigung aller. Dabei wird ein Konsens zwischen den unterschiedlichen, teilweise konkurrierenden Interessenslagen ausgehandelt. Der Case Manager hat hier die Funktion eines Lotsen und Koordinators.

An dieser Stelle erfolgt auch die gezielte Beteiligung von übergeordneten Entscheidungsträgern. Insbesondere ist der Arzt für die Behandlung zuständig und muss mit fachlichen Argumenten für die ggf. neuen Strategien gewonnen werden. Neben den unmittelbaren Leistungserbringern spielen Krankenkassen und Pflegeversicherung eine zunehmende Rolle.

Der Case Manager erstellt gemeinsam mit Herrn S. und seiner Ehefrau eine Prioritätenliste der zu lösenden Probleme. Die Änderungen in der Wundtherapie erfolgen in Absprache mit dem behandelnden Arzt. Diese werden anschließend dokumentiert und kommuniziert. Ziel der Maßnahmen ist eine Verbesserung der Lebensqualität. In erster Linie soll dieses durch die Reduzierung der Schmerzen, der Exsudation und der Erweiterung der Verbandwechselintervalle und die Verbesserung der finanziellen Situation erreicht werden.

1. *Wundversorgung*
   a. Einsatz von phasengerechten, idealfeuchten und atraumatischen Verbandstoffen
   b. Verbesserung der Entstauungstherapie, nach Abklärung des Gefäßstatus
2. *Durchführung des Verbandwechsels*
   a. Effiziente Wundreinigung
   b. Verlängerung der Verbandwechselintervalle
   c. Schulung/Anleitung zum Thema »Durchführung des Verbandwechsel«
   d. Einsatzzeiten der Pflegefachkräfte verlängern
3. *Schmerzen*
   a. Umstellung der medikamentösen Therapie
   b. Schmerzärmere Verbandwechsel
   c. Entwicklung eigener schmerzvermeidender oder schmerzvermindernder Strategien und Verhaltensweisen
4. *Bewegung/Aktivierung der Muskelpumpe*
   a. Schulung zum Thema »Venöse Insuffizienz«
   b. Schulung und Anleitung zum Thema »Aktivierung der Muskelpumpe«
   c. Schulung und Anleitung zum Thema schmerzreduzierender Maßnahmen unter Kompression
5. *Diagnosen einholen*
   a. Rücksprache mit dem Phlebologen, wann der letzte Gefäßstatus erfolgt ist.
   b. Rücksprache mit dem Diabetologen, inwieweit der Diabetes tatsächlich gut eingestellt ist. Wann wurde das letzte Mal der Hba1c-Wert bestimmt?
6. *Finanzielle Situation*
   a. Der zeitliche Mehraufwand der Pflegefachkräfte durch die Pflege der Umgebungshaut gehört in den Bereich der Grundpflege. Diese und auch die Reinigung der Wohnung und die notwendige Unterstützung bei Einkäufen könnte durch Leistungen SGB XI und oder SGB XII finanziert werden.
   b. Antrag auf Einstufung in die Pflegeversicherung stellen.
   c. Antrag auf Hilfe zur Pflege SGB XII stellen.
   d. Kostenvoranschlag beim Kostenträger über eine höhere Vergütung stellen, da aufgrund des aktuellen Zeitbedarfs beim Verbandwechsel die Regelvergütung für den Pflegedienst nicht kostendeckend ist.

6.1.4   Durchführung

Bei der Durchführung des Case Managements stehen organisatorische Aufgaben neben denen der Begleitung, Kommunikation, Schulung/Anleitung und Kontrolle.

Alle Maßnahmen müssen inhaltlich und terminlich koordiniert werden. Therapien, Hilfsmittel und andere Interventionen sollen bedarfsgerecht zur Ausführung kommen. Die beteiligten Partner werden informiert, die Pflegepersonen/Angehörigen angeleitet, geschult und begleitet, Informationen weitergegeben und Materialien beschafft. Aufgabe des Case Managers ist hierbei nicht, Tätigkeiten selbst zu übernehmen, sondern gewissermaßen »die Fäden zu ziehen« und den Gesamtprozess zu steuern. Die Planung und Durchführung des Versorgungsprozesses wird schriftlich dokumentiert und allen hieran Beteiligten zur Verfügung gestellt.

Wichtig hierbei ist die Absprache mit der Ehefrau und des Pflegedienstes.

Gemeinsam wird festgelegt, wer sich bis wann um was kümmert. Vereinbart wird, die Maßnahmen innerhalb von 4 Wochen umzusetzen.

6.1.5 Evaluation

Die Evaluation beinhaltet eine durchgehende Kontrolle des Verlaufes und – wenn nötig – die sofortige Umstellung und Reaktion auf Veränderungen. Veränderungen in der Struktur und den Prozessen werden registriert und ausgewertet, neue Probleme einbezogen, Informationen und Beobachtungen aller Beteiligten zusammengefasst, dokumentiert und bewertet. Die gewonnenen Informationen gibt der Case Manager an die am Versorgungsprozess Beteiligten weiter.

Die Einschätzung der laufenden Prozesse sowie die professionelle Eigenreflektion, die die Anpassung, Neuentwicklung oder Veränderung der Strategien ermöglicht, stellen den eigentlichen Vorteil des Case Managements dar.

Im Rahmen der Wundreinigung kann durch den Einsatz von speziellen Verbandstoffen erreicht werden, dass die festen Wundbeläge schmerzfrei aufgeweicht werden. Der eingesetzte Superabsorber und die verbesserte Kompressionstherapie haben dazu geführt, dass die Verbandwechsel nur noch alle 2 Tage durchgeführt werden muss. Die Umstellung der Schmerztherapie und die Entstauung der Beine haben dazu geführt, dass die Schmerzen deutlich zurückgegangen sind. Vier Wochen nach der Veränderung des Versorgungskonzepts ist Herr S. schmerzfrei.

Der Phlebologe hat einen aktuellen Gefäßstatus ermittelt und festgestellt, dass neben der venösen Insuffizienz, jetzt auch eine lymphatische Insuffizienz besteht. Er hat zweimal wöchentlich manuelle Lymphdrainagen angeordnet. Er ist außerdem bereit, unterpolsterte Kompressionsverbände zu verordnen, da er sich selber überzeugt hat, dass die auch in den internationalen ärztlichen Leitlinien zur Behandlung venöser Ulzerationen empfohlen werden.

Der Diabetologe hatte erst vor 4 Wochen einen Hba1c-Test durchgeführt. Dieser liegt im Normbereich. Es wurde mit dem Diabetologen vereinbart, dass Herr S. bei seinem nächsten Besuch in der Praxis über seinen Hba1c-Test informiert und ihn über die Bedeutung dieses Tests aufgeklärt.

Mit dem Hausarzt wurde besprochen, dass er einmal wöchentlich Krankengymnastik verordnet, zur Aktivierung der Sprunggelenks-Muskelpumpe und somit zur Steigerung der Mobilität.

Einen großen Anteil für die erfolgreiche Umsetzung der Maßnahmen sind die Schulungen. Im Rahmen der Schulungen wird die Saugfähigkeit des einzusetzenden Superabsorbers praktisch gezeigt. Anhand von Bildern kann dem Patienten veranschaulicht werden, wie bei ähnlichen Krankheitsbildern und Therapien ein positiver Verlauf möglich ist. Der Pflegedienst wird in der Durchführung unterpolsterter Kompressionsverbände geschult. Um die Muskelpumpe zu aktivieren, wird Herrn S. in fußgymnastischen Übungen geschult.

Der Kostenträger konnte die Argumente für den hohen Zeitaufwand des Verbandwechsels im Kostenvoranschlag nachvollziehen und hat für vorerst 2 Monate den Kostenvoranschlag genehmigt.

Eine Einstufung in die Pflegeversicherung wurde durch den MDK nicht empfohlen und somit von der Pflegekasse abgelehnt. Das zuständige Sozialamt hat aber aufgrund des hohen finanziellen Aufwands für die notwendige hauswirtschaftliche und grundpflegerische Unterstützung durch einen Pflegedienst Leistungen »Hilfe zur Pflege SGB XII« gewährt. Dies hat zu einer qualitativ verbesserten Versorgung der Beine geführt und zu einer verbesserten Wohnqualität.

Das Ehepaar hat mit der Unterstützung des Case Managers einen Zuzahlungsbefreiungsantrag bei der Krankenkasse gestellt. Diesem wurde stattgegeben und es wurden noch zu viel gezahlte Gebühren erstattet. Somit mussten für das laufende Jahr keine Zuzahlungen mehr geleistet werden. Das Ehepaar wurde darauf hingewiesen, dass es den Befreiungsausweis beim Arzt und oder Apotheke gegebenenfalls immer vorzeigen muss.

Die eingeleiteten Maßnahmen führten innerhalb weniger Wochen zu sichtbarem Erfolg. Die Schmerzen konnten deutlich reduziert werden, die Exsudation war rückläufig und der Verband musste nur noch 3-mal in der Woche gewechselt werden. Es konnte eine gesicherte Versorgungsstruktur aufgebaut werden. Darunter hat sich die Lebensqualität des Patienten und seiner Angehörigen in allen Bereichen verbessert.

In regelmäßigen Abständen erfolgen Hausbesuche durch den Case Manager. Zusätzlich werden gemeinsame Termine mit dem Arzt wahrgenommen. Dort werden die ärztlichen Maßnahmen evaluiert und mit Zustimmung aller am Versorgungsprozess Beteiligten optimiert.

6.1.6   Fazit

Das Case Management lebt von einer fachlich kompetenten, vertrauensvollen und offenen Beziehung zwischen dem Case Manager und allen am Versorgungsprozess Beteiligten. Er benötigt ein umfassendes medizinisches, pflegerisches uns sozialrechtliches Wissen, um den Versorgungsprozess fachlich und wirtschaftlich zu steuern. Letztlich ist der Erfolg unmittelbar vom Verstehen und der Mitarbeit der Patienten und ihrer Angehörigen als Hauptakteure abhängig. Der Case Manager als Koordinator und Experte braucht die Akzeptanz der am Versorgungsprozess Beteiligten. Ist dies nicht gegeben, kann sein Wirken kaum erfolgreich sein. Im Ergebnis ist die Lebensqualität für Herrn S. und dessen Ehefrau erheblich gestiegen. Der Patient ist wieder in der Lage, Treppe zu steigen.

Die finanzielle Belastung für das Ehepaar ist trotz des längeren Einsatzes des Pflegedienstes und von zusätzlichen Therapeuten geringer geworden. Die Wunde zeigt eine eindeutige Heilungstendenz und es ist realistisch, dass es zu einer kompletten Abheilung kommt.

6.2   Aus Fehlern lernen oder Hilfe beim Case Management

Frank Schümmelfeder

Wie in dem vorangegangenen Fallbeispiel von Herrn S. deutlich wurde, steht der Case Manager im konkreten Fall vor unterschiedlichen Herausforderungen. Verschiedene, sich manchmal widersprechende Interessen von Beteiligten müssen berücksichtigt werden. Neben dem betroffenen Patienten und evtl. seinen Angehörigen selber sind auch unterschiedliche Berufsgruppen beteiligt. Hierzu zählen Ärzte verschiedener Fachrichtungen, Pflegende mit unterschiedlichen Qualifikationsgraden, andere Berufsgruppen wie Physiotherapeuten, Pädagogen, Psychologen und nicht zuletzt der Case Manager selbst. Wie bereits oben erwähnt, müssen zunehmend zahlreiche sozialrechtliche Aspekte und Erstattungs- bzw. Finanzierungsfragen berücksichtigt werden. Hier ist es bei einer möglichen Ablehnung bestimmter Leistungen durch den Kostenträger sinnvoll, gegen solch eine Entscheidung Widerspruch einzulegen. Die Erfahrung zeigt, dass wenn ein Patient Anspruch im SGB V hat, diese Leistungen oft bei einer erneuten Prüfung auch gewährt werden. Dabei benötigen Patienten oder deren Angehörge Ermutigung und Hilfestellung in der Administration.

Ein weiteres Aufgabenfeld stellt die Koordination und Überleitung zu sozialen Diensten oder anderen gemeindenahen Versorgungsstrukturen dar. Diese komplexe Fallsteuerung birgt zahlreiche Herausforderungen und führt in nicht wenigen Fällen zu Informationsverlusten und Koordinationsproblemen.

6.2.1   Fallen für die Institution

Bevor ein funktionsfähiges Case Management in einer Einrichtung implementiert werden kann, müssen zahlreiche Voraussetzungen geschaffen werden.

Hierbei kommt es in der Praxis im Vorfeld immer wieder zu Versäumnissen der Einrichtung oder Trägerschaft selber. Wenn die organisatorischen Strukturen fehlen, lückenhaft sind oder zu wenig Aufmerksamkeit auf die nachhaltige und dauerhafte Implementierung gelegt werden, ist die Implementierung von Case-Management-Strukturen nicht möglich. Hierbei handelt es sich um ein komplexes und interaktionsreiches Vorhaben. Dieses braucht Zeit in der Planung, Durchführung und vor allem wiederkehrende Evaluation. Case Management ist nicht nur ein Modell zur Ökonomisierung und Rationalisierung von Abläufen und knappen Ressourcen, sondern hat als oberstes Ziel eine stärkere Patientenorientierung und -partizipation als bisherige Versorgungsstrukturen.

Es liegt in der menschlichen Natur, dass jede Person selber und als handelndes Individuum einer Berufsgruppe die jeweils zu seiner Profession gehörenden Ziele verfolgt. Dieses gilt für Mediziner, Pflegende, Verwaltung, Kostenträger und andere. Hinzu kommt, dass jede Fachrichtung seinen besonderen Fokus auf den individuellen Fall als essentiell und entscheidend betrachtet. Das hat zur Folge, dass persönliche Interessen der einzelnen Akteure zunächst einmal im Vordergrund stehen. Diesen Überlegungen ist im Vorfeld unbedingt Rechnung zu tragen. Eine erfolgreiche und vor allen Dingen dauerhafte Implementierung von Case Management kann durch folgende Problemlagen gefährdet werden:

Verstrickung von unterschiedlichen Interessen im selben System z. B. Krankenhaus Hierzu gehören Kosten, Prozessoptimierung, Ressourcenverteilung, Benchmark, Kundenorientierung etc. Es ist bekannt, dass Netzwerke nach persönlichen Vorurteilen/Vorteilen, Einstellungen und Hierarchien strukturiert werden.

Hierarchisches Denken innerhalb der Einrichtung So herrscht in vielen Köpfen noch das Bild des Mediziners als Alleskönner und der Pflege als Hilfsberuf. Die bisherigen Statusunterschiede sind historisch gewachsen und nur sehr schwer zu durchbrechen. Es ist mit Widerständen von Ärzten zu rechnen. Die Steuerung des Gesundheitsprozesses oblag in der Vergangenheit den Medizinern und eine Veränderung dieser Strukturen kann von ihnen als Machtverlust gedeutet werden.

Zu knappe bemessene Zeitschiene für die Implementierung und Evaluation neuer komplexer Struktur- und Prozessveränderungen Hilfreich ist neben einer sorgfältigen Planung eine interne und externe Steuerung und Begleitung des gesamten Prozesses.

Fehlende Akzeptanz der Kollegen und/oder anderer Berufsgruppen Wird die Notwendigkeit und die Vorteile der Implementierung eines Case Manage-

ments nicht glaubhaft vermittelt, resultieren daraus Akzeptanzprobleme.

Fehlende interne Verfahrensregeln und Organisationsstrukturen Wenn die Entscheidung innerhalb der Einrichtung für das Case Management gefallen ist, müssen ausreichende fachliche und personelle Ressourcen zur Verfügung gestellt werden. Es dürfen keine Unklarheiten bezüglich Zuständigkeiten im Steuerungsprozess bei den Beteiligten bestehen. Mit anderen Worten es muss genau festgelegt werden, wer macht was zu welcher Zeit. Dies sollte ebenso in der Einrichtung kommuniziert werden und zu guter Letzt auch von allen akzeptiert werden.

Fehlende oder unzureichende Absprachen mit den unterschiedlichen Leistungserbringern Obwohl das Case Management zum Ziel hat, dies zu vermeiden, kommt es in der täglichen Praxis immer wieder zu Fehlsteuerungen in der Leistungserbringung. Folgen, die daraus resultieren, sind eine Unterversorgung, eine Überversorgung oder ein Doppelversorgung des Patienten.

Besonderes Augenmerk sollte der Case Manager darauf richten, wenn der Patient von dem stationären in den ambulanten Sektor übergeleitet wird. Die komplett unterschiedliche Finanzierung der Sektoren führt häufig zu weiteren Schnittstellenproblematiken. Hier wird durch die übergeordnete Fallsteuerung der Informations- und Leistungsverlust vermieden.

- **Hilfe für die Institution**
1. Die Einrichtung muss die Implementierung sorgfältig planen.
2. Neue Strukturen sind festzulegen und weiter zu entwickeln.
3. Ausreichend Raum und Zeit für eigene Erfahrungen geben.
4. Offen für Veränderungen sein und diese nicht nur als Lippenbekenntnis ansehen.
5. Bereit sein, alte Zöpfe abzuschneiden und Tabubrüche zu riskieren.
6. Den Austausch mit anderen Einrichtungen suchen.
7. Mit anderen Einrichtungen regionale Netzwerke bilden.

8. Konsequent Netzwerke von Informationen anstatt Netzwerke von Personen schaffen.
9. Case Manager als Informationsmanager verstehen und einsetzen.
10. Einspeisung von Informationen in ein System durch alle Beteiligten.
11. Strukturierung und Auswertung der Informationen durch den Case Manager.

6.2.2   Hürden für den Patienten

Patienten erleben Veränderungen in ihren bisherigen Versorgungsstrukturen und in der Art der Leistungserbringung direkt und unmittelbar. Sie stehen diesen Veränderungen in der Regel skeptisch gegenüber. Gleichzeitig verfolgen sie die Bemühungen um ihre Person sehr genau und geben in der Regel detaillierte Rückmeldungen über eine Verbesserung oder Verschlechterung der gesundheitlichen Situation, der Lebensumstände und ihrer Lebensqualität. Hieran macht sich fest, ob der Anspruch des Case Managements der Patientenorientierung und -partizipation eingelöst wird. Dies stellt für alle Beteiligten und für die involvierten Institutionen eine große Herausforderung dar.

Case Manager stehen bezüglich des Patienten in der täglichen Praxis oft folgenden Problemen gegenüber:

Fehlendes Vertrauen der Patienten   In vielen Fällen hat der Betroffene im Laufe seiner Krankheitsgeschichte vielfältige Erfahrungen mit unterschiedlichen Berufsgruppen und Institutionen gemacht. Patienten beschreiben immer wieder Versorgungsbrüche und fehlende Empathie. Sie fühlen sich auf ihre Krankheit reduziert und nicht als gleichwertiger Partner angesehen (Panfil u. Schröder 2009).

Aufgaben und Ziele von Case Management sind dem Patienten nicht klar genug   Experten im Gesundheitswesen setzen vielfältige Sacherhalte aufgrund ihres täglichen Umgangs damit voraus. Patienten fehlt oft die Einsicht, dass genau sie selber es sind, die den größten Einfluss auf den Verlauf und das Ergebnis haben. Pflegende übernehmen noch viel zu häufig pflegerische Tätigkeiten, anstatt den Patienten zu aktivieren und anzuleiten. Hilfe zur Selbsthilfe ist hier das Stichwort.

Fehlen gemeinsamer Ziele in Bezug auf die individuelle Situation des Patienten   Im Case-Management-Prozess fehlen teilweise die individuellen, patientenbezogenen Ziele oder sind nicht klar formuliert und dokumentiert. Es kann zu Abweichungen kommen zwischen den Vorstellungen der Institution, des Case Managers und des Betroffenen. So kann das oberste Ziel des Patienten eine erste Schmerzreduktion sein und nicht eine Beseitigung alles Krankheitssymptome. Ebenso haben Patienten versteckte Bedürfnisse, die entweder nicht kommuniziert werden oder nicht bewusst sind. Kommt es zu Störungen im Prozess auf Patientenseite, z. B. unzureichende Therapietreue, muss immer an solche »versteckten« Ziele gedacht werden.

Unzureichende Einbeziehung von Angehörigen   Angehörige spielen im Versorgungsprozess eine entscheidende Rolle. Dies gilt im besonderen Maße für chronisch Kranke und in der häuslichen Versorgung. Aber auch in einer stationären Akutversorgung darf der »Faktor« Angehörige nicht unberücksichtigt bleiben. Angehörige bedürfen teilweise ebenso einer Unterstützung und sind eher als Verbündete für die gemeinsame Zielerreichung zu sehen.

Informationsdefizit auf Seiten des Patienten   Um die vielfältigen Anpassungsprozesse im Umgang mit ihrer Erkrankung erfüllen zu können, benötigen Patienten und Angehörige eine Vielzahl an Informationen, Fähigkeiten und Fertigkeiten. Hierbei reicht ein einziges Aufklärungsgespräch nicht aus. Durch eine zielgerichtete, systematische und strukturierte Patientenedukation können vorhandene Ressourcen aktiviert, Defizite ausgeglichen und Selbstmanagementfähigkeiten gestärkt werden. Auch hier müssen, wenn sinnvoll, Angehörige einbezogen werden (Schümmelfeder 2007).

■ **Hilfe für den Patienten**
1. Gemeinsames Sprachniveau von Patient und Leistungserbringer
2. Aktives Zuhören von Seiten der Pflegenden

3. Genügend Zeit für die Informationssammlung einplanen
4. Fragen stellen
5. Gespräche gemeinsam mit dem Patienten führen
6. Gemeinsame Informationssammlung mit Patient und Angehörigen
7. Wertschätzende Haltung dem Betroffenen gegenüber
8. Patient als wichtigstes Mitglied im Case-Management-Prozess ansehen
9. Was muss der Patient wissen und können, um seine Lebenssituation zu verbessern
10. Spezifische Kompetenzen fördern
11. Eigenverantwortung des Patienten stärken
12. Verstärkte Patientenedukation in Form von Schulung, Beratung und Anleitung
13. Nicht-pflegerische Aufgaben übernehmen, Selbstmanagementkompetenzen stärken

6.2.3 Probleme im Case-Management-Prozess

Nicht nur die beteiligten Institutionen und Patienten, sondern auch der Case-Management-Prozess selber birgt neben den vielfältigen Chancen auch zahlreiche Risiken:

Fehlende Evaluation Nachdem die ersten Schritte im Case-Management-Prozess durchlaufen sind, erfolgt eine Evaluation. Diese geht von Zeit zu Zeit in der täglichen Praxis unter oder ist aus Strukturdefiziten nicht möglich. Entweder ist der Patient schon nicht mehr in der entsprechenden Einrichtung oder aus anderen Gründen nicht verfügbar. Zur umfassenden Einschätzung reicht hier nicht die Prüfung nach Aktenlage, sondern es muss immer auch im gemeinsamen Gespräch mit dem Patienten erfolgen.

Fehlende Handlungskonzepte In der Literatur sind umfassende Anforderungen an Case Manager beschrieben. Hierzu gehören Fachkompetenz, Sozialkompetenz, koordinatorisch-organisatorische Fähigkeiten, Integrationswille und Empathie. Um diese komplexen und hohen Anforderungen zu erfüllen, werden spezifische Zusatzqualifikationen benötigt (Schmid et al. 2008).

Pflegende haben bisher zu wenig Erfahrung in der Diagnostik Beim Assessment, gleich welcher Art, geht es nicht um die Ermittlung eines bestimmten Punktwertes oder Scores. Vielmehr steht die adäquate Interpretation im Hinblick auf bestehende Versorgungskonzepte im Vordergrund. Ein Ergebnis muss immer auf die klinische Relevanz hin überprüft und interpretiert werden.

Bisher gibt es zu wenige deutschsprachige valide und reliable Assessmentinstrumente Besonders zu krankheitsspezifischen Fragestellungen sind bisher zu wenig systematisch entwickelte Instrumente vorhanden (Bartholomeyczik u. Halek 2004).

Fehlende handlungsleitende Konzepte für den Case-Management-Prozess Oftmals ist nicht geklärt, wie mit den gewonnenen Informationen umgegangen werden soll und welche Schlussfolgerungen daraus zu ziehen sind. Dies gilt auch für den festzulegenden pflegetheoretischen Rahmen (Höhmann 2007).

Informationsverlust trotz Case Management Aufgrund der komplexen Strukturen und vieler Beteiligter bekommt der Case Manager nicht immer alle die relevanten und aktuellen Informationen. Hierbei ist besonders der fortlaufende und lückenlose Verlauf des Case-Management-Prozesses von entscheidender Bedeutung. Nur wenn im festgeschriebenen Prozess auch ein Re-Assessment nach der Leistungserbringung erfolgt, führt das Case Management zum gewünschten Erfolg. Ein Informationsverlust, egal an welcher Stelle im Prozess, führt beim Patienten immer zu Brüchen in der Versorgung.

- **Hilfe im Case-Management-Prozess**
1. Fortlaufende Evaluation des Prozesses und der Ergebnisse
2. Strukturen für Überleitungspflege schaffen
3. Umfassende theoretische und praktische Ausbildung des Case Managers

4. Weiterentwicklung spezifischer, valider und reliabler Instrumente zur pflegerischen Diagnostik und zum Screening
5. Weiterentwicklung pflegetheoretischer Handlungskonzepte
6. Den Case-Management-Prozess als Regelkreislauf verstehen und Re-Assessment als einen wichtigen Teil einbinden

6.3 Erfolgreiches Case Management durch standardisierte Überleitung

Christine von Reibnitz

Der Case Manager hat eine wichtige Funktion im Rahmen der betriebswirtschaftlichen Prozessbegleitung. Er kennt die Auswirkungen der DRGs auf das Klinikbudget, die Kostenstrukturen für die überleitungsrelevanten Diagnosen, die Verweildauern und Therapien, die auf die relevanten Diagnosen zutreffen. Die Optimierung der Schnittstelle zwischen stationärer und ambulanter Versorgung stellt einen wesentlichen Erfolgsfaktor für Case Management dar. In der Praxis zeigt sich, dass gerade hier die größten Fehlerquellen sitzen.

In vielen Krankenhäusern und stationären Gesundheitseinrichtungen gibt es bereits heute Konzepte zur Überleitung und Weiterversorgung, allerdings existieren keine allgemeingültigen Richtlinien, die die Rolle und Funktion der Pflegefachkräfte, auch in den ambulanten Pflegediensten festschreiben und den evidenten Qualitätskriterien genügen würden. Modelle des Schnittstellenmanagements versuchen, die scharfe Trennung von stationären und ambulanten Versorgungssystemen zu verringern und Kontinuität innerhalb der medizinischen und pflegerischen Versorgung zu gewährleisten. Konzepte einer Patientenentlassung und Entlassungsplanung sind auch keine neuen Themen in der Pflege, es fehlt aber nach wie vor an einem institutionsübergreifenden einheitlichen Verständnis (Hannappel u. von Reibnitz 2012).

An der Betreuung nach dem Krankenhausaufenthalt in häuslicher Umgebung sind in der Regel eine Vielzahl von Personen und Diensten beteiligt

bzw. notwendig, um eine umfassende Versorgung gewährleisten zu können. Auf diesem Sektor gibt es eine Vielfalt von Dienstleistungsanbietern, die meistens jeweils nur einen Teilbereich abdecken. Die einzelnen, spezialisierten Anbieter sowie die Patienten und ihre Angehörigen haben oftmals keinen Überblick über das komplexe Angebot im Gesundheits- und Sozialbereich. Unzureichende Kommunikations- und Kooperationsstrukturen zwischen niedergelassenen Ärzten und Mitarbeitern in der ambulanten Betreuung stellen häufig ein Problem dar. Dies bedeutet für Patienten, mehrere Ansprechpartner mit wechselnden Zuständigkeiten vorzufinden. Die Folge ist oft eine nicht abgestimmte Betreuungssituation, die die Komplexität des Alltagslebens meist unberücksichtigt lässt. Aus diesen Gründen kommt einem interdisziplinären Überleitungsmanagement als eine wesentliche Kernaufgabe des Case Managers eine entscheidende Rolle zu.

◘ Tab. 6.1 zeigt wesentliche Ziele und Probleme bei der Überleitung von Patienten.

6.3.1 Worauf ist zu achten und was beinhaltet Überleitungsmanagement?

Der Case Manager erfüllt im Rahmen des Überleitungsmanagements zahlreiche Aufgaben, die eine ganzheitliche Patientenversorgung und ein effizientes Schnittstellenmanagement ermöglichen:

1. Implementierung des Überleitungsmanagements und Information aller beteiligten Berufsgruppen
2. Präsentation und Optimierung oder Anpassung der Dokumente für die Überleitung
3. Ermittlung des poststationären Versorgungsbedarfs der Patienten durch mehrere Assessments
4. Dokumentation der Daten und medizinischen Informationen der Patienten
5. Ermittlung des optimalen Entlassungszeitraums
6. Zusammenführung aller an der Entlassung des Patienten beteiligten Berufsgruppen inklusive der nachversorgenden Einrichtungen

◻ **Tab. 6.1**   Ziele und Probleme bei der Überleitung von Patienten

Ziele	Probleme
Verbesserte Qualität der Zuweisung	Zuweisung von Personen mit mangelnder Abklärung der Bedürftigkeit für eine stationären Aufenthalt Unvollständige Patientenunterlagen oder -informationen Mangelnde Kommunikation zwischen einweisenden Ärzten und dem Krankenhaus vor der Einweisung
Verbesserte Aufnahmeplanung und -qualität	Suboptimale Terminplanung in der Aufnahme Längere Wartezeiten für Patienten und Überlastung des Personals durch kumulierte Aufnahmen Zu geringe Berücksichtigung psychosozialer Aspekte bei der Aufnahme als Voraussetzung für die spätere Entlassung(-svorbereitung)
Verbesserte Entlassungsplanung und -qualität	Verunsicherung von Patienten und deren Angehörigen bzw. Kontaktpersonen, da sie kaum in die Entlassungsplanung miteinbezogen werden Komplizierte Regelungen bei der Organisation und Koordination von Hilfsmitteln und Heilmitteln bzw. weiterversorgender Einrichtungen Unvollständige Information und Aufklärung der Patienten und Angehörigen über die weitere Betreuung und den erwarteten Heilungsverlauf im Entlassungsgespräch Verspätete Information der Angehörigen und nachbetreuenden Stellen über die bevorstehende Entlassung Zu geringe Berücksichtigung psychosozialer Aspekte der Patienten, wodurch die Vorbereitung auf die Entlassung erschwert wird
Verbesserte Qualität der poststationären Betreuung	Mangelhafte Übermittlung aller für die Weiterbetreuung der Patienten notwendigen Informationen Kommunikationsprobleme zwischen internen und externen Partnern

7. Organisation, Koordination und Steuerung der Nachversorgung des Patienten
8. Evaluation des poststationären Versorgungsprozesses

Das Überleitungsmanagement garantiert eine hohe fachliche Kompetenz durch qualifizierte Case Manager mit folgenden Qualifikationen:
1. Abgeschlossene Ausbildung in der Gesundheits-, Alten- und/oder Krankenpflege
2. Weiterbildung im Bereich Care- und Case Management oder Studium im Gesundheitswesen
3. Umfassende Praxiserfahrung im stationären und ambulanten Sektor
4. Strukturierte Vorgehensweise, zeitliche Flexibilität und hohes persönliches Engagement
5. Kommunikative Fähigkeiten und Beratungskompetenzen
6. Fähigkeiten zur interdisziplinären Zusammenarbeit sowie
7. EDV-Kenntnisse

Für eine erfolgreiche Implementierung des Überleitungsmanagements ist die Planungsphase von besonderer Bedeutung, da hier die bestehenden Strukturen des Krankenhauses analysiert werden. Aufbauend auf diesen Ergebnissen wird in Zusammenarbeit mit den verschiedenen Berufsgruppen der Klinik das theoretische Versorgungskonzept an die Prozesse und Strukturen der Klinik angepasst (vgl. Ballsieper, Lemm von Reibnitz 2012, S. 141f.).

Im Anschluss daran erfolgt eine detaillierte Information und Schulung aller an der Überleitung des Patienten beteiligten Berufsgruppen wie z. B. Ärzte, Pflegekräfte, Mitarbeiter des Sozialdienstes und externe Versorgungspartner.

Überleitungsmanagement arbeitet mit Patienten, die einen hohen poststationären Versorgungsbedarf aufweisen. Im Rahmen eines stations- oder abteilungsbezogenen Qualitätszirkels können sich alle Berufsgruppen an der Optimierung der Überleitungsprozesse beteiligen (Hannappel, von Reibnitz 2012). Die Handhabbarkeit der Dokumente und die Abläufe der Überleitung werden kontinuierlich überprüft und auch verbessert (▶ Abschn. 5.2 u. 5.3).

6.3.2 Etablierung von Pilotprojekten ist notwendig

Die Etablierung von Pilotprojekten bei der Einführung von Case Management hat sich in der Praxis bewährt und reduziert die Fehlerquellen deutlich. Pilotprojekte verfolgen vorrangig die Ziele:

1. Optimierung von Prozessabläufen in der Patientenbehandlung
2. Qualitätssicherung der medizinischen Behandlung
3. Schaffung von transparenten Strukturen und Leistungen
4. Ermittlung und transparente Darstellung der Kosten und Erlöse
5. Erhöhung der Patienten- und Mitarbeiterzufriedenheit
6. Entwicklung des internen Know-how und Sicherung des Wissenstransfers

Die Zielsetzungen sind mit der Krankenhausleitung und der Abteilungsleitung (Chefarzt und Pflegedienstleitung) gemeinsam zu diskutieren und festzulegen. Eine Projektgruppe plant, kontrolliert und führt die Projektaktivitäten während der Pilotphase durch und sollte notwendige Entscheidungen für den reibungslosen Projektablauf treffen. In der Projektdurchführung kommen methodisch etablierte Tools aus Projektmanagement und Qualitätssicherung zur Anwendung.

1. Kommunikation der Projektmotivation
2. Diskussion und Festlegung der Projektziele
3. Auswahl der Klinik oder abteilungsrelevanten Top 10 DRGs (Krankheitsbilder nach ICD10) und Fallzahlen
4. Analyse bereits vorhandener Dokumentationen und deren Adaption
5. Evaluierung von Case-Management-Indikatoren wie Leistungs- und Finanzparameter
6. Kodierqualität und Ergebnisqualität
7. Testlauf einer ausgewählten Patientengruppe mit sukzessivem Roll-out für weitere Diagnosegruppen

6.3.3 Fazit

Überleitungsmanagement als Element des Case Managements spart nicht nur Kosten, sondern fördert die Lebensqualität der Patienten. Aufgrund der Begleitung und Betreuung des Patienten durch einen Case Manager kann der Patient trotz vorhandener Einschränkung und Versorgungsbedürftigkeit vermehrt in die Häuslichkeit zurückkehren, und dauerhafte Hospitalisierungen können vermieden werden. Unter ökonomischen Gesichtspunkten ist dem Überleitungsmanagement ein hoher Stellenwert zuzusprechen. Durch die Gewährleistung einer patientenindividuellen Versorgungssicherheit wird das sektorübergreifende Versorgungsgeschehen unterstützt: Case Management optimiert die Patientenüberleitung und ermöglicht eine verweildauerorientierte Kostensteuerung. Die Integration der beteiligten Akteure und der komplette Prozess der Patientenversorgung stehen im Mittelpunkt. Eine ökonomische Verweildaueranalyse unterstützt den Case Manager bei der Planung und Kontrolle des Entlasszeitpunktes sowie in der Koordination und Organisation der Überleitung des Patienten in die häusliche Versorgung. Abgestimmtes Überleitungsmanagement schafft im Krankenhaus transparente Versorgungsprozesse.

Durch regelmäßige Besprechungen zwischen Case Manager und Ärzten sowie die Weitergabe von Informationen und Fallbesprechungen wird ein interdisziplinäres Team aufgebaut, das die optimale Entlassung des Patienten im Blick hat. Aufgrund der neuen Vorgaben des Wettbewerbsstärkungsgesetzes ist die Funktion des Case Managers umso wichtiger, denn nicht nur die Kontrolle der Liegezeiten, sondern auch die Überweisung der Patienten in die poststationäre Versorgung wird gesteuert. Ein gut funktionierendes Case Management muss in die Behandlungsstrukturen eines Krankenhauses einbezogen werden. Die Entlassung des Patienten wird koordiniert, und alle nachversorgenden Einrichtungen werden informiert. Für die stationäre Versorgung resultieren Vorteile durch ein standardisiertes Überleitungsmanagement, da rechtzeitige Information über die Entlassung der Patienten genügend Vorbereitungszeit für die Einsatzplanung der Dienste gewährleistet und der Einsatz der Betreuung bei Entlassung der Pati-

enten erfolgen kann. Aus Sicht des Klinikpersonals
können Case Manager anhand ihrer einschlägigen
ambulanten Erfahrung die Patienten und Angehörigen besser über die Betreuungsmöglichkeiten zu
Hause informieren und sie in ihren Entscheidungsprozessen kompetenter begleiten.

Literatur

Ballsieper K, Lemm U, von Reibnitz C (2012) Überleitungsmanagement. Springer, Heidelberg, Berlin

Bartholomeyczik S, Halek M (Hrsg) (2004) Assessmentinstrumente in der Pflege. Schlütersche Verlagsgesellschaft,
Hannover

Bostelaar RA (2008) Case Management rechnet sich vom
ersten Tag an. Die Schwester der Pfleger 47:900–901

Ewers M, Schaeffer D (2005) Case Management in Theorie
und Praxis. Hans Huber, Bern

Hannappel U, von Reibnitz C (2012) Versorgungsbrüche
vermeiden. Häusliche Krankenpflege 12:54–59

Höhmann U (2007) Das Assessment im Spannungsfeld
zwischen face to face Interaktion und Programmzielen.
Case Management 5:5–14

Koerdt A (2001) Case Management und Systemsteuerung.
Managed Care 7:40–42

Panfil EM, Schröder G (2008) Pflege von Menschen mit chronischen Wunden. Huber, Bern

Schmid E, Weatherly JN, Meyer-Lutterloh K, Seiler R, Lägel
R (2008) Patientencoaching, Gesundheitscoaching und
Case Management. Medizinische Wissenschaftliche
Verlagsgesellschaft, Berlin

Schümmelfeder F (2007) Selbstpflegemanagement von
Patienten mit einer chronischen Wunde. Wie können
Pflegende das Selbstmanagement von Patienten mit
einer chronischen Wunde unterstützen? MagSi Magazin
Stoma, Inkontinenz und Wunde 14:19–23

Serviceteil

C. von Reibnitz (Hrsg.), *Case Management: praktisch und effizient*,
DOI 10.1007/978-3-662-47155-5, © Springer-Verlag Berlin Heidelberg 2015

Stichwortverzeichnis

Serviceteil

C. von Reibnitz (Hrsg.), *Case Management: praktisch und effizient*,
DOI 10.1007/978-3-662-47155-5, © Springer-Verlag Berlin Heidelberg 2015

Stichwortverzeichnis

Stichwortverzeichnis

Printed in the United States
by Bookmasters

Printed in the United States
By Bookmasters